名老中医临证医案精粹（内科卷）

姚乃礼

肝胆病临证实录

姚乃礼◎主审

刘震　孙婷婷　陈兰羽◎主编

姚乃礼全国名老中医药专家传承工作室◎组织编写

中国健康传媒集团

中国医药科技出版社

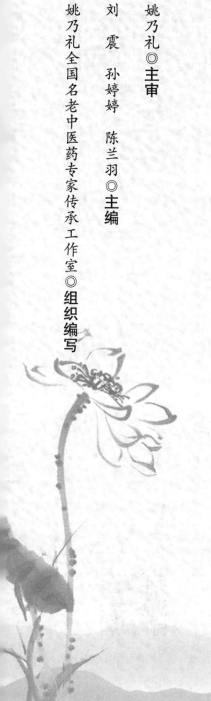

内 容 提 要

姚乃礼教授为首都国医名师，第四、五批全国名老中医药专家学术经验继承工作指导老师，享受国务院政府特殊津贴。本书对姚乃礼教授论治肝胆病的学术思想进行收集、梳理、提炼和扩充。包括肝纤维化肝硬化等的最新研究和进展、姚乃礼教授论治肝纤维化肝硬化等肝胆疾病的学术思想和临证经验、医案选粹，以及其传承人在临床实践中发表的论文和病案分析。全书展示了姚乃礼教授的师承渊源、成长之路、对肝胆病中医治疗的独到见解和心得，以提高临床疗效为主线，坚持中医思维，坚守辨证论治，论有新意、治有新法，启迪临床思维，推动中医肝胆病学术流派的传承和创新。本书可为从事中医肝胆病专科及内科临床工作的各级医师、研究者提供一定的中医理论及临证参考。

图书在版编目（CIP）数据

姚乃礼肝胆病临证实录 / 刘震，孙婷婷，陈兰羽主编 . -- 北京：中国医药科技出版社，2025.1. -- ISBN 978-7-5214-5155-9

Ⅰ. R256.4

中国国家版本馆 CIP 数据核字第 20253E2N61 号

美术编辑　陈君杞
责任编辑　董　臻
版式设计　友全图文

出版　**中国健康传媒集团** | 中国医药科技出版社
地址　北京市海淀区文慧园北路甲 22 号
邮编　100082
电话　发行：010-62227427　邮购：010-62236938
网址　www.cmstp.com
规格　710×1000mm $\frac{1}{16}$
印张　20
字数　337 千字
版次　2025 年 1 月第 1 版
印次　2025 年 1 月第 1 次印刷
印刷　河北环京美印刷有限公司
经销　全国各地新华书店
书号　ISBN 978-7-5214-5155-9
定价　**69.00 元**

获取新书信息、投稿、为图书纠错，请扫码联系我们。

编委会

主　编　刘　震　孙婷婷　陈兰羽

副主编　朱　丹　吕文良　王少丽　何立丽　王新贤

编　委（按姓氏笔画排序）

马继征　王　婷　勾春燕　白宇宁　刘为民

刘明坤　刘绍能　刘敬霞　张秋云　张润顺

杨德莉　周　斌　周雪忠　郑宝平　胡建华

陶夏平　姬航宇

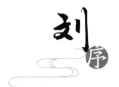

　　姚乃礼教授从事中医临床、教学、科研工作50余年，有深厚的中医理论功底和丰富的临证经验，尤其在中医肝胆脾胃病学的临床诊疗和研究方面具有深厚的造诣，对慢性乙型病毒性肝炎、肝纤维化、肝硬化、慢性萎缩性胃炎及众多疑难杂病的论治有独到的认识，形成了系统、特色的诊疗方法。

　　姚教授德艺双馨，学风严谨，对患者亲切关怀，对学生谆谆教导，奖掖后进。他毕生致力于中医药事业，如今80岁高龄仍坚持每周出诊3次，传道带徒，为中医药事业无私奉献，是当代精诚大医。

　　倡导大医精诚的发展之路，薪火传承，是中医人才培养的方向。在中医传承的过程中，我们既要勤求古训，也要博采众方，积累临证经验。如同姚教授这般临床有所建树的医家，其临证经验尤为珍贵。故而刘震教授带领团队用心整理姚教授的学术思想、临证经验及临证医案，将姚教授肝胆病相关内容单独成书。《姚乃礼肝胆病临证实录》是对姚教授肝胆病学术成就的集成总结，更是"读经典、跟名师、做临床"的有力践行。

　　为医者不易，为良医者更不易，为了促进中医药事业蓬勃发展，守正创新中医药学术，今与同道分享，乐之为序。

刘志明

2024年秋于中国中医科学院广安门医院

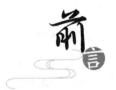

姚乃礼先生，一代良医也。先生1968年毕业于北京中医学院（现北京中医药大学），1978年考入中国中医研究院（现中国中医科学院），是我国首届中医学研究生。受业于岳美中、方药中及谢海洲等中医大家，尽得心传。先生行医、从教凡五十余年，临证尤擅肝胆脾胃病，颇多创新，自成体系，誉满神州。先生虽享盛名而为人不骄，年过杖朝仍耕耘不止，志在助力中医药事业发展；先生仁厚淳朴，诊病细致入微，谨守病机，知常达变，理法方药一线贯穿，屡起沉疴，且研发成药，以广应用；先生治学严谨，勤思敏学，博极经典医源；先生诲人不倦，先后培养研究生及弟子近百名，诸多已成名医，可谓桃李满天下；先生参政议政，建言献策，始终以振兴中医为己任。

于慢性乙型病毒性肝炎、肝纤维化、肝硬化、脂肪肝等诸多慢性肝病，先生提出肝体失养、肝用不顺、毒损肝络、肝络瘀滞、脾胃不调之基本病机，形成了"四法一则"论治体系。四法者，解肝毒以祛病之因，柔肝体以安其根，助肝用以缓其急，通肝络以治其本；一则者，乃调脾胃，贯穿始终。先生强调病证结合，辨证和辨病相结合，宏观辨证和微观辨证相结合，重视基本病机的研究，并精拟验方，研制成药。其评价疗效既重诸症之平，提高生活质量；又能融汇现代微观生物学靶标，实事求是。

为了更好地传承、弘扬先生诊治肝胆病的学术经验，同门弟子互磋共商，通过跟师临证、病案整理及聆听讲解等方式，对先生主要学术思想、临证经验、用药心得、病案实录等进行精炼、浓缩，撰写成册，旨在更好地继承、传播名老中医学术经验。

本书分为上、下两篇。上篇为理论篇，主要包括医家小传、先生论治肝胆病理论体系。医家小传简述了先生漫步岐黄之路的历程；理论体系整理了先生诊治肝胆病的学术思想及辨证思路、遣方用药特点，包括4个部分：第一部分阐释了先生运用"四法一则"理论论治慢性肝病的经验；第二部分阐述病证结合的重要性及在肝胆病中的具体运用；第三部分为先生治疗肝胆病验方荟萃，利于临床实践；第四部分归纳总结先生常用药对精华。下篇为临证实录，精选了15种肝胆病常见病、疑难病，每个病种包括概述、临证思路、病案实录三方面。所筛选之病案，实事求是，详细记载临证资料，尽量还原真实的就诊过程，并附按语对所选病案条分缕析，言近旨远，简切实用。

本书即将付梓，承蒙医院领导亲切关怀，先生亲自指导，诸位同门鼎力相助，在此谨表谢意。由于中医传承临证思路尚存差异，吾辈学术认识不够深入，因此，书中恐有尚未深入阐明或认识不足之处，还请诸君不吝批评指正，以共同促进中医肝胆病学科之发展。

编委会

2024年秋于中国中医科学院广安门医院

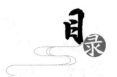

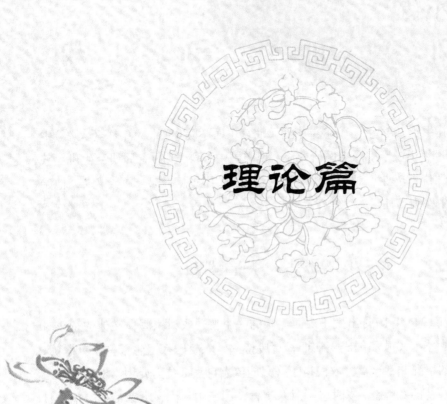

理论篇

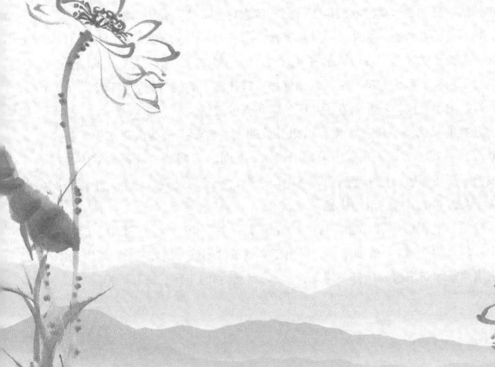

第一章
医家小传

姚乃礼生于1944年，1968年毕业于北京中医学院（现北京中医药大学）中医系，1980年毕业于中国中医研究院（现中国中医科学院）首届研究生班，获医学硕士学位。毕业后到中国中医研究院广安门医院工作，50多年来，他始终以振兴中医为己任。

少年立志，天道酬勤

姚乃礼1944年10月出生于山西榆次的一个普通农村家庭，在他的童年时期，适逢中华人民共和国成立初期，百废待兴，农村医疗卫生条件十分恶劣，缺医少药的情况非常严重，农民得了病只能依靠自身抵抗力或用当地的土办法治疗。姚乃礼的六弟在2岁时患了风寒感冒，因家中贫困，无钱治疗，拖延日久而转成肺炎，父亲为了救治六弟将全家的口粮全部卖掉，换了两支当时十分稀罕的盘尼西林，但依然没有挽回六弟性命。这让童年的姚乃礼体会到生命的脆弱和医疗的重要性，从此萌发了从医治病救人的宏愿。

姚乃礼的父亲是一位有文化、思想开放的人，自学了一些医疗知识，在经济状况稍有好转后，便在家中常备十滴水、仁丹、正痛片、麻黄素等中成药及西药。街坊邻居每遇头疼脑热常常上门求助，父亲总是矜贫救厄，乐善好施，为子女树立了良好的道德榜样。

少年姚乃礼天资聪颖，勤奋好学，在榆次一中6年的学习生涯中，因成绩突出，每月能领到2元的助学金，但由于家庭条件困难，姚乃礼在放假期间还会去山西经纬纺织机械厂打临时工，从事钉包装箱的工作，每天可挣到1元钱，贴补家用。从学校到经纬厂约有8公里路程，他每天步行往返。除完成日常学习内容外，他常常秉烛夜读，坚持看完了《药性赋》《汤头歌诀》《医学三字经》等医籍。

1962年，姚乃礼以优异的成绩如愿考入北京中医学院，开启了系统学习中医、问道岐黄之历程。

博采众长，勤研医术

中华人民共和国成立初期，我国中医药事业刚刚起步，国家高度重视，制定了一系列发展中医药事业的方针政策，为中医药高等教育的发展奠定了很好的基础。当时的北京中医学院汇集了秦伯未、任应秋、陈慎吾、董建华、刘渡舟、颜正华等中医理论造诣极高、临床经验丰富的老一代中医大家，以及从全国各地调来的西医名医名家。姚乃礼得到诸位老师的言传亲授，系统地学习了中医和西医基础课程，大量阅读了中医经典医籍、医案。他勤于思考，细心揣摩，吸收每位老师独特的思维方法，养成了严谨治学、勤奋刻苦的作风，为日后成长为中医名家奠定了坚实的理论基础。

这一阶段的学习为姚乃礼打下了扎实的根基：一是进行了系统的基本功训练。对重要经典、常用方药熟记背诵，打下了坚实的基本功。二是掌握了做学问的方法。例如在跟随任应秋老师学习期间，他掌握了"做卡片"的学习方法，即阅读古籍文献时制作文摘卡片，这种最基础的勤学勤记、手脑并用的学习和研究方法不同于信息多样化时代利用电脑或手机整理笔记复制粘贴，手写的同时更能进行独立思考和分析，加强对知识的理解，这让他在之后的学习和研究中受益匪浅。

1968年大学毕业后，姚乃礼被分配到中国人民解放军总后勤部2395医院中医科工作。在这期间，他学以致用，诊治内外妇儿各科患者，积累了一定的临床经验，同时也遇到了许多临床难以解决的问题，激发了他想继续深造的意愿。1976年，姚乃礼调到山西中医研究所工作。1978年1月23日，《人民日报》刊登了全国统一招收研究生的消息，中国中医研究院和北京中医学院联合在全国招收50名研究生，这是中医有史以来第一次有了研究生教育。34岁的他毅然报了名，并以山西省第一名的优异成绩成为我国第一届中医硕士研究生班中的一员。

在中国中医研究院攻读硕士期间，他师从岳美中、方药中、谢海洲等中医大家，同时得到了赵锡武、金寿山等名家传授，深谙老师们的学术思想，也继承了老师们对患者尽心尽责、真切关怀的高尚医德。姚乃礼重视中医经典研究，尊古读经，勤求古训，博采众方，善于继承各家学术思想，其中医理论素养深厚扎实，系统且多元化。

1980年，姚乃礼硕士毕业，被择优留在了中国中医研究院广安门医院，工作期间，又得到了沈仲圭、赵金铎、董德懋、谢海洲、路志正、刘志明等中医大家的言传身教，并拜谢海洲、路志正为师。他在日常工作中跟随这些老师查房、出门诊、讨论病例、听讲座，系统观察和诊疗患者，并从临床实际出发，带着问题学习，不断解决临床诊断治疗中的难点，以提高临床疗效。在长期的临床实践中，他在脾胃肝胆病诊治方面积累了丰富的经验。

临床克难，引领发展

1992年，第二次全国乙肝血清学调查显示，人群乙肝病毒表面抗原（HBsAg）阳性率为9.25%。《柳叶刀》杂志在《乙肝在中国》中提到，在中国生活着1.2亿乙肝病毒携带者，大约是全球携带者总数的1/3。也许是裹挟着"十人一乙肝"的威力，中国的"乙肝大国"名号在国际上不胫而走。近几十年来，我国通过实施预防为主、预防结合的综合防控策略，在乙肝疫苗接种覆盖率、乙肝病毒新发感染控制和乙肝相关肝细胞癌防控方面取得显著成效。但由于人口基数庞大，发病率依然较高。直至2022年，我国仍有1.03亿病毒性肝炎感染者，其中乙肝慢性感染8600万例，而2022年肝癌的新发人数为36.8万，死亡人数为31.7万，均占全球近一半，其中超过92%的肝癌由乙肝病毒引起。慢性肝病严重危害着我国民众的身体健康。

中医药在慢性肝病的治疗上具有一定的优势，但是由于病毒性肝炎具有传染性，且病机复杂、治疗难度大，临床及科研人员严重不足。时任广安门医院院长的姚乃礼决定带头挑起防治重大疑难疾病的重担，将自己的专业方向转向肝病的临床研究，以补充医院学科发展的短板。通过努力钻研，他在脾胃肝胆病、痹证及疑难杂证的理论和临床上都有了推陈出新的突破和提高。

从20世纪90年代起，姚乃礼对慢性乙型病毒性肝炎、肝纤维化、早期肝硬化的病因病机方面进行了理论和实践研究，重视从络病理论认识肝纤维化的发生。对肝络的辨治，从气血、虚实及痰、浊、湿、热、瘀等因素分析，提出应用"益气化瘀通络法"治疗肝纤维化的观点。并探讨其病理学与细胞分子生物学基础，对"毒损肝络"基本病机进行了深入探讨，确立了以肝脾不调、湿热瘀滞、毒损肝络为中心的辨证论治体系。在此基础上，他带领课题小组，历十余载，在克服无数困难后，研制成功"芪术颗粒"。该药对于慢性乙型病毒性肝炎、肝纤维化、早期肝硬化的患者具有改善症状、恢复肝功、减轻肝脏炎症活动及抗肝纤维化程度的作用。姚乃礼前后主持了国家"九五"攻关课题"中医药抗肝纤维化的临床与实验研究"、"十五"攻关课题"芪术颗粒抗肝纤维化的临床开发研究"、国家自然科学基金项目"乙肝后肝硬化证候因素研究"等，由于在该领域的突出贡献，他获得北京市科学技术奖二等奖、中国中医研究院科技进步奖二等奖。

慢性萎缩性胃炎及癌前病变是防治胃癌发生的重要环节。姚乃礼提出慢性萎缩性胃炎及癌前病变的基本病机为脾胃虚弱、升降失宜、寒热错杂、邪毒瘀滞、胃络损伤。脾胃虚弱是本病的发病基础，邪毒壅滞损伤胃膜为重要的致病因素，升降失司、胃络瘀阻是该病发展的基本病理变化，其核心病机在于脾虚毒损络阻。他以健脾、通络、解毒为基本治则，创立了"健脾通络解毒方"。该方应用于临床多年，具有很好的疗效。经过基础研究，证实其具有逆转胃癌前病变异型增生及肠上皮化生的作用。

姚乃礼在疾病诊疗中重视参考现代理化检查指标，他认为这是中医四诊的延续和深化，是脏腑内在功能变化的客观体现，可以反映疾病的活动性及稳定性。以中医理论认识这些变化，指导临床，可以为辨证提供更加客观的依据。同时，他也指出了当前的中医临床诊疗中存在的问题，即当前辨证论治有简单化、模式化的趋势，缺乏对病机病证的深刻认识，限制了辨证论治的应用，医者难以掌握疾病发展变化的内在规律，故很难进行系统有效的治疗，也在一定程度上限制了中医学术的发展。因此他提出以辨证论治和辨病论治相结合为诊治疾病的基本思路，并且还要将宏观辨证和微观辨证相结合，应用于病证结合的诊断中，将现代仪器和检查手段和中医的四诊联系起来，赋予其全新的解释，使之在中医的辨证论治中发挥不可替代的作用。

以慢性乙型病毒性肝炎为例，他重视病毒指标和肝功能的变化。如转氨酶升高，多考虑机体湿热较重，宜酌加茵陈、垂盆草等；胆红素增高，多为湿热较重，伤及血分，治宜清热利湿，酌加凉血散瘀之品，如茵陈、虎杖、赤芍等；如乙型肝炎病毒核糖核酸定量水平升高，多考虑为湿热毒邪较盛，可酌加白花蛇舌草、半枝莲、虎杖等。对于胃部疾患，他认为胃镜下所见能够反映胃腑局部的病变，是望诊和舌诊的延伸。常结合胃黏膜病理改变选择用药。如胃黏膜颜色可以反映虚实寒热；糜烂甚至溃疡，酌加收涩敛疮之海螵蛸、白及、煅瓦楞子等；疣状隆起者，酌加清热消肿之蒲公英、生薏苡仁、连翘等；肠化及不典型增生，酌加半枝莲、藤梨根、土贝母、露蜂房等解毒抗癌之品。结合理化检查指标，不仅提高了辨治的精准度，临床治疗亦常有效验。将中医辨证论治与现代理化检查分析相结合，不断探索检查指标与病机之间的内在联系，为疾病的诊疗提供新的线索和证据，对中医辨证论治是一个有益的补充和发展。

在证候学研究方面，他系统总结了乙型肝炎、肝硬化的证候特征和演变规律，提出"毒损肝络"病机证候特点，为肝病的辨证论治提供了新的研究基础。姚乃礼提出，肝脾不调证是多种慢性疾病，特别是肝病及脾胃病的常见的证候，具有共同的病机特点。肝脾不调不仅包括肝郁及脾虚两方面，且兼证较多。肝郁日久，可化火、伤阴、成风、入血；脾虚不运，可酿生水湿、痰浊；生化无源，可导致气虚血虚；湿浊化热，又可形成湿热，湿热酿久成毒而致毒损肝络。因此，肝脾不调证应从不同层面、不同兼夹进行分析，才能增加诊疗的针对性和准确性，从而提高疗效。在肝胆病和脾胃病的治疗中，应注意肝脾同治。

经过多年研究基础上的不断发展创新，姚乃礼总结提出慢性肝病之基本病机为肝体失养、肝用不顺、毒损肝络、肝络瘀滞、脾胃不调，并确定了"四法一则"论治体系。四法者，解肝毒以祛病之因，柔肝体以安其根，助肝用以缓其急，通肝络以治其本；一则，乃调脾胃贯穿始终。

在学术思想传承方面，姚乃礼担任国家名医传承工作项目负责人及责任专家，积极推动名老中医学术思想、临床经验的研究。作为国家"十五"攻关重大项目"名老中医学术经验的传承研究"、"十一五"科技支撑计划"名老中医专家经验传承与数字化研究"的牵头人，以及"十二五"名老中医传承项目和中国中医科学院名医名家项目课题的责任专家，他提出研究型传承的思路和传承的重点，主编名老中医相关专著24部，成果获得中华中医药学会及中国中医科学院科技进步奖二等奖。

此外，姚乃礼还承担北京市重大科研项目"中医药防治重大疾病临床个体化诊疗评价体系的研究"、中医药行业科技专项"基于临床科研一体化技术平台的中风等疾病中医药临床诊疗研究"等课题，主持构建了临床科研共享系统，"中医临床科研信息一体化体系的研究"获中华中医药学会科技进步奖一等奖（排名第二），"中医临床科研信息共享系统的研究"获国家科技进步奖二等奖（排名第二）。在总结临床经验和有效方药的基础上，他承担WHO西太地区临床实践指南的编写任务，牵头制订《病毒性肝炎指南》。在行政职务方面，姚乃礼担任全国政协教科文卫体委员会委员，中华中医药学会疑难病专业委员会主任委员，国务院学位委员会学科评议组成员，国家药典委员会委员，国家药品监督管理局药品评审专家，中华中医药学会常务理事、内科分会副主任委员，北京中医药学会副会长，《光明中医》总编等职。主持编写《中医诊疗常规》《中国历代名医学术经验荟萃》《中医药防治非典型肺炎（SARS）的研究》；主编《中医症状鉴别诊断学（二版）》《中医证候鉴别诊断学（二版）》《中医心身疾病研究》《谢海洲中医杂病证治心法》《古今名医临证精华》《当代名老中医典型医案集》《当代名老中医经验方荟萃》《实用中医脑病学》（副主编）等，其中《中医症状鉴别诊断学（二版）》获中华中医药学会科技进步奖（著作）二等奖，《实用中医脑病学》获国家中医药管理局基础研究三等奖。

言传身教，桃李芬芳

作为国家名医传承工作项目负责人及责任专家，姚乃礼积极推动名老中医学术思想、临床经验的研究。他认为中医诊疗水平要提高，必须正确处理继承和发展的关系，老中医要发挥余热，做好传、帮、带的工作；新一代中医则应加强中医基本功及辨证思维和临床经验方面的学习与实践。他认为，自1949年以前就从医的中医药专家如今已是耄耋老人，二十世纪五六十年代培养的中医和中西医结合专家也已进入老龄阶段。他们经过几十年的钻研和探索，积累了丰富的临证经验，凝结了宝贵的学术成就，在他们身上集中体现的中医优秀的学术思想和传统文化，是宝贵财富。研究、总结和传承他们的学术经验是一项当前十分紧迫的重要工作。他建议从4个方面加强老中医学术经验继承工作：一是国家应制定相关政策和办法，建立老中医经验继承的长效机制；二是稳定和规范老中医带徒管理办法，对徒弟条件、带徒方法和时间、出师考核等作出明确规定；三是建立老中医研究室，组织专人整理研究老中医的学术经验；四是国家和各级政府应设立老中医继承的专项资金，采取多种形式，全方位做好老中医经验继承工作。

同时，他也身体力行，致力于中医的传承。早在20世纪70年代，他在基层工作时就开始主持举办中医学习班和西学中班，为部队、工厂和地方培养中医药人才，讲授中医药知识。

对于学生的培养，姚乃礼认为代教学生是一个教学相长的过程。言传身教不仅要有好的学术，还要做到以身作则、身体力行。通过行为举止潜移默化地影响学生，而不是靠说教。良好的医德修养和服务态度，不仅给患者以安慰，对传承弟子也是无形的教育。

姚乃礼善于读书，更善于思考与感悟。他总能在复杂的病机中找出规律，提出独特的见解，而这些见解源于他无数次临证的感悟。他认为古今不同，病亦有所不同，执古方以治今病要抓住现代疾病的病机，做到方证相应，方可取效。继承是基础，创新是灵魂，只有带着创新的意识去继承，才能不断发展。

他鼓励学生多读书，多临证，勤思考，善总结。每遇到典型的个案，他总要仔细分析病因病机，毫无保留地分享心得；虽然代教的学生人数较多，但是他仍然做到因材施教，严格要求，对于每个学生的论文和作业，他总是一丝不苟，字斟句酌，哪怕是标点符号的错误也一一纠正，并有针对性地提出指导意见。在学术上，他素以严谨为准则，这在他为学生修改的论文手稿中可见一斑。同时，他也鼓励传承人在学术上要继承，不忘初心；更要有所创新，在中医药事业传承和发展的道路上奋勇前行，永不止步。几十年来，经他培养或带教的，有大学生、研究生和高年资医生，也有赤脚医生、进修医师，他们分布在全国各地及海内外，大多已成为中医药事业医疗、教育、科研等领域的领头人或业务骨干。

为民建言，为医献策

除了在推动名老中医学术思想继承方面提出建议外，身兼"中医专家"和"政协委员"两大职责的姚乃礼一切从患者出发，怀着一颗全心全意为我国中医药事业发展服务的拳拳之心，针对影响中医药和卫生事业发展的重大问题提出诸多提案，得到了政府部门采纳，促进了中医药行业整体协调发展。

（一）加快推进中医药立法进程

自1949年中华人民共和国成立以来，我国政府高度重视中医药工作。1982年"国家发展医疗卫生事业，发展现代医药和我国传统医药"被写入我国《宪法》，确立了中医药的法律地位。二十世纪以来，政府制定和出台了一系列支持中医药的发展的政策措施。其中，国务院于2003年颁布《中医药条例》，2009年制定《关于扶持和促进中医药事业发展的若干意见》。姚乃礼提出："中医药立法已经迫在眉睫，而且中医药立法还必须以保护和扶持中医药发展为宗旨……我们中医药的发展远远落后于现代医学的发展。就目前中医药的发展状况而言，中医药已经成为一个亟待保护和扶持的事业。基于这种严峻局势，目前对于中医药而言，必须首先保护，然后才能谈到发展。那么，从保护的角度出发，在保护的基础上扶持其发展的理念，就应该成为中医药立法的最主要的出发点和宗旨。"在他和诸多与他志同道合的中医人的呼吁下，2016年12月25日，《中华人民共和国中医药法》经第十二届全国人大常委会第十五次会议表决通过，并于2017年7月1日正式实施。作为我国中医药领域的首部基础性、纲领性法律，该法首次从法律层面上明确了中医药的重要地位、发展方针和扶持措施，为中医药事业发展提供了切实的法律保障。

（二）中医药应当抓住"入世"机遇

在中国加入世界贸易组织（WTO）的特殊背景下，中医药发展面对的是机遇还是挑战？姚乃礼认为，"入世"对中医药而言是极好的机遇。"入世"有利于引进资金与技术，引进国外的先进技术和先进的管理方法，提高我们的管理水平，促进中医药事业的发展，推动中医药走向世界。随着中国与世界接轨，中医药医疗、产业等领域要让世界有所了解，进而接受，就应提高中医药整体的现代化水平。首先，要进行WTO及其有关法律、法规知识的培训。其次，深化科技体制改革，建立现代化的、代表我国一流水平的中医药研究中心。第三，加快进行医疗体制改革，提高我国医疗机构和医疗产业的管理水平。第四，亟待加强"入世"后有关中医药政策的研究。第五，加强对中医药知识产权保护的研究。这些建议充分体现了姚乃礼对中医事业发展的信心与期盼。

（三）建立国家中医药艾滋病防治研究中心

姚乃礼认为，中医药对改善艾滋病患者的机体免疫能力、改善症状、延长生命等有着确切的疗效，且毒副作用小，不易产生耐药性，价格低廉。为了充分发挥中医药在艾滋病防治中的作用，遏制艾滋病的迅速蔓延，他建议成立国家中医药艾滋病防治研究中心，并将其纳入国家艾滋病防治研究体系，完善中医药治疗艾滋病的机构建设，汇集全国中医药行业的相关专家，进一步探索中医药防治艾滋病的规律、方法和方药，为人类做出新的贡献。

（四）解决革命老区农民医疗问题

2006年，姚乃礼随全国政协考察团赴江西革命老区考察脱贫开发情况，了解了当地的医疗卫生状况。他看到除部分地区实行新型合作医疗，情况有所改善外，大部分山区医疗卫生条件仍然十分落后，一些山村连饮水问题都没有解决，环境卫生很差，没有卫生室，农民就医问题还相当严重。他建议，国家应将革命老区优先列入新型农村合作医疗的试点地区，对其中的困难地区或困难家庭，农民缴纳的部分应由国家或省级财政承担，尽可能减少革命老区农民的负担。由中央财政设立革命老区医疗卫生专项建设资金，支持革命老区医疗卫生建设。有计划分阶段建设好革命老区县医院及乡镇卫生院和村卫生室。他还建议，对革命老区的县级医院实行城市对口支援制度。由发达地区城市大医院支援革命老区医院，从人员培养、业务指导、科研协作、医疗设备等方面支持革命老区，帮助解决革命老区人民的就医问题。

（五）注重农村中医人才培养

姚乃礼认为，乡村中医药人才不足的主要原因是农村人才培养途径少，为农村定向培养的人才不足；基层医疗卫生机构人员编制及待遇解决不好，缺乏人才稳定发展的相应机制等，制约了基层中医药事业发展。他提出建议：第一，注重农村中医药人才的培养，特别是重视中级中医药人员的培养，办好面向农村培养人才的中医药专科学校；鼓励农村中医药人员就地取材，自采自制，降低医疗费用。第二，采取适当办法，解决现有部分从业人员的准入问题。特别是在偏远农村，应对现有从业人员进行适当培训，关键要解决其执业资格，允许其在当地合法行医。

姚乃礼曾说："党和政府对中医药非常重视，我被推到领导岗位上，就要忠实贯彻执行党的各项中医药方针政策。我们现在面临改革，有许多新的事物要学习、认识，同时要加快中医药的发展。中医药是一个丰富的宝库，有其鲜明特色和显著优势，等待我们继承并发展。十六大以后，按照全面建成小康社会的要求，我们要有新的发展思路，在解决体制问题的同时，明确学科发展的重点和方向，进行资源重组和机构调整，要以体制和机制的创新推动科技的进步和创新，由科技的进步和创新推动整个中医药事业的发展，这样才可能创造一流，使中国中医研究院这个"中医药国家队"不负众望，满足人民日益提高的健康需求。作为一名政协委员，我只有努力学习，积极参政议政，为早日实现小康社会而贡献力量。在完成党和人民交给我的任务退休后，仍然要坚持临床，并且每年抽出两三个月的时间，回到家乡为父老乡亲看病，尽做儿女的一份心意。"作为榆次人，姚乃礼对故乡有着深厚的感情，1995年他得知山西省修建太旧高速公路遇到资金不足问题，与在京友人共同发起捐款，反响很大，得到了很多人的支持。

大医精诚，大爱无疆

"我是从贫苦的农村出来的，是党和国家把我培养成为一名医生，没有任何理由不为人民的健康事业付出毕生精力。"不管在哪里工作，姚乃礼始终将自己的人生理想与人民的需要紧密结合在一起。1967年，他在大学毕业前夕，响应国家号召，积极报名参加626医疗队，到肃南裕固族自治县巡回医疗。甘肃祁连山地区人烟稀少，山脉连绵，居住着裕固族、藏族、蒙古族等少数民族，他们以游牧为生，多为散居。姚乃礼为了把医药送到每一户人家，坚持要巡回到每一顶帐篷，经常只身骑马进深山为牧民服务，由于山路崎岖不平，他曾多次从马上摔下来。有一次，在后山巡回返程的路上，由于路滑，马匹受惊腾空而起，将他摔下马来。他重重地摔在石头上，导致腰椎损伤，落下病根。但即使这样，他深刻认识到山区牧民缺医少药问题的严峻性，从而更加坚定了扎根基层、服务人民的决心，在后来的多次提案及访谈中，他为解决农民医疗问题积极建言献策。

姚乃礼在2395医院时曾治疗过一例舞蹈病，14岁的小患者长期以来不停地挤眉弄眼、手舞足蹈，只能辍学。这是一种疑难病症，当时刚毕业不久的姚乃礼通过翻阅资料、查找医案，详细辨证论治，采用中药和针灸进行治疗，针药并行，孩子终获痊愈。当这个孩子规规矩矩地写出"毛主席万岁"五个大字时，姚乃礼才如释重负，同时更感到肩头的重担不止千钧。

姚乃礼深知身上穿的那件白大褂的分量。他时常教导学生，只有德才兼备者才能成一名优秀的临床医生，志大才疏则寸步难行，恃才傲物则难以容于远近，唯"以德育才，以才辅德"。多年来，为了解决群众看病难、看病贵的问题，他以身作则，每次出门诊都要提前一个小时到诊室，风雨无阻。为了方便普通患者就医，长期坚持每周出一次普通专家门诊，并告诉学生："很多患者都是外地或远郊来的，看病很不容易，尽可能都给大家加号吧。"故而诊室前总是人头攒动。姚乃礼看病的特点是认真细致，重视对病史及刻下症的全面分析，还常常随访，根据反馈的信息判断临床疗效。即使患者再多，也从不敷衍草率。他经常早上班，迟下班，常常是早上一坐下来，四五个小时连续诊治，水也顾不上喝一口，直到看完最后一个患者，有时连午饭都顾不上吃便匆忙赶去参加下午的会议。长期快节奏、超负荷的工作严重透支了他的身体。

2014年的冬天，姚乃礼在出诊时感觉身体不舒服，大家都劝他停诊休息，但是他不同意，说"患者冒着严寒排队挂了号，不能让大家白跑一趟"，坚持把当天的患者看完。待门诊结束后才去检查，发现是急性脑梗死，非常危险，立即被收住院。在住院期间，有患者不远千里来京找他诊病，他躺在病床上一边打点滴一边给患者诊病，口授处方让弟子记录，令人为之动容。

姚乃礼以突出的临床疗效让更多人折服于中医魅力，传播中医文化。他曾接诊过一位胆汁反流的中年女性，该患者起初并不认可中医，一直采用西药治疗，但病情迁延不愈，持续加重。此次发作已达半年，生不如死，在家属的强烈建议下方来求诊。经过仔细诊断，姚乃礼认为是典型的肝郁气滞、肝胃不和导致气机逆乱，升降失常，而出现胃脘部胀痛不适、烧心、嗳气、胆汁反流，予经典名方柴胡疏肝散加减。患者勉强服药，3剂后病情有所缓解，于是主动喝药，7天后症状明显缓解，主动前来复诊，2周后痊愈。后以扶正固本调理，以保无虞。从此，该患者成为中医的"铁粉"。

有一次，一对中年夫妇匆忙来到门诊。他们均为外交人员，常年驻外工作，这次专程从国外飞回北京就诊。夫人于5个月前因脓胸在国外行手术治疗，术后出现胸闷憋气，经多方治疗未见改善，症见胸闷憋气明显，左胁下胀气且有麻木感，气从脘腹上冲胸咽，头晕而胀，症状每于活动后加重，舌色淡暗，舌体胖，边有齿痕，苔微黄腻，脉沉细弦。在详细了解患者四诊信息后，姚乃礼认为此症即张锡纯所述之升陷汤证，乃手术后胸中大气下陷而致肺肝之气升降失宜，痰气上逆。遂以升陷汤加减，大补肺脾之气，升阳举陷，调肝理肺，降逆化痰。经3周调治，患者症状全消，夫妇俩喜出望外，安心返回工作地，并在当地大力宣传推广中医。

姚乃礼常说："选择了医生这个职业，就是选择了奉献。"这是他真正践行自己的人生座右铭"医乃仁术，精诚为民，博采众长，求真创新"的体现，也是对他"大医精诚"品格和"国医名师"称号最好的诠释。

第二章
理论体系

"四法一则"论治体系

姚乃礼教授在辨治慢性肝病方面，发《黄帝内经》《伤寒论》《金匮要略》《临证指南医案》之隐微，参现代细胞学、分子生物学等学科研究之机，提出肝体失养、肝用不健、毒损肝络、肝络瘀滞、脾胃不调之基本病机，形成"四法一则"论治体系，应用于临床，疗效卓著。现将姚乃礼教授运用"四法一则"理论论治慢性肝病的经验介绍如下。

慢性肝病是各种病理因素对肝脏的长期慢性损伤导致的一类疾病的统称，以肝功能损害、肝纤维化、肝硬化等为主要病理改变，属于中医学"胁痛""黄疸""肝癖""肝着""积聚""臌胀"等范畴。主要包括病毒性肝炎、代谢性脂肪性肝病、酒精性肝病（俗称"酒精肝"）、自身免疫性肝病、肝纤维化、肝硬化、原发性肝癌等。

姚乃礼教授认为慢性肝病或病名异，或病因异，虽临证每见证候交叉复合，表里寒热虚实错杂，但千变万化之中必有不移之法，持之并加减出入，纪律井然。总结其共同病机在于肝体失养，肝用不健，毒损肝络，肝络不通，血行瘀滞，而脾胃不调则是慢性肝病迁延难愈的重要因素。临床运用"四法一则"论治。四法者，解肝毒，柔肝体，助肝用，通肝络；一则，即调脾胃。由此切中病机，兼顾全面，各个击破。治法是辨证的结果，以法统方，指导临床遣方用药，所谓"法因证立，方随法出"。

一、以"四法"精遣方药

（一）解肝毒以祛病之因

1.毒的含义

"毒"之原义在东汉许慎《说文解字》中有释："毒，厚也，害人之草。"即气味浓烈且具强烈害人之性的药物。魏代张揖《广雅》谓之"犹恶也，一曰害也"，认为"毒"有伤害、残害之意。

"毒"是中医学重要的概念之一，历代医学典籍对其均有论述，涉及病因病机、治法、方药等诸多方面。最早的记载当属《五十二病方》，书中除"蛊病"的记载外，另载有两处治疗箭毒的处方。《黄帝内经》对"毒"的论述多达34处，主要论述了病因之毒和药物之毒。

"毒"的含义非常广泛，有如下几方面的含义。

（1）药物：西汉以前，可以治病的药物皆被称为"毒药"，如《素问·脏气法时论》"毒药攻邪"；《周礼·天官冢宰》"聚毒药以供医事"。

（2）药性：包括偏性、毒性和峻烈之性。如张景岳云"药以治病，因毒为能。所谓毒者，以气味之有偏也"；《神农本草经》区分药物"有毒""无毒"；《素问·五常政大论》载"有毒无毒，固宜常制矣。大毒治病，十去其六；常毒治病，十去其七；小毒治病，十去其八；无毒治病，十去其九"，详细论述了药物毒性及程度。

（3）病机：清代尤怡《金匮要略心典》云："毒，邪气蕴结不解之谓。"

（4）病证：《伤寒论·伤寒例》指出"温毒，病之最重者也"；元代齐德之《外科精义》云"时毒者，为四时邪毒之气而感之于人也。其候发于鼻、面、耳、项、咽喉，赤肿无头"。其他如丹毒、珍珠毒、肿毒、蛊毒、脏毒、乳毒、胎毒、委中毒等，多涉及感染性疾病。

（5）疾病性质：张仲景在《金匮要略·百合狐惑阴阳毒病脉证治》中根据证候的属性把毒邪分为阳毒和阴毒，详细论述了阳毒、阴毒致病的症状、预后及证治方药，对后世颇有启发。清代尤怡《金匮要略心典》亦云："邪在阳者为阳毒，邪在阴者为阴毒。"

（6）致病因素：如《素问·刺法论》"避其毒气"；《素问·生气通天论》"大风苛毒"。

2.毒邪的含义

毒为邪之极，各种邪气亢盛到极致则为毒邪，所以毒邪的含义非常广泛。"毒邪"有广义和狭义之不同。广义毒邪泛指一切致病邪气，如清代徐延祚在《医医琐言》中云："万病唯一毒。"而狭义毒邪包括以下4个方面。

（1）六淫邪盛之毒：《黄帝内经》认为偏盛之气侵袭机体可化生为毒。《素问·五常政大论》谓："少阳在泉，寒毒不生……阳明在泉，湿毒不生……太阳在泉，热毒不生……厥阴在泉，清毒不生……少阴在泉，寒毒不生……太阴在泉，燥毒不生。"指出寒毒、湿毒、热毒、清毒、燥毒之毒邪名称。王冰注曰："毒者，皆五行剽盛暴烈之气所为也。"《古书医言》有"邪气者毒也"的记载，说明六淫邪盛，侵犯机体，可化生为毒邪损伤人体，易导致急、危、重证候。如《外台秘要》对热毒所致疾病进行了详细论述："若热毒在胃外，未入于胃而先下之者，其热乘虚便入胃，则烂胃也。"还列举了若干毒物致病及解毒方药。《太平圣惠方》指出大风癞病（麻风病）是"风毒入于皮肤"。《玉机微义》认为破伤风为火热客毒逐经传变引发。元代罗天益《卫生宝鉴》认为霍乱吐利为暑毒所致。刘河间、张从正皆以解毒攻邪著称。刘河间从理论上揭示了火热致病的病变机制。张从正提出"先论攻其邪，邪去而元气自复"的新观点，为后世热毒相关疾病的解毒祛邪治疗提供了理论依据。清代王维德在《外科证治全生集》中明确指出"世人但知一概清火以解毒，殊不知毒即是寒，解寒而毒自化"，主张以"阳和通腠，温补气血"为原则治疗阴证，自创阳和汤。

（2）内生毒邪：致病毒邪可由脏腑功能紊乱，阴阳气血失调，病理代谢产物蓄积蕴结而生，称为"内毒"。《素问·生气通天论》云："高粱之变，足生大疔。"指出饮食不节可致脾胃功能失调，湿热火毒内生，引发痈疽疔疮类病变。汉代华佗在其所著《中藏经》中提出"蓄毒"致病的观点："夫痈疽疮肿之所作也，皆五脏六腑蓄毒不流则生矣，非独因荣卫壅塞而发者也。"清代尤怡《金匮要略心典》中亦有"毒，邪气蕴结不解之谓"的观点。

（3）疫毒：古代医家早已认识到自然界存在一种致病性强并具有传染性的外邪，有别于六淫化毒和内生毒邪，是一类特殊致病毒邪，中医典籍称其为"疫毒""病气""毒气""杂气""疠气"等。《素问·刺法论》最早提出毒邪致疫的理论："余闻五疫之至，皆相染易，无问大小，病状相似，不施救疗，如何可得不相移易者？岐伯曰：不相染者，正气存内，邪不可干，避其毒气。"说明古人已认识到"五疫"的病因是毒气，具有传染性。隋代巢元方论述了"时气毒""温病毒"的致病特征，《诸病源候论·妊娠时气候》曰："非其节而有其气，一气之至，无人不伤，长少虽殊，病皆相似者，多挟于毒。"清代沈金鳌在《杂病源流犀烛》中提出："又有天行疫疠，以致发黄者，俗谓之瘟黄，杀人最急。"清代王孟英亦有"今感疫气者，乃天地之毒气也"之论。张锡纯《医学衷中参西录》中亦记载了用解毒活血汤治疗鼠疫的病案。

（4）有毒物质：如酒毒、药毒、食毒、虫兽毒、水毒、漆毒、环境毒邪。中医文献很早就对虫、兽、药、食中可能含有的特殊致毒物有较详细的记载和认识，如《金匮要略》《诸病源候论》《备急千金要方》《景岳全书》中均多有论述。

3.毒邪的分类

寻求病因，进而掌握疾病诊断治疗的规律性，以达到治病愈疾的目的，是古今医家孜孜以求的共同目标。毒邪根据来源可分为外来之毒和内生之毒。外来之毒即外感六淫邪气侵袭机体，病邪积累过盛而成毒，如风毒、热（火）毒、寒毒、湿毒、燥毒、暑毒、疫疠之毒、水谷饮食醪醴之毒，以及环境中的各种有害物质。内生之毒即正气亏虚，脏腑功能紊乱，阴阳气血失调，致体内病理产物不能及时排出体外，湿热、痰浊、血瘀等留滞体内，日久化生为毒邪，又有风、寒、湿、热（火）、痰、瘀等不同毒邪的表现。内外之毒相互影响。外来之毒侵入体内，久留不去，气血失调，脏腑受损，易致内生之毒滋生；而内生之毒亦可致脏腑气化功能障碍，正气不足易致外来之毒侵袭。

此外，还有在西医学的影响下提出的浊毒、痰毒、癌毒等，毒邪的范围如今得到了很大的拓展，但是也需要注意避免"万病唯一毒"的泛毒论。

4.毒邪致病特点

毒邪范围广泛，中医对毒邪的识别和分辨主要依据致病的共同特点。

（1）暴戾性：毒邪致病多传变迅速，变化多端，容易损伤气血组织，症状重笃，病情凶险。

（2）顽固性：毒邪致病耗气劫阴，瘀血凝痰，直伤脏腑，易于深入，入髓入络，形成邪盛正衰之势，不易速解。毒邪在体内顽固不化，致病情迁延日久，缠绵难愈。

（3）趋内性：毒邪暴烈，入内直中脏腑，导致疾病迅速恶化。

（4）特异性：有的毒邪致病临床表现具有特异性，出现特定的证候。

（5）传染性：有些毒邪所致疾病具有一定传染性，尤以疫毒为甚。

（6）易入血分：毒、血关系密切，毒邪犯人始终与血有关，此为毒邪致病的主要特点。

5.临证治疗

姚乃礼教授认为慢性肝病有多样的临床表现和并发症，但大部分肝病的进程则是由慢性肝炎发展至肝纤维化、肝硬化，最终导致肝癌的发生。在肝纤维化、肝硬化早期，引起损伤的因素被祛除之后，肝纤维化和肝硬化的病情是可逆的。解肝毒可祛除病因，截断病势，故为慢性肝病治疗中的重要环节。应辨明毒邪的病理特性，包括病毒性肝炎的外来疫毒，脂肪性肝病、自身免疫性肝病的内生毒邪，酒精性肝病的酒毒，药物性肝病的药毒等。再根据疾病进展阶段、邪正对比关系，选用不同的解毒方法，给毒邪以出路。毒邪兼夹之邪气不同会有不同表现，须注意同时治疗兼夹之邪，包括热、湿、痰、浊、瘀。热重于湿者，应予以清热解毒，兼以化湿为法；湿重于热者，化湿解毒，佐以清热为法；湿热并重者，则清热与化湿并举，从而达到热清湿化。临证须重视解毒法的应用，常用解毒法如下。

（1）清热利湿解毒：主要用于湿热毒邪蕴结之证。临证多选用茵陈、垂盆草、鸡骨草、虎杖、龙胆、蒲公英等。

（2）清热解毒：多用于热毒明显者。临证多选用山豆根、半枝莲、板蓝根、黄芩、白花蛇舌草、山慈菇等。

（3）芳香化湿解毒：多用于湿毒内结证以湿邪偏盛为主者。临证多选用豆蔻、草果、藿香、佩兰等。

（4）活血化瘀解毒：主要用于湿热瘀毒互结而以血瘀表现为明显者。临证多选用丹参、当归、赤芍、川芎、莪术、三七、鸡血藤、桃仁、红花、延胡索、王不留行、泽兰、马鞭草等。

（5）活血凉血解毒：主要用于湿热瘀毒互结而以血热为明显者。临证多选用丹皮、赤芍、水牛角、生地黄、茜草、紫草、白茅根等。

（6）中和解毒：多应用于酒精性肝病和药物性肝病。临证多选用葛花、枳椇子解酒毒，甘草、蜂蜜、生姜等解药毒。

（7）宣透解毒：此法功在宣达邪毒，保护正气。常用药物如蝉蜕、升麻、柴胡等辛散之品，透达肝络伏毒。但透毒达邪乃启门祛贼之计，待病势顿挫后，则稍佐扶正药，助正托邪，防止病邪复燃。同时应注意辛散透邪之品易于引动肝阳而致风火相煽，故不可过用。

（二）柔肝体以安其根

1.肝体阴

体者，形体也，有质，有形，言之有物；用者，功能也，无形，无体，察之有象。肝体阴用阳的观点根基于中国古代哲学，以阴阳学说为理论基础，以整体观念为主导，在藏象学说指导下归纳而成。肝体，即肝脏的本体，包括肝之气血阴阳，其意义有二：其一，肝位季肋，居胸腹之旁、腹背之间，处于中而偏于侧，属阴脏；其二，肝藏血，血属阴，故肝体阴。肝"体阴用阳"首见于清代叶天士《临证指南医案·肝风》中，"肝为风木之脏，因有相火内寄，体阴用阳，其性刚，主动，主升"是对肝脏生理特点极其重要的描述。清代华岫云按语："《经》云东方生风，风生木，木生酸，酸生肝。故肝为风木之脏，因有相火内寄，体阴用阳，其性刚，主动、主升，全赖肾水以涵之，血液以濡之，肺金清肃下降之令以平之，中宫敦阜之土气以培之，则刚劲之质得为柔和之体，遂其条达畅茂之性，何病之有？"论述了肝藏血舍魂的功能。肝体仰赖于肾精、肾阴的充实、滋涵，血液之濡养，中宫脾土之气的培育，脾阳、肾阳的温煦，才得以保持柔和条达畅茂之性。正如《灵枢·本神》云："肝藏血，血舍魂，肝气虚则恐，实则怒。"

2.柔肝体的理论渊源

肝体，为肝脏的本体，包括肝之气血阴阳。柔肝法源于《黄帝内经》，《素问·脏气法时论》"肝苦急，急食甘以缓之""肝欲散，急食辛以散之，用辛补之，酸泻之"，明确提出了甘缓、辛散、酸收为治疗肝病的三大法则，成为后世治肝的理论基础。肝血宜藏、宜润养，肝气宜疏畅、宜条达。若肝体受到损害，即用酸收甘缓的方法使肝体得到恢复；若肝脏的气化功能受到抑制，则可用辛散的方法以宣发疏畅。

东汉张仲景对肝病治疗原则的论述及其柔养肝体思想为后世治疗指明了方向。《金匮要略》中指出："夫肝之病，补用酸，助用焦苦，益用甘味之药调之。酸入肝，焦苦入心，甘入脾……此治肝补脾之要妙也。肝虚则用此法，实则不在用之。"《伤寒论》提出柔肝之首方芍药甘草汤："伤寒，脉浮……微恶寒，脚挛急……更作芍药甘草汤与之，其脚即伸。"该方滋养肝阴，和营止痛，使筋有所养，肢体屈伸自如。宋代《太平惠民和剂局方》中的逍遥散，以当归、芍药养血柔肝。清代叶天士《临证指南医案·肝风》首次提出肝体阴用阳："肝为风木之脏，因有相火内寄，体阴用阳，其性刚，主动，主升。"并提出柔肝解郁法、柔肝通络法、柔肝舒筋法，认为"病在肝，形脉不足，以柔药温养""肝为刚脏，非柔润不能调和""肝为刚脏，当济之以柔药"。一贯煎是柔肝疏肝的名方，清代魏之琇《续名医类案》曰："用北沙参、麦冬、地黄、当归、杞子、川楝……可统治胁痛、吞酸、吐酸、疝瘕，一切肝病。"方中重用生地黄，配伍北沙参、麦冬、当归、枸杞子滋阴养血以柔肝补肝体，少佐川楝子疏泄肝气，顺遂肝木条达之性，平肝气之横逆，以助肝用。清代王旭高以肝气、肝风、肝火立论，总结出治肝三十法，其中柔肝属于肝气治法之一："肝气胀甚，疏之更甚者，当柔肝，当归、枸杞子、柏子仁、牛膝。兼热，加天冬、生地黄；兼寒，加苁蓉、肉桂。"清代吴仪洛在《本草从新》中对《黄帝内经》和《金匮要略》中看似矛盾的两种观点进行了解释："木不宜郁，故宜以辛散之，顺其性者为补，逆其性者为泄，故辛为补而酸为泄。"清代尤在泾《金匮翼》指出"肝体阴而用阳，此以甘酸补肝体"；《金匮要略心典》中亦云"以辛补者所以助其用，补用酸者所以益其体，言虽异而理各当也"。张锡纯《医学衷中参西录》言："肝恶燥喜润。燥则肝体板硬，而肝火肝气即妄动；润则肝体柔和，而肝火肝气长宁静。是以方书有以润药柔肝之法。"现代中医学家秦伯未在《谦斋医学讲稿》中提到"肝藏血，以血为体，以气为用"。

历代医家关于肝的生理特性、病理变化及治疗法则的认识不断丰富和发展，为姚乃礼教授运用"柔肝体"治法奠定了理论基础。

3.柔肝体以安其根

姚乃礼教授认为，体阴用阳为肝之生理，体用失调为肝之病理，肝体与肝用相辅相成，是肝发挥生理功能的重要基础和条件。概风木为体，木属阴；主藏血，藏血为体阴，为物质基础，以养肝体；司疏泄，气属阳，为功能活动，为肝之用。肝体以肝阴、肝血为物质基础，若肝阴、肝血不足，则肝体失养，而致阴血亏虚等见症。肝病之临证可用养血、滋阴等法柔肝体，增强肝脏血流回量，令肝之气血充盛，缓解瘀滞，则肝体得软，肝用得健。

（1）养血以补肝血：张景岳曰："肝藏血，人卧则血归于肝，是肝之所以赖养者，血也。"突出了肝血对于濡养肝体的作用。若肝血不足，症见面色无华，爪甲色淡，头晕、心悸，舌质淡，脉细等。药多选用当归、地黄、白芍、阿胶、紫河车、川芎等。

（2）滋阴以潜肝阳：肝内寄相火，主升主动，若阴血不足，阴不制阳，阳亢于上，则成阴虚阳亢之证。症见眩晕耳鸣、失眠多梦、五心烦热、头目胀痛、急躁易怒，舌红少津，脉弦细。治疗宜采用滋阴潜阳之法，使肝体得养，肝阳涵敛。多用介类以潜之，柔静以摄之，味取酸收，或佐酸降，清其营络之热，则升者可伏之。药多选用龙骨、牡蛎、龟甲、鳖甲、白芍、钩藤等。

（3）滋肾阴以补肝阴：肝属木，肾属水，水能生木，故肝阴又可借肾水而生。临床常于补肝阴药中加入补肾阴药，通过补肾阴达到补肝阴之目的，使肝阴充足而能化刚燥为柔润，病方能愈。临床多见面色黧黑，腰膝酸软，五心烦热，舌红少苔，脉细弦，尺脉弱。药多选用地黄、枸杞子、女贞子、墨旱莲、山萸肉等。

（三）助肝用以缓其急

1.肝用阳的理论渊源

《黄帝内经》《难经》对肝的升发特性已有了初步的认识。《素问·诊要经终论》："正月二月，天气始方，地气始发，人气在肝。"《难经·四十一难》曰："肝者，东方木也。"明代卢之颐《本草乘雅半偈》云："椿益皮肤毛发，正肝以能生为体，荣华为用；樗益血气阴窍，正肝以藏血为体，疏泄为用。"秦伯未在《谦斋医学讲稿·论肝病》中以肝"以血为体，以气为用"解释肝体阴用阳，指出："从整个肝脏生理来说，以血为体，以气为用，血属阴，气属阳，称为体阴而用阳。"印会河、张伯讷主编的《中医基础理论》云："肝的疏泄和藏血功能是相互制约、相辅相成的，故前人有'肝体阴而用阳'的说法。肝主藏血，其体为阴；肝主疏泄，调畅气机，性喜条达而为用阳。"以藏血为体阴、疏泄为用阳解释肝体阴用阳。

2.肝用阳为病之见症

姚乃礼教授认为"肝用阳"意义有二：其一，从肝的生理功能来看，肝内寄相火，相火为用，火属阳，其性条达，以气为用，主动主升，此属于阳；其二，从肝的病理变化来看，肝阳易亢，肝风易动，肝病常见肝阳上亢和肝风内动，临床常表现为眩晕头痛、烦躁易怒、面赤眼花、四肢麻木、震颤抽搐等症状，亦属于阳。肝阴肝阳共存于一体，对立统一，消长平衡，肝气、肝阳升发条畅，则肝主疏泄、藏血的功能得以正常发挥。若其为毒邪所乱，肝用失常，则疏泄失度，阴阳失衡，出现肝气郁结、肝火上炎、肝阳上亢、肝风内动等病理变化，且可互相化生，出现气郁化火、火极生风、阳亢生风等类升、动、逆、窜的趋向。

肝用阳之为病多表现为实证或阴虚阳亢等"肝用有余"之证。肝为刚脏，相火极易妄动，常因肝气过盛而致相火盛，凡相火过极必炎上而致头晕、头痛、双目胀痛、耳鸣等；肝性似风，风性易动，多见抽搐、震颤等风动证。且肝气喜条达恶抑郁，肝气抑郁、横逆或上逆而出现两胁胀痛、头晕、呕恶等；肝失疏泄，气机郁滞，可致情志异常而见抑郁、焦虑、失眠；影响三焦通利，致水液代谢障碍而成水肿、臌胀等病证；影响胆及脾胃，而见肝气乘脾、肝脾不调、肝气犯胃等证，表现为口苦、黄疸、厌食、腹胀等；肝之疏泄失常，可致月经不调、遗精、早泄等病证。

3.助肝用以缓其急

肝用阳为病应根据肝气实和虚致亢等情况用药，临证可用疏肝、清肝、平肝等法利肝之疏泄，以助肝用而缓其急。

（1）肝气郁结：症见急躁易怒，胁肋胀痛或隐痛，胸闷，善太息，咽部异物感。治宜疏肝理气，药多选用柴胡、白芍、香附、郁金、枳壳、佛手、薄荷等。

（2）肝火上炎：症见头目胀痛，眩晕耳鸣，面红目赤，急躁易怒，失眠多梦，胁肋不适，舌质红，苔黄，脉弦数。治宜清泻肝火，药多选用龙胆、栀子、黄芩、泽泻、车前子、柴胡等。

（3）肝阳上亢：症见头目胀痛，眩晕耳鸣，面红目赤，急躁易怒，腰膝酸软无力，头重足轻，舌质红，苔少而干，脉弦细数。治宜平肝潜阳，滋水涵木，药多选用牛膝、生赭石、龙骨、牡蛎、龟甲、白芍、川楝子、天麻、钩藤、石决明、黄芩等。

（四）通肝络以治其本

络脉是指经脉支横别出的分支，是经络系统的基本结构单元和终末分支，纵横交错，分布广泛，具有内络脏腑、外联肢节、贯通表里上下、环流气血津液、渗灌脏腑组织等生理功能。络病是以络脉损伤为基础，以气血瘀阻为特征，以脏腑功能障碍为临床表现的一系列病症。肝络病理论是中医络病理论的重要组成部分，临床可用于指导慢性肝病的诊疗。

肝的主疏泄、主藏血、调畅气机、推动气血流动、调节血量的功能有赖于经络完成，故肝与人体经络系统联系密切。《灵枢·经脉》曰："肝足厥阴之脉，起于大指丛毛之际，上循足跗上廉，去内踝一寸，上踝八寸，交出太阴之后，上腘内廉，循股阴，入毛中，环阴器，抵小腹，挟胃属肝络胆，上贯膈，布胁肋，循喉咙之后，上入颃颡，连目系，上出额，与督脉会于巅；其支者，从目系下颊里，环唇内；其支者，复从肝别贯膈，上注肺。"肝经循行直接经过胃、肺、胆，以及足大趾爪甲后丛毛处、足背、内踝、胫骨内缘、大腿内侧、阴器、小腹、胁肋部、喉咙、鼻咽部、眼睛、额部、头顶部等部位，可见，肝的经脉、经别、经筋与人体多个脏腑组织有密切的联系，而肝和其所联系的其他脏腑组织皆通过经络有机联系起来。因此，肝能通过肝之经络系统对这些脏腑组织进行生理功能的调节；同样，肝脏病变也可通过肝之经络系统影响到其他脏腑组织，引发病变。

《黄帝内经》从络病理论阐述肝病的治疗，《灵枢·五邪》曰："邪在肝，则两胁中痛……取之行间以引胁下，补三里以温胃中，取血脉以散恶血，取耳间青脉以去其掣。"东汉张仲景建立了络病辨证论治体系，论述肝着、黄疸等诸多内伤杂病与络脉病机有关，创立多种治疗络病的法则和方剂，包括活血化瘀通络法、虫蚁搜剔通络法，以及活血通络方鳖甲煎丸、大黄䗪虫丸、下瘀血汤、抵当汤等。

肝络包括肝经之络和肝脏之络两部分，络脉渗灌气血的至微通道为"玄府"，络脉经由玄府的开合实现气机、精微、神气及浊邪的升降出入。所以肝络的功能为疏通气血、营养脏腑、联络经脉，且其有代谢交换的作用，但也是奇邪容易居留之处。西医学中的肝窦是肝内血管的终末分支，数以亿计，构成肝内丰富的微血管网，生理情况下只允许特定大小的物质通过，具有屏障、免疫、物质交换功能。由此可见，肝窦是肝络的重要组成部分。

1.肝络病理论溯源及其发展

《黄帝内经》首次提出了络脉的概念，《灵枢·脉度》云："经脉为里，支而横者为络，络之别者为孙。"并对络脉的循行、分布，诊络法、病络及治络法有详细的记载。《黄帝内经》和历代医家所论述的络脉有广义、狭义之分。络病理论所涉及的络脉是指广义的络脉，包涵经络之络和血络之络。经络之络正如《灵枢.脉度》所记载的，"经脉为里，支而横者为络，络之别者为孙"，是经络支横别出的分支部分的统称；血络之络是指血脉的分支部分。金代窦杰《针经指南》云："络有一十五，有横络三百余，有丝络一万八千，有孙络不知其纪。"认为气行于络脉之中，温养机体；血行于络脉之中，濡养脏腑。

东汉张仲景开辟了治疗络病理法方药的新思路，建立了络病辨证论治体系。《金匮要略·脏腑经络先后病脉证》指出"经络受邪入脏腑，为内所因也"，并论述了肝着、黄疸等诸多内伤杂病与络脉病机有关，创立了多种治疗络病的法则和方剂，如活血化瘀通络法和虫蚁搜剔通络法及鳖甲煎丸、蜘蛛散、下瘀血汤、抵当汤、大黄䗪虫丸等。

清代叶天士极大地发展了络病理论，他在《临证指南医案》中明确提出"肝络"这一概念，认为肝络属脏络范畴，为肝脏气血津液输布贯通的要道、气血营养肝脏的桥梁和枢纽、肝内气血精微化生之所在。他认为经络是由经脉和络脉构成的人体的网络系统，经脉是主干，有"路径"之意，络脉是分支，有"网络"之意。"凡经脉直行，络脉横行，经气注络，络气还经，是其常度"。络脉包括浮络、孙络、十五别络、血络等，病邪不同，络病之病位不同。浮络是浮现于体表的络脉；孙络是指络脉中最细小的分支，正如张介宾所论述的："络之别者为孙，孙者言其甚小，愈小愈多矣，凡人遍体细脉，即皆肤腠之孙络也"；十五别络是经脉别出的络脉，主要加强经脉之间的联系，是络脉系统的重要组成部分。络脉不仅循行于体表肌肤，还潜行于人体的深部。"凡人脏腑之外，必有脉络拘拌，络中乃聚血之地"。五脏六腑均有络的存在，"肝阳直犯胃络""肝络凝瘀胁痛"，肝络、胃络、肾络、肺络、心包络等是脏腑深部的络脉。积聚属络病，其病位在肝络，"久病入络""久痛入络""久瘀入络"。其云"外来之邪，著于经络，内受之邪，著于腑络"，进而创立了辛味通络、络虚通补等络病治法方药。

《灵枢·百病始生》云："阳络伤则血外溢，血外溢则血；阴络伤则血内溢，血内溢则后血。"《血证论》也有"阴络者，谓躯壳之内，脏腑、油膜之脉络""阳络者，谓躯壳之外，肌肉、皮肤之络脉"的记载。说明络脉尚有阴阳之别、表里之分。"阳络"是指分布于体表肌肤的络脉；"阴络"是指深隐于体内，尤其是深藏于纵深之处，横贯行走于脏腑内部的络脉。《临证指南医案》亦有"阴络即脏腑隶下之络"的论述。

喻嘉言《医门法律·络脉论》记载："十二经生十二络，十二络生一百八十系络，系络生一百八十缠络，缠络生三万四千孙络。"说明络脉由大到小，纵横交错，呈网状广泛分布于脏腑组织之间，与经脉系统一同构成人体复杂而有序的、满布全身内外的网络系统，起到内联脏腑、外络支节的作用，实现贯通营卫、环流经气、渗灌血气、互化津血等生理功能。

现代医家在前人理论基础上进一步发展了络病学说。关幼波教授认为痰瘀毒阻络为慢性肝炎主要病因病机之一。姚乃礼教授明确提出肝纤维化、肝硬化等慢性肝病属于肝络病范畴，肝窦是肝络的重要组成部分，病机关键为"毒损肝络"，当从肝络辨治。吴以岭教授在《络病学》中提出"络以通为用"的治疗原则，建立了"络病证治"体系。

以上论述均为肝络病理论奠定了坚实的基础，在临床运用中，以肝络病理论治疗肝纤维化、肝硬化等慢性肝病均取得了很好的效果。

2.肝络与肝窦的关系

络脉是指经脉支横别出的分支，是经脉系统的基本结构单元和终末分支，逐层细分，形成网络。就分布特点而言，络脉又有阴络、阳络之分。络脉渗灌气血的至微通道为"气门"，也称为"玄府"。刘完素《素问玄机原病式》："玄府者，无物不有，人之脏腑、皮毛、肌肉、筋膜、骨髓、爪手，至于世之万物，尽皆有之，乃气之出入升降之道路门户也。"即络脉经由玄府的开合实现气机、精微、神气及浊邪的升降出入。

肝络包括肝经之络和肝脏之络两部分。叶天士所说的"肝络"即肝脏之络，为脏络之一，位置较深，与肝脏深部及其周围的络脉关系密切，属于阴络。肝经之络与肝经的分布和循行关系密切，又称作"足厥阴之别络"，大多位于人之体表部位，联系浮络、孙络等在表之络，属于阳络。

肝窦是肝内血管的终末分支，是肝脏微血管的基本单位，数以亿计，构成肝内丰富的微血管网。肝窦缺乏连续的基底膜，以肝窦内皮细胞为结构基础，形成窗孔样结构。肝窦内皮细胞的特殊结构决定了肝窦结构和功能的特殊性，其可在一定程度发生适应性改变。由此可见，以肝窦为基本单位的肝脏微血管细微的分支、动态开放的窗孔、庞大的数量与肝络的解剖结构非常相似。

（1）生理特点：明代张景岳《类经》记载："以络脉为言，则又有大络孙络，在内、在外之别，深而在内者，是为阴络……浅而在外者，是为阳络。"可见阳络分布于体表，阴络分布于体内，布散于脏腑，通过经脉形成以络脉（阳络）－经脉－络脉（阴络）为架构的经络系统，即经为主干，通过别络实现表里相连，通过络脉、孙络、浮络实现与肌肤、脏腑的连属，从而构成遍布全身内外，沟通表里上下的网络系统。此网络系统分布遍及全身上下表里内外，纵横交错，相互贯通，是运行气血、渗灌津液、维持人体正常生命活动的重要结构，具有分布广泛、结构复杂、功能多样的特点。

广泛性 络脉无处不在，分布极为广泛，不仅循行肌肤之间，还潜行于人体深部，贯穿人体内外、五脏六腑、五官九窍、四肢百骸。

复杂性 《灵枢·脉度》云："当数者为经，其不当数者为络。"说明络脉为数众多，结构复杂。络脉遍布全身，大小不一，分为别络、支络、浮络、孙络、毛络等，五脏六腑亦有各自所属的络脉，从而形成复杂细密的网络系统。此网络结构复杂，层层叠叠，相互贯通，纵横交错。

功能多样性 络脉的生理功能是多方面的。络脉不仅是气机运行的通道，也是血液运行的路径，发挥输送营卫气血，灌注濡养全身脏腑筋脉的作用。络脉不仅是运送、排泄人体代谢产生的秽浊之物的路径，也是水谷精微和药物吸收传输的重要路径。

（2）生理功能：《灵枢·卫气失常》云："血气之输，输于诸络。"说明络脉纵横交错，无所不至，是濡养脏腑组织的桥梁和枢纽，具有沟通表里内外，贯通营卫，渗化气血，联络脏腑，濡灌全身等生理功能。

沟通表里，联络脏腑 《灵枢·海论》曰："十二经脉者，内属于脏腑，外络于肢节。"络脉与经脉构成遍布全身的网络系统，是脏腑相互沟通联系的纽带和桥梁；还可加强经脉与经脉之间的气血津液的联系，保证人体内环境平衡稳定。

输送气血，濡养全身 《灵枢·经脉》曰："饮酒者，卫气先行皮肤，先充络脉，络脉先盛，故卫气已平，营气乃满，而经脉大盛。"说明络脉是营卫气血、津液输布贯通的最广泛的单位，是营卫气化的场所。《灵枢·本脏》云："经脉者，所以行气血而营阴阳，濡筋骨，利关节也。"说明络脉具有输送营卫气血、渗灌濡养全身的生理功能。

精血津液气化之所 精、气、血、津液等物质的新陈代谢及相互转化有赖于气化的作用，而络脉隶属五脏六腑，分布广泛，具有运行气血、渗灌津液的功能，可以实现气血津液的流通、输注、营养和排出，是精微物质气化的场所。《灵枢·决气》曰："中焦受气取汁，变化而赤是谓血。"说明血液的生成有赖于中焦的运化功能，络脉是生成血液的场所。故而肝络能渗灌血气，助肝藏血。肝为血之府，具有强大的藏血功能，肝脏之络渗灌、输布气血于肝脏，肝经之络则渗灌、输布气血于肌表、腠理、孔窍。肝络网布肝脏周身，数量和容量庞大，以此实现贮藏血液、防止出血和调节血量的功能。肝络能畅通气血，助肝疏泄。肝络联络肝脏与其他脏腑及体表、腠理、筋脉、官窍，故肝络畅通是肝主疏泄的前提。肝络之玄府的开阖有度则是发挥疏泄功能的保障。故肝络调达正常，肝之疏泄正常，肝脏才能与其他脏腑共同维持人体气血阴阳的平衡。

生理情况下，肝窦窗孔只允许特定大小的物质通过，在肝窦腔与Diss间隙之间的物质交换过程中发挥过滤和屏障作用，是保障血液和肝细胞间正常物质交换的组织学基础，具有参与物质交换、能量交换及信息传递的功能。因此，肝窦之屏障功能、免疫功能、血液及其他物质交换等功能与肝络的"通营卫""溢奇邪"功能及肝脏的"疏泄""藏血"功能十分相似。

（3）病理特点：玄府闭密则气液、血脉、荣卫、精神不能升降出入，厥阴经络的玄府闭塞则肝气难以流通，肝络及其玄府畅通与否关乎肝经气血能否正常运行。肝络的病理变化一般遵循"络脉不和—络脉失养—络脉郁滞—络脉瘀阻—络脉损伤"的传变规律。"络脉不和""络脉失养"多见于慢性肝病的早期阶段，肝窦功能和结构异常，出现肝脏血流动力学障碍。如能及时去除病因，在肝窦内皮下连续性基底膜形成之前慢性肝损伤的病理过程是可逆的，而连续性基底膜一旦形成，病理过程难以逆转。"络脉郁滞""络脉瘀阻""络脉虚损"多见于慢性肝病的中晚期，长期慢性肝损伤致肝窦内皮细胞窗孔数目减少甚至消失、内皮下基底膜形成，即肝窦毛细血管化，肝细胞损伤，肝内微循环障碍，导致肝纤维化等慢性肝病的发生和发展。

外邪侵袭人体，留滞络脉，络脉运输气血津液的功能紊乱，则会导致络脉失和，表现为络脉气机郁滞，血行不畅，络虚不荣等病理变化。

络脉郁滞　络脉是气血输布的纽带和桥梁，若六淫外侵、七情所伤导致络脉气机郁滞，血行不畅，影响络脉气血津液的运行输布，则会产生一系列的络脉郁滞的病理变化。

络脉瘀阻　各种原因引起络脉寒热郁滞、水湿痰阻均可导致脉络瘀阻，络脉气机运行阻滞，血运受阻，脏腑组织失于濡养，则会出现脏腑功能障碍的病理表现。

络脉虚损　络脉中气血充实荣养是络脉完成渗灌气血、运化津液、输注经气、贯通营卫功能的保证。各种原因导致的络脉气血不足均可引起络脉不充，脏腑百骸失养，甚或导致络脉虚损，痰瘀互结，阻于脉络，虚实夹杂的证候，此所谓"最虚之处便是容邪之所"。

邪毒伤络　外感疫病之毒，或经病、脏病日久，病邪深及络脉，或血瘀痰凝，壅阻络道，痰瘀互结，伤及络脉，久病入络。邪毒留滞，伤津耗气，动血留瘀，致络病血瘀，损伤脏腑，败坏形体，因而变生诸证，加重病情。毒邪致病有暴戾的一面，发病急重，伤人甚烈，化解亦难，易深入骨髓血络；邪毒久郁深伏于孙络、缠络则病势顽缠，反复难愈。

络脉损伤　直接损伤，如跌仆坠打、针刀刺伤等，都可致络伤血溢，形成络病；或由郁怒气逆，或热烁血络，或饮食失节致脉络受伤，血溢络外。正如《灵枢·百病始生》指出："卒然多食饮则肠满，起居不节、用力过度则络脉伤。阳络伤则血外溢，血外溢则衄血；阴络伤则血内溢，血内溢则后血"。

姚乃礼教授认为中医学要与西医学融会贯通，认识疾病本质，开拓治疗思路。他提出肝窦是肝络的重要组成部分，从细胞学、分子生物学等方面研究肝纤维化的逆转问题，证实了肝络与肝窦的相似性和相通性，提出肝纤维化、肝硬化等慢性肝病的病机关键为肝体失养、肝用不顺、毒损肝络、肝络瘀滞、脾胃不调。

（4）病机：慢性肝病进展多为慢性肝炎—肝纤维化—肝硬化—肝癌的过程，属于肝络病范畴，是一个慢性发展的病理过程。五脏中肝木居五行之首，足厥阴肝经又居六经之末，其经脉遍布头足。由于肝络状若树枝，逐级细分，经别、缠、系络而致末端孙络，络道随之愈加细窄迂曲，气血运行渐趋缓慢，以利于营养物质向肝脏组织渗灌，以及代谢废物充分交换。因此，毒损肝络影响肝络气血的环流输布，易致气化失常，络脉失和。肝络的功能严重受损，进一步影响气的升降出入运动而致气滞，气滞日久又可使痰瘀阻络，而致恶性循环。

肝脏调畅气机，调节气血；肝络连接肝脏表里，是运行气血的通路，又是气血汇聚之处。故毒邪侵犯肝体，循经入络，最易阻气伤血。初为络气郁滞，或络气亏虚，气化不利，凝津为痰，血行涩滞，痰瘀阻滞。络病由气及血，肝络失养，或肝络不和，毒邪留滞，日久肝络瘀滞，而成积聚。

3.临床应用

肝之瘀，瘀在络，治肝之瘀首在于和，次在于逐，故当润缓。和莫过于调理气血，润莫过于柔养肝体，终可达逐瘀不损肝络。姚乃礼教授认为，叶天士谓"久病入络""久痛入络"，并非说疾病后期才会侵犯人体的络脉，而是说疾病初期病情较轻浅，一般很难发现。肝络病邪气初在肝经之络，久则入肝脏之络，当出现胀痛或刺痛，说明患病日久。清代张聿青明确指出："直者为经，横者为络，邪既入络，易入难出，势不能脱然无累。"故邪入肝络，胶着难愈，因此掌握疾病初入肝络的特征，尽早治疗，对于慢性肝病的诊断、治疗和预后都是非常有利的。

肝络病变，不仅在血分，且可以在气分，同时有轻重虚实之辨，一般循肝络不和—肝络瘀滞—络损成积的发展规律。毒邪侵犯肝体，循经入络，影响肝络气血的环流输布，初为肝络不和，肝络失养，气化不利，凝津为痰，血行不畅，痰瘀互结；日久由气及血，肝络瘀滞，络损成积。"肝络不和"多见于慢性肝炎的阶段，肝窦功能和结构异常，肝脏血流动力学障碍。"肝络瘀滞"多见于慢性肝炎、肝纤维化、早期肝硬化阶段，在此阶段如能及时去除病因，其病理过程是可逆的，而一旦形成连续性基底膜，则难以逆转。"络损成积"多见于肝硬化的中晚期、肝癌，此阶段肝窦内皮细胞窗孔减少甚至消失，内皮下连续的基底膜形成，假小叶形成，是肝硬化的重要病理改变。

肝络不和 是由功能性病变向器质性病变发展的重要阶段。以气滞表现为主，症见胁腹胀满，嗳气，或腹中包块，聚散不定，按之不痛，舌暗红，脉弦或弦细。治宜疏通气血，可用柴胡、郁金、香附、桂枝、木香、旋覆花等。

肝络瘀滞　为肝络病变较为严重的病理状态。兼见气滞与血瘀的表现，"通则不痛，痛则不通"，故疼痛是突出的临床表现。可见胁下胀痛，甚者刺痛，位置固定，口干不欲饮，舌紫暗，脉弦涩或细涩。治宜化瘀通络。根据络脉瘀阻轻重不同，选用养血和血通络药，如当归、鸡血藤、益母草、丹参等；辛润活血通络药，如当归、桃仁、赤芍等；搜剔化瘀通络药，如土鳖虫、地龙等。

络损成积　此阶段病证较为深重。肝络气血不畅日久，瘀、毒、湿、热蕴结肝络，形成结节、积块、癥瘕。多见局部肿块或癥积，胁下刺痛，位置固定，拒按，面色晦暗或黧黑，肌肤甲错，肢体麻木，皮肤瘙痒，胃脘胀满；或瘀阻络道，津停脉外而为水肿，舌质紫暗或有瘀斑，舌下脉络迂曲，脉细涩。治宜消癥散结。以鳖甲、龟甲、牡蛎等血肉有情之品滋填络道，软坚散结通络；以皂角、白芥子、丝瓜络等辛味祛痰通络药物祛除络中痰湿；以丹参、莪术、鸡血藤等活血化瘀通络；以水红花子、路路通利水通络；以全蝎、地龙、土鳖虫、蜈蚣、僵蚕等虫类药搜剔在络之邪。

肝络失养　姚乃礼教授强调，肝络失养是在整个病程中持续存在的，应根据脏腑气血阴阳亏虚的不同培补络道。择以黄芪、人参、党参、太子参、山药等补络气虚，以阿胶、紫河车、当归等补络血虚，以桂枝、淫羊藿、巴戟天、肉苁蓉、鹿茸等补络阳虚，以生地黄、熟地、女贞子、墨旱莲、黄精、麦冬、北沙参、山茱萸等补络阴虚。

二、以"一则"贯穿始终

（一）脾胃功能的重要性

脾与胃有着重要的生理功能。在阴阳五行学说中，脾胃属土；脾为阴土，胃为阳土；脾喜燥恶湿，胃喜润恶燥；脾主运化水谷精微，胃主受纳水谷；脾主升清，胃主降浊。脾胃通过受纳、运化、升降以化生气血津液而奉养周身，故称为"生化之源""后天之本"。如《素问·灵兰秘典论》曰："脾胃者，仓廪之官，五味出焉。"《素问·玉机真脏论》云："五脏者，皆禀气于胃。胃者，五脏之本也。脏气者，不能自至于手太阴，必因于胃气，乃至于手太阴也。"

《素问·经脉别论》亦云："饮入于胃，游溢精气，上输于脾，脾气散精，上归于肺，通调水道，下输膀胱。水精四布，五经并行，合于四时五脏阴阳，揆度以为常也。"李东垣曰："真气又名元气，乃先身生之精气也，非胃气不能滋之""若胃气一虚，无所禀受，则四脏经络皆病。况脾全借胃土平和，则有所受而生荣，周身四脏皆旺，十二神守职，皮毛固密，筋骨柔和，九窍通利，外邪不能侮也"。李氏的阐述深受后世医家的重视。明代薛立斋即受其影响颇深，主张治病以重视脾胃和肾为主："真精合而人生，是人亦借脾土以生"。清代叶天士则强调"内伤必取法乎东垣"，其治疗内伤疾病皆重视调补脾胃。

《素问·阴阳应象大论》云"清阳出上窍，浊阴出下窍""阴味出下窍，阳气出上窍"；《素问·六微旨大论》载"非出入则无以生长壮老已，非升降则无以生长化收藏。是以升降出入，无器不有"。可见人体脏腑经络、气血阴阳各种功能活动和相互之间的动变制化均须依赖气机不断地上下、升降、出入、变化。脾胃居于中州，主运化水谷，升清降浊，是人体气血阴阳升降的枢纽，故脾胃气机的升降关系整个人体气机的升降出入。叶天士总结说："纳食主胃，运化主脾。脾宜升则健，胃宜降则和。"《吴医汇讲》则云："治脾胃之法，莫精于升降……俾升降失宜，则脾胃伤，脾胃伤则出纳之机失其常度，而后天之生气已息，鲜不夭折生民者已。"可见脾运胃纳，脾升胃降，化生气血，滋长精气的生理功能。

(二)脾胃的病因病机特点

脾胃居于中州，以灌四旁，为后天之本、气血生化之源，脾胃疾病的病因也比较多，无论外感、内伤，皆易导致脾胃疾病。如《素问·调经论》云："夫邪之生也，或生于阴，或生于阳。其生于阳者，得之风雨寒暑；其生于阴者，得之饮食居处，阴阳喜怒。"李东垣曰："先由喜怒悲忧恐五贼所伤，而后胃气不行，劳役饮食继之，则元气乃伤。"又指出："百病皆由脾胃而生也。"可见如饮食失调、劳倦过度，或七情内伤，或六淫外袭，或误治所伤等损伤脾胃升降、运化、受纳等功能，使阴阳气血失去平衡，则会酿成疾病。内伤诸因容易导致脾胃病，固不待言，而外感之邪也能导致脾胃病，并且还常因波及脾胃而使病情加重，这是脾胃病病因病机的一大特点。而脾胃病病因病机的另一特点是肝、肾、心、肺皆可影响脾胃而酿成疾病。尤其是肝，最容易影响脾胃，故临床上经常可以见到肝胃失和、肝脾不和、木郁乘土等证候。

（三）调脾胃在肝病治疗中的作用

《难经·七十七难》首次提出"治肝实脾"理念："所谓治未病者，见肝之病，则知肝当传之与脾，故先实其脾气，无令得受肝之邪，故曰治未病焉。"东汉张仲景《金匮要略》云"夫治未病者，见肝之病，知肝传脾，当先实脾……中工不晓相传，见肝之病，不解实脾，惟治肝也"，提出了"治肝实脾"理论，创制了许多肝脾同治的经典方剂。金代李东垣认为脾胃为元气之本，气机升降之枢纽，脾胃气虚，易致病邪侵入，不能散精于肝，或脾虚失运，土壅木郁，皆可引起肝病。

姚乃礼教授认为，中医学所论之肝脾功能不仅包括西医学消化系统的主要功能，还应包括神经、代谢、免疫、内分泌等系统的功能。肝与胆、脾与胃，脏腑阴阳表里相合，生理相用，病理相因，维系正常的消化功能、气机升降功能和血液的正常运行。肝病可传脾，脾病亦可及肝。肝硬化临证中需要注意：一是脾胃虚弱可影响肝胆的病变，导致肝硬化病情进展；二是肝硬化病程长久，易影响脾胃，临证多伴有脾胃运化功能失调的表现，如脘腹胀满、纳差、恶心、肢软乏力、形体消瘦、大便稀溏等，要未病先防；三是肝硬化病程绵长，多需守方久服，更应顾护脾胃，故调脾胃在其治疗中具有重要意义，应作为基本原则。调脾胃之法众多，姚教授指出，治疗中既要坚持基本治则，又要根据病情变化随证施治。

补脾 补脾益气，药选黄芪、太子参、党参、白术、山药、茯苓、炙甘草等。

运脾 助脾之运，疏脾之滞，药选陈皮、白术、木香、砂仁、豆蔻、薏苡仁等。

醒脾 芳香化湿醒脾，药选苍术、藿香、佩兰等。

健脾和胃 消食导滞，药选炒山楂、炒神曲、炒二芽、鸡内金、莱菔子等。

温脾 散寒止痛，药选干姜、高良姜、附子等。

调胃 行气通滞，药选枳实、厚朴花、半夏、青皮等。

养胃阴 气阴双补，药选生地黄、麦冬、沙参、百合、石斛等。

病证结合，澄本清源

一、辨证和辨病相结合

（一）"证""病"的概念

"证"即证候，是对疾病过程中某一阶段或某一类型的病理概括。即从整体观念出发，综合分析通过望、闻、问、切四诊方法得来的材料，运用八纲辨证、六经辨证、脏腑辨证、经络辨证、病因辨证、卫气营血辨证等各种理论和方法，结合患者的具体情况并联系客观条件等因素，对疾病进行分析、归纳、推理、判断，进而确定对目前疾病一定阶段综合反应的认识。主要反映疾病在该阶段的病理变化，具有阶段性和变化性的特点。

"病"即疾病，是致病邪气侵袭人体，人体正气与之抗争而引起的机体阴阳失调、脏腑组织损伤或生理功能障碍的完整的生命过程。"病"反映的是疾病发展过程中的一般规律，代表了疾病的基本矛盾。随着发展，新的疾病层出不穷，对中医辨病也提出了新的挑战，但是中医对病和病机的认识仍然有效指导着临床实践。

临床诊治的中心思想是"证"，有了证才能立法、选方、用药。但是，证的确定需要对症状进行分析归纳。如果证是属于某病的，则对证的认识和处理及转化趋势的分析等就更深刻，更有规律可循。因此"证"和"病"都是人体不健康状态的反映，既互相联系，又有所区别。

（二）辨证论治与辨病论治

辨证论治发端于《伤寒杂病论》，语出"观其脉证，知犯何逆，随证治之"，其本质是强调"辨证求因，审因论治"，因此辨证论治远不是中医临床诊疗的全部。辨病论治源自《五十二病方》，能反映某种疾病全过程的总体属性、特征和规律。

辨证论治与辨病论治均为中医临床诊治疾病的常用方法，二者各有所长。辨病可以从整体上把握疾病的发展和变化趋势，明预后而知进退；辨证则是中医的精髓与根本。虽然在不同的历史时期，中医药对辨证论治或辨病论治有所侧重，但却始终未曾在实际诊疗中将二者割裂开来。辨证和辨病都是从不同角度对疾病规律的认识，片面强调任何一方面都是不严谨的，只有二者结合才能全面认识和把握疾病规律。

（三）病证结合

1.病证结合是中医固有的论治模式

辨病与辨证相结合是中医论治疾病的有效途径，早在《黄帝内经》中就有辨病与辨证相结合诊治疾病的记载，如《素问·痹论》认为痹证的基本病机为"风、寒、湿三气杂合而至"，为痹证的治疗指明方向，即祛风、散寒、除湿。根据风、寒、湿等邪气的轻重分行痹、痛痹、着痹辨证论治，又可根据所客之脏分为五脏痹论治。《素问·咳论》认为慢性咳嗽的病机"皆聚于胃，关于肺"，辨证治疗分五脏咳、六腑咳等。《灵枢·胀论》提到胀"皆在脏腑之外，排脏腑而郭胸胁，胀皮肤"，辨证分五脏胀和六腑胀。张仲景是将辨证辨病相结合的辨治模式广泛应用于临床的典范，《伤寒论》和《金匮要略》均是以病为纲的辨证模式。后世温病学家继承了辨证和辨病相结合的模式，如《温病条辨》在谈及三焦治则时提出"治上焦如羽，非轻不举；治中焦如衡，非平不安；治下焦如权，非重不沉"，可以看作辨病而施；在具体到治疗上焦风热病时又分辛凉轻剂（桑菊饮）、辛凉平剂（银翘散）、辛凉重剂（白虎汤）等，治疗中焦湿温病有五加减正气散之别，治疗下焦温燥有三甲复脉之分，均是在"三焦治则"指导下的辨证立方。可见，辨病是纲，辨证是目，纲举才能目张。

2.辨证与辨病面临的新情况

实践表明，在应对某些特殊病种如慢性病毒性肝炎、慢性肾病、自身免疫性疾病、恶性肿瘤等时，单纯依靠辨证论治并不能取得满意的临床疗效。治疗特殊病种应当将辨病与辨证相结合。在辨证的基础上，加入药理研究证明具有特殊药效的中药，是提高临床疗效的重要途径。此外，在某些情况下，由于临床表现与病情特点之间并非单纯的线性关系，因此中医四诊信息并不能准确反映疾病的本质特征。虽"有诸内必形诸外"，但在早期，疾病的外在表现尚未显现，四诊信息不典型，并不能做出十分准确的判断。现代检测技术的进步极大提高了对疾病的诊断和预测能力，能够帮助医生在"诸内"尚未"形诸外"之时及早诊断，通过辨病论治或微观辨证进行干预，提高应对疾病的主动性。

此外，中医以主症决定病名的命名方式已不能很好地满足临床和科研的需要。如腹痛，除见于多种消化系统疾病外，冠心病、肺炎、肿瘤、妇科等其他系统疾病也可以腹痛为主诉就诊。必须根据现代疾病分类法进行辨病，才能及早明确诊断。由此可见，辨病需将中医的"病"与西医学的"疾病"相结合。前者侧重确立病机，明确中医治则治法；后者侧重明确诊断、指导治疗、判断预后。

3.病证结合的意义

辨证和辨病相结合是中医诊治疾病的基本方法，即病证结合的诊疗方法。每一种疾病的发生发展都有一定的规律性，这种规律性正是辨病的基础；同一种病在不同的发展阶段、不同患病个体、不同的内外环境下会有不同的表现形式，这是辨证的依据。如伤寒少阳病柴胡证"但见一证便是"，治疗总以和解少阳为法，但具体的辨证又分大柴胡汤证、小柴胡汤证、柴胡加芒硝汤证、柴胡加龙骨牡蛎汤证、柴胡桂枝干姜汤证等，而小柴胡汤一方下又可细分7个"或然证"。《金匮要略·痰饮咳嗽病脉证并治》指出痰饮病总的治疗原则为"以温药和之"，广义痰饮可分痰饮、溢饮、支饮、悬饮之不同。就支饮辨证而言，又可分为泽泻汤证、厚朴麻黄汤证、葶苈大枣泻肺汤证等。再如《金匮要略·黄疸病脉证并治》认为黄疸的病因病机为"黄家所得，从湿得之""脾色必黄，瘀热以行"，其辨证则有茵陈蒿汤证、栀子柏皮汤证、麻黄连轺赤小豆汤证等区别。由以上实例可以看出，辨病能够保证治疗思想的稳定性和可把握性，辨证则体现治疗方法的层次性、多样性和动态化。辨病为辨证提供方向性、原则性指导，统揽全局，提纲挈领；辨证则能够逐层深入，细致入微，体现原则指导下的灵活性。重视辨病，是把握疾病规律性的需要；强调辨证，是针对疾病特殊性的方法。只有二者充分结合，才能全面把握疾病的本质特征，提高治疗效果。

辨证论治是中医诊治疾病的一大特色，但对辨证论治的认识及临床应用有"简单化"及"模式化"的趋势，为中医学术理论的发展带来不利影响。一是将辨证论治的"证"局限为"证候"或"证型"；二是在临床辨证过程中将疾病限制为若干证型。诚然辨证论治非常重要，为治疗提供了指导原则和思路，但是在临证过程中疾病的证候是复杂的，因不同体质、不同病程，证候表现不一，或多为复合证候，所以单纯辨析证候是不够的。姚乃礼教授提出了辨证和辨病相结合的诊疗原则，其意义如下：①辨证和辨病结合有助于客观判断疾病的轻重、发病阶段。可根据理化等检查结果确定病情的轻重、发病不同的阶段，采取最为妥当的治疗措施。②有助于药物的选择与应用。中医与西医在临床治疗疾病时各有优势，应扬其所长，以更好、更快地控制疾病。如在乙型病毒性肝炎、丙型病毒性肝炎发病过程中，病毒复制时可选用抗病毒药物以抑制病毒的复制，而在改善肝功能、肝纤维化、肝硬化及其并发症时则发挥中医药的优势，降低转氨酶，改善肝功能，以及改善肝纤维化、肝硬化。又如根据治未病的原则，对于有家族史、易于进展的慢性肝病，在其早期即通过健脾疏肝、化瘀通络、调畅气机等多靶点、多环节、多层次、多方位的治疗增强肝胆、脾胃功能，削弱致病因子的攻击作用，避免病情进一步发展。③辨证和辨病结合可弥补中医无证可辨或西医无病可查的情况。如有些患者临床并无任何症状，腹部超声或腹部CT检查提示有脂肪肝，生化检查发现肝功能异常，临床仍应予以治疗。另外，对西医检查无阳性结果而无法确诊的功能性疾病，如神经官能症引起的胁痛，按照中医理论进行辨证论治多可收到很好的疗效。④辨病治疗易于针对疾病设立专病专方。某些肝胆病存在"寡证""无证"等现象，辨证有时虽不相同，但在辨病上却一致。"病"的规律更为统一，治疗上容易形成相对固定的方案，可以制作成方，形成专病专方，以方便临床治疗。疾病明确诊断后，其病邪性质具有相对固定的规律，治疗也就有了更确切的目标，选方用药更不容易受远相关因素的干扰，治疗方案更容易掌握并推广，重复验证。

4.病证结合在肝胆病实践中的应用

在肝胆病的临床诊疗中，病证结合反映在两个层面：一是在疾病的辨治中将辨证和不同的疾病结合起来；二是在具体疾病的诊治中把辨病和辨证结合起来。

比如，由于不同疾病病因病机不同，引起肝纤维化、肝硬化和肝癌的临床特点也不同。乙型肝炎病毒感染是导致乙肝相关性慢性肝病发生的始动原因，而免疫耐受减低是使疾病进展的持续原因，其引起的肝纤维化、肝硬化或肝癌的重点在于湿热毒邪伤及肝络而致气血瘀滞，治疗应侧重于清热利湿解毒，且需进行抗病毒治疗；非酒精性脂肪性肝病主要是脾失运化，渐及于肝，导致痰浊郁滞肝络，更应重视化痰浊；酒精性肝病主要因酒毒伤及脾胃，化生湿热，伤及肝络，治疗应侧重于解酒毒；免疫性肝病涉及脾肾两虚，运化失调，肝之化源不足，疏泄及藏血功能受影响，治疗应侧重于健脾益肾。因此，了解不同疾病的病因病机特点亦是治疗不同疾病所致肝纤维化、肝硬化、肝癌的关键所在。

胁痛一证可见于多种西医学疾病，如急慢性肝炎、胆囊炎、胆石症、脂肪肝、酒精肝、肝纤维化、肝硬化、肝胆肿瘤、胰腺炎、胸膜炎、肋间神经痛、慢性胃炎等，在治疗方法上各有特点。如治疗病毒性肝炎要注意清热解毒利湿；治疗胆结石，要注意通腑，化石，排石；而慢性胃炎所致胁痛，在辨证论治的基础上可考虑加入保护胃黏膜的白及等药；肝癌患者则需按分期与分类等进行适宜治疗。

辨病能够宏观把握疾病的发展态势和预后。在此基础上把握疾病的核心病机，进而确立治则治法，再根据具体病情进行辨证，不但能提高辨证论治的准确性，在选方用药时还能够针对病情的变化做出提前部署。以肝纤维化、肝硬化为例，基于辨病论治的理念提出疾病的基本病机为肝体失养，肝用不顺，毒损肝络，肝络瘀滞，脾胃不调，从而确立解肝毒、柔肝体、助肝用、通肝络、调脾胃的"四法一则"论治，立芪术方为治疗的基础方。在此基础上，根据寒热虚实之偏颇及辅助检查结果进行具体辨证。一病必有一病之核心病机，其治疗亦必有相应的核心治法及方药，这是辨病的基础。中医辨证论治应立足于对核心病机、核心治法的宏观把握，在此基础上参以具体而微的辨证论治，既重视疾病的规律性，又兼顾个体的特殊性。在疾病早期，有临床症状而理化指标无异常者，可发挥宏观辨证与辨病论治的优势，施以针对性的干预；理化指标异常，临床四诊信息无明显异常者，可发挥微观辨证与辨病论治的优势。在临证中，姚乃礼教授指出，不必一味地追求辨病与辨证并重，必要时需灵活对待，有所侧重。

（1）辨证为主，辨病为辅：对于一些诊断不明或常规治疗难以取效的疾病，在运用中医治疗时更加注重辨证，运用传统原创中医思维对疾病进行剖析辨证，在诊治过程中可能对其发病机制有所启迪，即"以药探病"。慢性肝病如肝纤维化、肝硬化等存在证型重叠、病机复杂的情况，故辨证首应分清主次，多法施治。

（2）辨病为主，辨证为辅：在治疗无证候的慢性肝病患者时，应该运用有证辨证、无证辨病的原则。慢性肝病患者初期往往症状较少或没有症状，仅靠舌脉进行辨证论治常不足以指导治疗，医者面临无证可辨的境地，这种情况称为"寡证"或"无证"。但同一种疾病往往有自己独特的规律，此时辨病论治起到了更好的作用，应以辨病为基础，参照病因病机等特点施治。

二、重视基本病机的研究

证候是病因病机的外在表达，病因病机是证候的内在本质。病机即疾病发生、发展与变化的机制，是从整体上对患病机体所呈现的动态的病理状态和病理变化的高度概括。它揭示了疾病发生、发展、变化及转归的本质特点和基本规律，也是人们认识疾病和证候表现并进行诊断辨证、预防治疗的内在根据和理论指导。《神农本草经》言："凡欲疗病，先察其源，先候病机。"辨病与辨证的根本目的是更全面地认识基本病机。辨病重在把握疾病的基本规律，体现的是整体病机；辨证更强调动态发展，重在认识疾病的个体化特点，体现的是阶段病机。

（一）基本病机的特点

基本病机是影响疾病发生发展的主要病机，贯穿于疾病发展变化的过程中，是主导疾病邪正斗争的关键要素，体现疾病发展转归的相关规律。

基本病机在疾病发展演变的一定范围内具有相对的稳定性，其引起的证候变化是辨证施治的重要环节。而针对疾病的基本病机和具体的证候分析疾病，就是辨病和辨证相结合的过程。将二者有机结合起来，采取适当的治疗方法，才能收到较好的疗效。

（二）常见慢性肝病的辨治

肝体失养，肝用不健，毒损肝络，肝络瘀滞，脾胃不调，是慢性肝病病机的共同特点。但不同疾病病因和影响机体程度不同，基本病机亦不尽相同。

1.慢性乙型病毒性肝炎、肝纤维化、肝硬化

【基本病机】肝脾不调，湿热瘀滞，毒损肝络。

【治法】健脾益气，化湿解毒，调肝通络。

【经验方】芪术方。

黄芪、莪术、白术、丹参、郁金、茵陈、北豆根、柴胡等。

2.非酒精性脂肪性肝病

【基本病机】脾虚失运，痰浊内滞，肝络受损。

【治法】健脾化浊，调肝通络。

【经验方】调肝化浊汤。

当归、赤芍、白芍、茯苓、白术、丹参、莪术、泽泻、荷叶、山楂等。

3.酒精性肝病

【基本病机】脾虚湿蕴，酒毒伤肝，化生湿热，肝络受损。

【治法】健脾化湿，解毒和肝，通络。

【经验方】健脾和肝解醒汤。

当归、赤芍、白芍、黄芪、茯苓、白术、葛根（或葛花）、丹参、莪术、豆蔻、枳椇子、川连等。

4.自身免疫性肝病

【基本病机】肝脾失调，湿热毒聚，肝络受损，兼及于肾。

【治法】清热利湿解毒，健脾调肝和络，兼以益肾。

【经验方】调免方。

茵陈、垂盆草、金钱草、甘草、荷叶、醋鸡内金、白芍、当归、红景天、白术、地黄、醋香附、郁金、醋鳖甲、牡蛎、泽兰。

总法治以调肝健脾、和畅络脉、祛除湿浊为主，起到协调肝脾、理气和血的作用。当归、芍药、茯苓、白术、丹参、莪术调肝健脾活络，为治疗肝纤维化、肝硬化的基本药物。

临证再根据不同病因病机和见症进行加减。如脾虚明显加黄芪、太子参或党参、山药，肾阴虚加生地黄、枸杞子、女贞子、黄精，肾阳虚加淫羊藿、巴戟天、肉桂，湿热较重加黄芩、黄连、败酱草、白花蛇舌草，痰浊较重加半夏、贝母、莱菔子，饮食积滞加鸡内金、山楂、焦槟榔，合并血脂偏高加荷叶、山楂、泽泻，转氨酶升高酌选茵陈、虎杖、垂盆草、五味子、白芍，瘀血甚加川芎、桃仁、丹皮，脾大加鳖甲、牡蛎等。

三、宏观辨证和微观辨证相结合

中医学注重宏观辨证思维，包括望、闻、问、切四诊。西医学注重微观本质的研究，能够在微观层次上认识机体的结构、功能和代谢特点，依靠现代仪器和检查手段取得相关信息。临证要善于利用西医学检查手段，将其与中医的四诊联系起来，赋予其全新的解释，使其在中医的辨证论治中发挥作用。姚乃礼教授常将二者相结合，称为"宏微观辨证相结合"，或称"宏微相济"，即以中医整体观为指导的宏观辨证论治与借助现代检测技术的微观辨证相结合。

以慢性乙型病毒性肝炎为例，如有转氨酶升高，多考虑肝胆失于疏利，湿热为患，治疗应当使用清热解毒药物，如茵陈、垂盆草、金钱草等；胆红素增高，多为湿热较重，伤及血分，治宜清利湿热，酌加凉血散瘀之品，如茵陈、虎杖、赤芍等；乙型肝炎病毒核糖核酸定量升高，多考虑为湿热毒邪较盛，易伤血络，治宜清热解毒，凉血和络药物，如白花蛇舌草、半枝莲、虎杖等；肝脏超声肝脏实质粗糙、密度不均匀等，为肝络失和或血络瘀滞，若发现结节包块等已是络损成积，肝内血管紊乱、变细、扭曲、门静脉增宽等，治疗中当配合活血化瘀的药物，如莪术、丹参、桃仁、红花等；肝脾肿大者，用软坚散结药，如鳖甲、龟甲、牡蛎等。

精拟验方，研制成药

🪷 芪术方（芪术颗粒）

【组成】黄芪30g，莪术10g，白术15g，丹参30g，郁金15g，茵陈30g，北豆根10g，柴胡10g，桃仁10g，生甘草10g。

【主治】慢性乙型肝炎肝纤维化或肝硬化早期，证属肝脾不调，湿热内蕴，肝络损伤者。

【功用】疏肝健脾益气，活血化瘀通络，清热利湿解毒。

【方解】本方以黄芪、莪术为君。黄芪甘温，可益气健脾，调肝之用；莪术入血，有化瘀软坚之功。二者攻补兼施，气血同治，肝脾同调，达到扶正祛瘀的目的。白术助黄芪益气健脾，丹参助莪术活血祛瘀，共为臣药。茵陈、北豆根、柴胡、郁金、桃仁等清热利湿，解毒散结，疏肝解郁，均为佐药。甘草调和诸药以为使，并可解毒。本方针对乙肝肝纤维化肝郁脾虚、气血瘀滞、湿热疫毒损伤肝络之基本病机，环环相扣，并兼顾病机演变特点和辨证的复杂多样性，为有效良方。

【临床应用】慢性乙型肝炎肝纤维化，或肝硬化早期。症见胁肋不适或胀痛，或腹胀纳呆，神疲乏力，大便不调，舌黯红，苔白腻或黄腻，脉弦细或弦滑。

【加减化裁】肝气郁结明显，酌加枳壳、青皮、预知子、川楝子、合欢皮等；脾胃气虚明显，加党参、太子参等；湿浊偏盛，酌加苍术、厚朴、法半夏、豆蔻、车前子、泽泻等；湿热较重，酌加金钱草、黄芩、黄连、黄柏等；湿热日久酿毒，而致肝功能异常，酌加垂盆草、虎杖、败酱草、白花蛇舌草等；痰瘀成积，肝脾肿大明显，酌加夏枯草、牡蛎、醋鳖甲、浙贝母、鸡内金等；胁痛明显，酌加延胡索、川楝子、娑罗子、白芍等；腹胀明显，酌加厚朴、木香、炒槟榔、炒莱菔子、大腹皮等。

【注意事项】

（1）调畅情志，起居有常，避免过度劳累，防止感冒。

（2）饮食有节，忌生冷、油腻、辛辣食物，戒烟戒酒。

（3）按时服药，随病情变化调整用药，持之以恒。

（4）定期复查，主要以肝肾功能、病毒指标、AFP、腹部B超等为常规检查项目。

【临床研究】姚乃礼教授在"毒损肝络"理论指导下创制出抗肝纤维化的有效方剂芪术方，并研制成中成药芪术颗粒。

系列研究阐明了芪术颗粒减轻肝纤维化程度的作用机制。其具有改善肝窦毛细血管化的作用，可抑制肝纤维化的发生和发展。该药经过国家"九五""十五"攻关项目研究，作为临床新药研究获得国家批准，临床上用于肝纤维化及代偿期肝硬化的治疗，疗效卓著：①改善临床症状，显效率54.41%，有效率92.65%；②改善肝功能；③有一定的抗乙肝病毒作用，HBV-DNA阴转率为47.22%，HBeAg阴转率为35.13%，HBsAg阴转率为25.00%；④消除炎症；⑤抑制细胞外基质增生；⑥可明显减轻肝纤维化的程度，可以完全逆转早期（S1、S2）肝纤维化，可以使早期肝硬化（S4）纤维间隔缩小。

实验研究：①利用四氯化碳和白蛋白造模，对芪术颗粒药效学研究及超微结构的观察，证实其相关疗效；②通过免疫组化、抗氧化、免疫功能、活血化瘀、调控胶原降解的分子机制及抗病毒研究等，对芪术颗粒的作用机制进行深入研究。阐明它可以促进胶原降解，特别是Ⅰ、Ⅲ、Ⅳ型胶原的降解，具有抗氧化、抑制肝细胞损伤、调整免疫功能、利于免疫复合物清除等作用；③毒理学研究证明芪术颗粒的安全性。

芪术颗粒干预肝窦毛细血管化的研究结论：①肝纤维化的发生同肝窦毛细血管化相关。②肝纤维化通过调节血管生成素及其受体（Ang/Tie-2）、抑制肝星状细胞（HSC）活化、抑制肝窦壁层粘连蛋白（LN）生成和沉积，延缓肝窦毛细血管化，发挥抗肝纤维化的作用。从而说明芪术颗粒从络论治，可以改善肝窦毛细血管化，延缓肝纤维化的发生。

调肝化浊汤

【组成】赤芍15g，白芍15g，白术15～20g，当归12～15g，丹参15～30g，泽泻15～20g，茯苓15～20g，莪术6～10g，焦山楂15～30g，陈皮10～12g，甘草6g。

【主治】酒精性或非酒精性脂肪肝、代谢综合征，证属肝脾失调、浊邪瘀滞者。

【功用】调肝健脾，利湿化浊，行瘀软坚。

【方解】本方以《金匮要略》当归芍药散及泽泻汤加减化裁而成。方中以二芍、白术为君。二芍酸苦甘而入肝，肝主藏血，有养血活血之功，起调肝柔肝之效。白术苦甘而温，入脾，为常用之健，脾化湿药。二者相合，健脾调肝，起到调和肝脾的作用。当归辛温，养血活血，丹参一味功同四物，既可入肝养血，又可入络活血软坚，二者配合芍药以养肝柔肝和络。茯苓甘淡利水化湿，泽泻利水化浊且有降脂作用，二药同白术相伍而健脾利湿化浊。四药为臣，同君药有君二臣四之制，为调和肝脾利湿化浊之主药。莪术辛苦而温，入肝脾二经，为化瘀软坚之要药，能破气中之血，王好古言其虽为泻剂，亦能益气，故可疏通气血，恢复脾运，且与丹参相合具有抗肝纤维化的作用。山楂酸而入肝，化瘀消积，尤消肉积；陈皮辛温，为理气和胃化痰之要药。同莪术、山楂共为佐药，与君臣相合，有理气化瘀消积之功。甘草为使，同白芍相合，缓急止痛；合白术、茯苓补脾益气，又可调和诸药。

【临床应用】脂肪性肝病，血脂偏高者。症状形体肥胖，面白无华或萎黄，舌淡嫩有齿痕，色黯，苔腻或水滑；语声低微；口干口黏，或口有异味，乏力倦怠，胁肋不适，腹痛绵绵或腹胀，急躁易怒，食欲不振，大便溏薄。辅助检查可见血脂、血糖指标异常。脉沉细弦或兼滑象。

【加减化裁】肝气郁滞重者，加用柴胡、枳实、枳壳，青皮等；脾虚明显者，加用党参、黄芪、太子参等；湿浊偏盛者，加豆蔻、厚朴、苍术、半夏等；痰浊偏盛者，加用瓜蒌皮、陈皮、半夏等；湿热较重者，加用茵陈、黄芩、黄连、黄柏等；肝功能异常者，加用茵陈、垂盆草、虎杖、白花蛇舌草等；痰瘀成积，肝脾肿大者，加用夏枯草、牡蛎、鳖甲、鸡内金等；酒食积滞者，加用枳椇子、葛花、豆蔻、鸡内金等；胁痛明显者，加用郁金、延胡索等；腹胀明显者，加用厚朴、木香、焦槟榔等；睡眠差者，加用生龙骨、生牡蛎、合欢花、炒酸枣仁等；血脂较高者，加用荷叶、决明子等。

【注意事项】

（1）本方主要用于肝脾不调、湿浊瘀滞病证，临床需辨证使用，非对证者不宜。

（2）患者应调整饮食和生活习惯，进食宜清淡，少食膏滋厚味甜腻之品，少食动物脂肪或内脏，严格控制饮酒。

（3）坚持有氧运动，适当控制体重，劳逸结合，避免过度紧张劳累。

软肝通络方

【组成】当归20g，赤芍15g，白芍15g，丹参20g，莪术10g，柴胡10g，醋青皮12g，太子参30g，蜜黄芪30g，茯苓30g，炒白术20g，酒黄精20g，生地黄20g，土鳖虫10g，醋鳖甲45g（先煎），生牡蛎30g（先煎），醋鸡内金20g，全蝎6g，茵陈30g，水红花子30g，车前子30g（包煎），泽兰15g，砂仁10g（后下），蜜甘草10g。

【主治】肝硬化。

【方解】本方为鳖甲煎丸化裁而来，为姚乃礼教授治疗肝硬化经验方。立方本于肝硬化气血亏虚、痰瘀互结、络脉不通的基本病机。以黄芪、太子参、茯苓、白术、甘草益气健脾，培土固中；当归、赤芍、丹参、莪术养血活血；

柴胡、青皮疏理气肝；黄精、生地黄、白芍养阴柔肝，滋水以涵木；土鳖虫、全蝎搜剔络脉，化瘀通络；牡蛎、鳖甲咸寒，软坚散结；鸡内金既能健脾消积，又可化痛攻坚；水红花子、泽兰化瘀利水（肝硬化之腹水、水肿多存在"血不利则为水"的特点，故治疗本病应避免过度利水，伤及阴分）；车前子、茵陈清热利湿退黄；砂仁温中理气醒脾，使补而不滞；甘草之同和诸药。全方攻补兼施，气血并调，从"缓中补虚"论治。病情波动期，以本方加减入汤剂治之；待病情稳定后，常以本方制成蜜丸，6g/次，每日2次，缓图其效。

解毒软坚消瘤方

【组成】生黄芪30g，太子参20g，茯苓20g，白术15g，当归15g，白芍15g，丹参15g，莪术12g，生地黄30g，茵陈20g，金钱草30g，白花蛇舌草20g，石见穿15g，陈皮12g，醋鸡内金20g，制鳖甲30g（先煎），牡蛎30g（先煎），土贝母20g，甘草6g。

【主治】原发性肝癌。

【功用】健脾调肝，化瘀解毒通络，扶正抗癌。

【方解】方以黄芪、太子参、茯苓、白术、甘草益气健脾，培土固中。选太子参而非党参者，因癌症患者病程日久，常致内热阴虚津伤，党参善补脾肺之气但性偏温，太子参性味甘润，补气生津俱佳。茵陈、白花蛇舌草清热利湿解毒；石见穿、土贝母解毒散结消癥；当归、丹参、莪术养血活血通肝络；生地黄、白芍养阴柔肝，滋水以涵木；陈皮疏肝理气；牡蛎、鳖甲软坚散结，通肝络。鸡内金一味，《医学入门·妇人门》曰其"善治积聚癥瘕者，调其气而破其血，消其食而破其痰，衰其大半而止，不可猛攻峻施，以伤元气。宁扶脾胃正气，待其自化"。《医学衷中参西录》亦有鸡内金治疗疝癖癥瘕的记载："不但能消脾胃之积，无论脏腑何处有积，鸡内金皆能消之。"姚乃礼教授常用其健脾消食破痰，扶正助运化湿，消癥积，通肝络。全方攻补兼施，气血并调，缓中补虚，清热利湿解毒，活血通络，软坚消癥。

【加减化裁】湿热重，加虎杖、垂盆草、猪苓；癌肿明显，酌加龙葵、半枝莲、半边莲、猫爪草、九香虫；血瘀明显，酌加桃仁、鸡血藤、三七粉、土鳖虫、三棱；齿衄鼻衄，酌加仙鹤草、白茅根、芦根、茜草；纳谷不馨，加炒谷芽、炒麦芽；腹胀明显，酌加青皮、厚朴花、佛手、木香；反酸烧心者，酌加海螵蛸、煅瓦楞子、竹茹；失眠者，酌加炒酸枣仁、合欢花、合欢皮；气血亏虚明显，酌加党参、紫河车、山药、菟丝子、红参等；肝肾阴虚者，酌加桑寄生、黄精、北沙参、枸杞子、麦冬等；脾肾阳虚者，酌加淫羊藿、巴戟天、楮实子、肉苁蓉等；伴有发热，酌加青蒿、地骨皮、生石膏、柴胡、金银花、水牛角等。

❀ 调免方

【组成】茵陈30g，垂盆草30g，金钱草30g，甘草9g，荷叶30g，醋鸡内金15g，白芍30g，当归15g，红景天20g，白术30g，生地黄15g，醋香附10g，郁金15g，醋鳖甲20g（先煎），牡蛎30g（先煎），泽兰9g。

【主治】自身免疫性肝炎。

【功用】清热利湿解毒，健脾调肝和络，兼以益肾。

【方解】茵陈、垂盆草、金钱草清热利湿解毒，截断病势；荷叶升清泄浊，调和阴阳二气；香附、郁金疏肝解郁以助肝用；白术补虚益气，健脾燥湿；当归、白芍养血柔肝，缓急止痛；生地黄滋水涵木；红景天益气活血；泽兰除能通行肝脾、祛瘀通经之外，尚有行水之功；鸡内金、鳖甲、牡蛎软坚散结，通肝络；甘草和中，并能抗炎症、抗变态反应。对于本病的治疗，西医常用激素控制病情，现代药理研究认为甘草有肾上腺皮质激素样作用，可抗炎症、抗变态反应，且无激素之副作用，故在活动期可用生甘草，腹胀、水肿不显时用量可稍大。

【加减化裁】皮肤瘙痒者，可加白蒺藜、地肤子祛风活血，利湿止痒；湿热重者，加败酱草、金银花、连翘等清热解毒利湿；胁痛较甚者，可加川楝子、延胡索以行气止痛，通络活血；纳差者，可加麦芽、焦三仙以健运消食；脘腹痞满者，可加木香、陈皮、佛手等行气通腑；黄疸者，可加赤芍、秦艽、败酱草等清热利湿，活血利胆退黄；兼痰湿者，加浙贝母、炒冬瓜子、化橘红化痰利湿；气虚明显者，加用黄芪、太子参益气健脾补虚；瘀血较重，酌加莪术、丹参、姜黄、赤芍、土鳖虫等活血化瘀；病程日久，肝肾阴虚者，加麦冬、北沙参、女贞子、墨旱莲等滋补肝肾。

❀ 健脾调肝消囊汤

【组成】太子参30g，茯苓30g，炒白术15g，泽泻10g，桂枝3g，泽兰15g，丹参15g，醋莪术9g，当归12g，白芍10g，茵陈30g，柴胡9g，香附9g，生牡蛎30g（先煎），海藻15g。

【主治】肝囊肿。

【治法】疏肝健脾，化瘀通络消积。

【方解】方以太子参、茯苓、炒白术益气健脾利湿。白术、泽泻、茯苓、桂枝为五苓散加减，重在化气利水。其中桂枝能降气冲，使水不上犯，且其性温辛散又有疏肝化气行水之效，正如《医学衷中参西录》云："桂枝善抑肝木之盛使不横恣，又善理肝木之郁使之条达也。"茵陈清热利湿。柴胡疏肝解郁，亦为引经药，能升能降；香附理气疏肝，气平而不寒，香而能窜。二者合用，开郁散滞，是治疗瘀阻气滞诸症之良药。当归、白芍养血活血，柔肝缓急；泽兰为肝经血分药，活血祛瘀，通经行水，疏肝气，和营血，缓疼痛，通经散结而不伤正气；丹参、莪术活血化瘀通络；生牡蛎、海藻软坚散结消囊肿，其中海藻一味入肝、胃、肾经，善消痰结，散瘿瘤。诸药合用，疏肝健脾，化瘀通络消积。

【加减】湿热甚，加金钱草、垂盆草、败酱草；热甚，加丹皮、赤芍、栀子；水饮明显，酌加水红花子、薏苡仁、冬瓜皮、车前子；疼痛较重者，可加延胡索、川楝子；气郁甚者，加郁金、乌药；瘀重者，酌加王不留行、桃仁、丝瓜络；食积者，可加焦山楂、鸡内金、莱菔子；嗳气呃逆者，加旋覆花、代赭石、竹茹；大便不通者，加大黄、瓜蒌；脾虚明显，加黄芪、山药；兼阴虚者，加地黄、玄参、北沙参；囊肿过大者，酌加鸡内金、浙贝母、玄参、皂角刺、化橘红。

解毒和肝汤

【组成】当归20g，赤芍15g，白芍15g，丹参20g，茯苓20g，白术20g，茵陈30g，垂盆草30g，白花蛇舌草30g，半枝莲15g，败酱草20g，虎杖15g，焦栀子10g，炒莱菔子15g，鸡内金20g，黄精20g，蜜甘草6g。

【主治】慢性病毒性肝炎。

【方解】方中当归、赤芍、白芍、丹参活血养血；白术、茯苓健脾益气，顾护后天，以防肝病传脾；垂盆草、栀子、茵陈、虎杖清热利湿，亦有保肝降酶之功效。药理研究证明半枝莲、白花蛇舌草、败酱草对乙肝病毒有抑制作用，取其清热解毒利湿，抑制病毒复制。黄精甘平，入肺、脾、肾三经，平补气阴之力强，有"救穷草"之称，故以之补益气阴；莱菔子、鸡内金消食化积，以助运化，促进湿热散解。临床观察发现，本方在缓解临床症状的同时还能降低血清HBV-DNA值。

🪷 保肝降酶汤

【组成】太子参20g，炒白术15g，茯苓20g，当归20g，赤芍12g，白芍12g，土茯苓15g，郁金12g，五味子10g，垂盆草20g，丹参20g，茵陈20g，柴胡12g，炙甘草10g。

【主治】以转氨酶升高为主要表现的肝损伤。

【方解】姚乃礼教授认为，尽管肝损伤所致的转氨酶升高有多种原因，但就病理特而言，是肝实质细胞破坏所致，从中医理论探讨当是肝体受损、肝用失和的病理表现，治疗应养肝体、复肝用，从健脾养肝、化湿和络入手。《素问·脏气法时论》谓："肝苦急，急食甘以缓之。"本方以四君子汤甘平益气，太子参易党参，平补气阴。气虚明显者则以党参易太子参。当归、二芍、丹参养血活血，合五味子酸温补肝，以助肝体；郁金、茵陈、柴胡，疏肝解郁，理气活血，以复肝用；垂盆草、土茯苓，清热利湿，且药理研究证实，二者与五味子均有降转氨酶作用。

善用对药，相得益彰

对药又称药对，是临床用药过程中相对固定的两味药物的配伍形式，可以增强疗效、减弱毒性及不良反应，在方剂配伍中起到相辅相成的作用。姚乃礼教授临证运用对药经验如下。

一、清热利湿解诸毒

🪷 茵陈与垂盆草

茵陈，味苦辛，性微寒，入脾、胃、肝、胆经，苦能燥湿，寒能清热，善渗湿而利小便，故可清利湿热。《神农本草经》言其"主风湿寒热邪，热结黄疸"。垂盆草，味甘淡，性凉，归肝、胆、心、小肠经，可清利湿热解毒。《天宝本草》曰其"利小便，敷火疮肿毒、汤火症，退湿热，兼治淋症"。临床实践发现，转氨酶异常与湿热内蕴关系密切。茵陈与垂盆草合用，清热利湿之功显著，可降低转氨酶，是姚乃礼教授治疗慢性肝病氨基转移酶异常的经验对药。现代药理研究表明，茵陈具有保护肝细胞膜完整性及通透性、防止肝细胞坏死、促进肝细胞再生及改善肝脏微循环、增强肝脏解毒等功能。茵陈中6,7-二甲氧基香豆素具有抗脂质过氧化和抗肝细胞坏死的作用，并可显著降低组织中胆固醇、甘油三酯的含量。垂盆草苷为抗肝炎的有效成分，垂盆草中含苷类和总黄酮的活性成分具有保肝降酶的作用。临证时亦可酌情与虎杖等药物相配。

【常用剂量】茵陈15~60g，垂盆草15~30g。

🌸 茵陈与金钱草

茵陈外能达皮毛散郁热，内能利水气而泄湿浊，具有清肝胆泻脾胃、消壅滞调气机、利水湿去瘀热之效，为除湿热、退黄疸之要药，《本草易读》谓茵陈能"发汗利水，除湿退热，解黄疸之郁热"。金钱草是报春花科植物过路黄的全草，味甘、咸，性微寒，归肝、胆、肾、膀胱经，具有清利湿热、通淋、消肿、退黄的功效。《金匮要略》载"黄家所得，从湿得之""诸病黄家，但利其小便"。中医治疗病毒性肝炎以清热利湿、泄利小便为主要治疗方法，金钱草有利湿退黄的功效，常被用于治疗病毒性肝炎。临床上观察金苓汤（金钱草15g、郁金9g）治疗病毒性乙型肝炎144例，总有效率为97.22%，临床疗效显著。且金钱草能够降低肝炎患者的胆红素水平，达到护肝退黄的治疗效果。姚乃礼教授使用两药相配清肝胆之热，兼理肝胆之郁，对肝胆湿热患者效果明显。

【常用剂量】茵陈15~60g，金钱草15~30g。

🌸 葛花与枳椇子

葛花味甘，性平，功可解酒毒、清湿热。梁代陶弘景《本草经集注》所收录的《名医别录》最早记载葛花"主消酒"；《本草纲目》载其"主治消酒"。枳椇子味甘，性平，归心、脾经，功可止渴除烦、清湿热、解酒毒；《本草纲目》记载枳椇子的主治为"解酒毒"；王肯堂的《证治准绳》载"解酒毒无如枳矩子之妙，名枳椇……赵以德治酒人发热，用枳矩子而愈，即此也"。中医学认为，酒为水谷之精气，味苦辛甘，其气剽悍，有大热，有毒。《本草新编》曰："酒，味苦甘辛，气大热，有毒。"《诸病源候论》指出："酒性有毒，而复大热，饮之过多，故毒热气渗溢经络，浸渍脏腑，而生诸病也。"姚乃礼教授指出，酒为湿热之邪，长期或过量饮酒引起脾运不及，湿热壅塞中焦。葛花性善发散宣透，可引湿热从肌肉而出；枳椇子甘淡，渗泄利尿，可引湿热从小便而出，且其性较为和缓，不易伤正，又可避免伤阴耗液。两者配伍，散渗结合，分消湿浊，因势利导，可使酒湿邪气排出体外，姚教授常用此药对治疗酒精性肝病。动物实验结果表明，葛花、枳椇子配伍使用对醉酒小鼠的治疗效果优于单独应用，其机制可能与激活肝脏中ADH与ALDH活性有关，从而起到预防醉酒的作用。且葛花、枳椇子2∶1配伍对酒精性肝损伤大鼠肝细胞的保护作用最强，优于1∶1或1∶2的配伍组。

【常用剂量】葛花15～30g，枳椇子15g。

✿ 白花蛇舌草与半枝莲

姚乃礼教授强调，中医自古就有"上工不治已病治未病"之说，结合西医学对乙型肝炎病毒感染"肝炎-肝硬化-肝癌"三部曲的认识，中医"治未病"思想应当深入乙型肝炎病毒感染相关疾病各阶段的治疗中，预防肝癌、降低肝硬化及其并发症的发生应当成为该病治疗的两个重要靶点。白花蛇舌草始载于《广西植物志》，具有清热解毒、消肿散结、除湿利尿的作用，能够增强肝组织抗氧化能力，降低血清转氨酶水平，具有明显的保肝护肝作用。半枝莲始载于《滇南本草》，味辛、苦，性寒，归肺、肝、肾经，具有清热解毒、化瘀利尿之功，主要用于治疗热毒痈肿、肠痈、腹水及各种恶性肿瘤。中药药理研究证实半枝莲主要有效成分黄酮类、二萜类、多糖类等具有抗癌、护肝、抗氧化、抑菌、抗病毒、解热等多种作用。二药合用，能够在增强机体免疫力、抑制肿瘤细胞增殖、诱导肿瘤细胞凋亡、抑制端粒酶活性等方面起到协同增效的作用，临床广泛应用于各种炎症、肿瘤疾病治疗。

姚乃礼教授认为，临床上白花蛇舌草、半枝莲可用于乙型肝炎病毒感染的各阶段，具有保肝退黄、预防肝癌发生的作用，但使用时应当注意，二药同为苦寒之品，使用时须注意顾护脾胃正气。

【常用剂量】白花蛇舌草15～30g，半枝莲10～30g。

✿ 白花蛇舌草与石见穿

白花蛇舌草苦寒清热解毒，甘寒清利湿热，利尿通淋，有良好的解毒功效。对小鼠进行体外试验的结果显示，白花蛇舌草所含三萜酸类成分有抗噬菌体作用和抑制肝癌细胞增殖的作用。白花蛇舌草提取物在体外对人肝癌耐药细胞Bel-7402有抑制作用，对肝癌细胞株HepG2也有明显增殖抑制作用。石见穿味辛、苦，性微寒，归肝、脾经，《本草纲目》载其"主骨痛，大风痈肿"；《浙江民间常用草药》载其有"活血化瘀、止血、解毒、消肿"之功效。柳芳等在试验研究中发现石见穿提取物高、中、低剂量组对肝癌H22荷瘤小鼠的抑瘤率分别为23.83%、48.93%和27.48%，表明石见穿对肝癌H22荷瘤小鼠肿瘤的生长有明显的抑制作用。石见穿提取物各剂量组血清中TNF-α和VEGF含量有一定程度下降，以中剂量VEGF下降明显，这表明石见穿提取物可能通过抑制肿瘤血管生成，阻滞肿瘤的营养供应，从而抑制肿瘤的生长。姚乃礼教授在临床中常常两药合用，取其清热解毒、散结消肿抗肿瘤的功效，多用于原发性肝癌。

【常用剂量】白花蛇舌草15~30g，石见穿10~30g。

蜂房与猫爪草

蜂房，味苦、平，入肝、胃经，功能祛风攻毒，杀虫止痛，临床常用于龋齿牙痛，疮疡肿毒，乳痈，瘰疬，皮肤顽癣等症。《神农本草经》谓其"主惊痫瘛疭，寒热邪气，癫疾，鬼精，蛊毒肠痔"。姚乃礼教授根据蜂房攻毒祛风杀虫的功效，创造性地将蜂房用于病毒性肝病的治疗，认为蜂房攻毒杀虫之性能够直达病灶，有良好抑制肝炎病毒的作用，其祛风之功能够扶正，祛邪外出。另外，现代药理研究认为蜂房具有良好的抗肿瘤作用，也能够起到预防病毒性肝病发展为原发性肝癌的作用。猫爪草味甘、辛，性温，入肝、肺经，能解毒化瘀，化痰散结，临床多用于治疗肿瘤、结核等病。药理研究认为猫爪草具有良好的抗肿瘤、抗结核、调节免疫活性、保肝、抗氧化等多种作用。二药合用具有良好的解毒、抗肿瘤作用。姚乃礼教授常用二药治疗乙型肝炎肝硬化伴有明显再生结节的患者，认为该药对能够逆转或延缓肝硬化结节癌变率，降低乙型肝炎相关肝癌的发生率。

【常用剂量】猫爪草10~20g，蜂房5~10g。

土茯苓与萆薢

土茯苓，味甘、淡，性平，归肝、胃经，功可解毒除湿、通利关节。《本草纲目》谓其"健脾胃，强筋骨，去风湿，利关节"。动物实验表明，土茯苓能显著降低高尿酸血症小鼠尿酸、肌酐、尿素氮、胆固醇、甘油三酯水平。萆薢味苦，微寒，归肾、胃经，功可利湿去浊、祛风通痹。《本草纲目》记载：

"萆薢之功，长于去风湿，所以能治缓弱顽痹、遗浊恶疮诸病之属风湿者。"大鼠实验表明，萆薢总皂苷能剂量依赖性地降低高尿酸血症大鼠高尿酸水平，促进尿酸排泄，显著提高尿酸排泄指标。两者合用，能增强分清泄浊之功，有助于脂肪的代谢，促进尿酸排泄，可用于治疗脂肪性肝病合并高尿酸血症。

【常用剂量】土茯苓30g，萆薢10～15g。

二、养血活血柔肝体

🪷 当归与芍药

当归，味甘，性温，归肝、心、脾经，功可补血活血，调经止痛，润肠通便。《本草正》记载其"专能补血，其气轻而辛，故又能行血，补中有动，行中有补，诚血中之气药，亦血中之圣药"。芍药，味酸、苦，性微寒，归肝、脾经，《本草正义》言其能"补血养肝脾真阴，而收摄脾气之散乱，肝气之恣横"。赤芍善于清热凉血活血，白芍善于养血柔肝止痛。如《本草求真》中所述："赤芍与白芍主治略同，但白则有敛阴益营之力，赤则只有散邪行血之意；白则能于土中泻木，赤则能去血中瘀滞"。姚乃礼教授认为慢性肝病系肝体肝用皆病，为湿热疫毒久羁，肝体失柔，肝用失疏，故在治疗时常用养血活血柔肝之法。以当归养血活血，能守能走，白芍养血敛阴，守而不走，赤芍清热凉血活血，三者合用，气血同调，补肝体而助肝用，补血而不滞血，行血而不耗血，令肝血充足，肝阴得养，以制约肝阳，肝气冲和而条达。

【常用剂量】当归15～20g，赤芍、白芍各12～15g。

🪷 当归与桃仁

当归功能补血活血、调经止痛、润肠通便，属补血药，有养血调经之功，又能和血，使补而不滞。桃仁性平，味苦、甘，归心、肝、大肠经，具有活血祛痰、润肠通便的功效。药理研究发现，桃仁无毒，具有抗凝血、改善血流状况、抗炎、镇痛和抗过敏等作用。当归配伍桃仁可治疗肝病日久，久病入络，肝络瘀阻，肝体萎缩之类的病证。桃仁性润，故能润燥化瘀，与当归相须为用，功能破血逐瘀，可使瘀血邪热从下窍而出，常用于治疗慢性肝炎肝纤维化。

【常用剂量】当归15～20g，桃仁9～12g。

三、滋肾阴以柔肝体

❀ 地黄与黄精

地黄味甘，性寒，归心、肝、肾经，功善养阴，清热凉血。《本草衍义》载其"凉血补血，补益肾水真阴不足"；《本草别录》曰其"补五脏内伤不足，脏属阴，唯此味天一之真阴，能补五脏"。黄精味甘，性平，归肺、脾、肾经，功可润肺滋阴、补益脾气。《本草纲目》言其"补诸虚""填精髓"。两药合用，脾肾同调，滋阴而兼益气，尤以滋阴之功为著，适用于慢性肝病病程日久，肝肾阴亏，症见胁肋部隐痛不适，遇劳加重，口干咽燥，心中烦热，腰膝酸软，舌红少苔或无苔，脉细数者。使用时适当配合白术、鸡内金、麦芽等健运脾胃，用之无碍胃滞脾之弊。

【常用剂量】地黄15～30g，黄精15g。

❀ 女贞子与墨旱莲

女贞子性凉，味甘、苦，归肝经、肾经，功效为滋补肝肾、明目乌发，属补虚药分类下的补阴药，用治慢性肝炎肝肾阴虚而致的耳鸣、耳聋、头晕、腰膝酸软、须发早白等证候。墨旱莲性寒，味甘、酸，归肾经、肝经，功效滋补肝肾、凉血止血，属凉血止血药，用治慢性肝病肝肾阴虚，牙齿松动，须发早白，眩晕耳鸣，腰膝酸软，阴虚血热、吐血、衄血、尿血、血痢、崩漏下血、外伤出血。姚乃礼教授治疗慢性肝病证属肝肾阴虚者，症见耳鸣、耳聋、头晕、腰膝酸软、须发早白，甚或阴虚血热而吐血、衄血时常用此药对。

【常用剂量】女贞子6～12g，墨旱莲6～12g。

四、酸甘收涩柔肝体

❀ 白芍与五味子

白芍性苦，味酸，微寒，归肝、脾经，具有养血调经、敛阴止汗、柔肝止痛、平抑肝阳的功效。《本草正义》言其能"补血养肝脾真阴，而收摄脾气之散乱，肝气之恣横"。五味子为木兰科植物五味子的成熟果实。《本草纲目》引苏恭曰："五味，皮肉甘酸，核中辛苦，都有咸味，此则五味俱全。《本经》但云味酸，当以木为五行之先也。"五味子五味俱全而得名，但以酸咸为主，酸味尤甚，归肺、心、肾经，具有敛肺降火、涩肠止泻、固崩止血、涩精缩尿、敛汗生津之功效。一般慢性肝病系肝体肝用皆病，为湿热疫毒久羁，肝体失柔，肝用失疏。白芍、五味子恰皆味酸，有敛阴生津之功。临证时常以两药合用，养血柔肝，用于慢性肝病证属肝阴不足症见胁痛隐隐、自汗、心悸、盗汗、失眠等。

【常用剂量】白芍10～20g，五味子6～12g。

🪷 酸枣仁与白芍

酸枣仁味甘、酸，性平，归肝、胆、心经，具有养心补肝、宁心安神、敛汗、生津等功效。白芍性苦，味酸，微寒，归肝、脾经，具有养血调经、敛阴止汗、柔肝止痛、平抑肝阳的功效。《本草正义》言其能"补血养肝脾真阴，而收摄脾气之散乱，肝气之恣横"。女子以肝为先天，以血为宝，女性月经期易血海亏虚，围绝经期肝肾阴亏，阳浮易扰，血常不足。肝藏魂，卧则魂归于肝，肝血亏虚不能藏魂，则目不得暝，发为失眠。针对女性肝血亏虚型失眠，重用酸枣仁可以养血补肝，宁心安神。白芍与酸枣仁相配，酸甘化阴，收敛浮阳，以助滋养肝血之力，体现了《黄帝内经》中"治肝而用酸收辛散"的治疗原则，为治疗慢性肝炎合并肝血不足、血不养心而致虚劳虚烦不得眠的常用药对。

【常用剂量】酸枣仁15～30g，白芍15～30g。

五、疏肝解郁助肝用

🪷 柴胡与白芍

肝为刚脏，主藏血，体阴而用阳，又善于疏泄而保持全身气机畅达。柴胡味苦性平，主升散，善入肝、胆二经，《神农本草经》谓柴胡"主心腹肠胃中结气，饮食积聚，寒热邪气，推陈致新"；《药性论》曰其"治热劳骨节烦疼，热气，肩背疼痛，宣畅血气，劳乏羸瘦"。现代药理实验研究表明，柴胡在减轻肝损伤、抗肝纤维化、抗病毒、利胆等方面均有不错效果。白芍味苦酸，微寒，能入肝、脾二经，功能平肝止痛、养血调经、敛阴止汗，《神农本草经》谓其"主邪气腹痛，除血痹，破坚积"；《名医别录》曰其"通顺血脉，缓中，散恶血，逐贼血，去水气，利膀胱、大小肠"。二药合用，白芍养血敛阴而有养肝阴、补肝体之功，柴胡疏肝解郁而有畅肝气、顺肝用之能。柴胡得白芍之收敛柔润，舒肝气而能防疏泄太过耗伤肝阴；白芍得柴胡之疏散，养肝血而无郁遏气机碍肝用。二药相伍、疏柔相济、动静结合、体用兼顾，平调肝之阴阳而复肝之体用。

【常用剂量】柴胡或醋柴胡12～15g，白芍15～20g。

🌸 郁金与合欢花

郁金味苦、辛，性凉，归心、肺、肝经，《本草备要》言其能"行气，解郁，泄血，破瘀"。入气分行气解郁，入血分凉血破瘀，用于气血郁结，是疏肝解郁、行气消胀、祛瘀止痛的要药。合欢花味甘、苦，性平，归心、肝、脾经，安五脏，和心志，安心神，解郁结。两药合用，协同增效，疏肝解郁之力增强，适用于慢性肝病肝气郁滞者，症见情志抑郁、胸闷、善太息、胸胁苦满、胸胁或少腹胀满窜痛、睡眠欠安。因肝体阴而用阳，理气之品多辛香温燥，有灼津伤阴之弊，久用或配伍不当易伤及肝阴。姚乃礼教授认为慢性肝病患者多为肝体肝用皆病，本已肝阴不足，在使用疏肝理气药时尤应注意。郁金与合欢散同用性味平和，疏肝无香燥之弊，理气无伤阴之虞。

【常用剂量】郁金12～15g，合欢花15g。

🌸 合欢皮与合欢花

合欢皮性味甘、平，归心、肝、肺经有解郁、和血、宁心、消痈肿之功，有治心神不安、忧郁、失眠、肺痈、痈肿、瘰疬、筋骨折伤之效。合欢皮功能活血消肿，止痛生肌，可用于治疗跌打骨折、血瘀肿痛及内、外痈肿，尤善治肺痈。合欢花味甘性平，归心、肝经，具有解郁安神、理气和胃之功效，主要用治于虚烦不安、抑郁不舒、失眠、健忘等证。合欢花安神解郁功效较合欢皮为优，还可用治胸闷食少等证。《神农本草经》言合欢，未论及是合欢皮还是合欢花。二者虽同源，然花气缓力薄，必重用久服方能奏效。合欢花偏走气分，合欢皮偏走血分，合用可"安五脏，和心志，令人欢乐无忧"。

【常用剂量】合欢皮15～30g，合欢花10～15g。

六、重镇降逆助肝用

🌸 旋覆花与代赭石

《神农本草经》载："旋覆花，味咸，性温。主治结气，胁下满，惊悸，除水，去五脏间寒热，补中下气。"药证为胸脘痞硬、肝着、漏下、噫气，其主治证多为痰饮、瘀血等有形之邪阻于胸膈。旋覆花能升能降，达软坚散结、行水下气、开瘀浊之功。代赭石，《神农本草经》载："味苦，寒。主治鬼疰、贼风、蛊毒，杀精物恶鬼，腹中毒邪气，女子赤沃漏下。"《医学衷中参西录》云："能生血兼能凉血。其质重坠，又善降逆气，除痰涎，止呕吐，通燥结。"又谓："吐衄之症，当以降胃气为主，而降胃之药，实以赭石为最效。"近代医家张锡纯善用代赭石，认为治吐衄诸证皆当以降胃之品为主，"而降胃之最有力者，莫代赭石若也。故愚治吐衄之证，方中皆重用代赭石，再审其胃气不降之所以然，而各以相当之药品辅之"。姚乃礼教授认为慢性肝病临床常见肝气不舒，横逆犯胃，而引起胃气上逆等症，如胁痛、呃逆、嗳气、反酸、恶心、呕吐、胃脘痞满等，运用本药对治疗，镇肝和胃，降逆化痰。

【常用剂量】旋覆花12g，代赭石15～30g。

❧ 龙骨与牡蛎

龙骨、牡蛎均首载于《神农本草经》，被列为上品。龙骨为古代哺乳动物的骨骼化石，甘涩性平，质黏，归心、肝、肾、经；牡蛎药用部分为壳，味咸微寒，归肝、胆、肾经。二药重坠沉降，性善收敛，常相须为用，相得益彰。肝阳上亢之疾多由肝肾阴血不足，肝阳浮动所致。龙、牡质重入肝，为平肝潜阳要药，姚乃礼教授认为二药以潜镇肝之浮阳为主，兼可敛养阴液，可用于慢性肝病肝阳偏亢引起的眩晕、头痛、头胀、耳鸣等病症。正如《临证指南医案》所言："凡肝阳有余，必须介类以潜之，柔静以摄之。"

【常用剂量】龙骨30g，牡蛎30g，均宜先煎。

七、行气消痞助肝用

❧ 瓜蒌与柴胡

瓜蒌味甘微苦，性寒，入肺、胃、大肠经，有清热涤痰、宽胸散结、润肠通便之功，在上能清肺胃之热、开胸散结，在中可宽中下气，在下能润肠通便。《本草品汇精要》谓："消结痰，散痈毒。"《本草便读》曰瓜蒌能"清胸胃之烦热，痰垢均除，解心肺之炎蒸……行水消瘀……消肿排脓结可散"。柴胡味苦、辛，微寒，归肝、胆经，具和解表里、疏肝理气、升举阳气之功。《神农本草经》谓柴胡"主心腹肠胃中结气，饮食积聚，寒热邪气，推陈致新"；《名医别录》曰柴胡能"除伤寒心下烦热，诸痰热结实，胸中邪逆，五脏间游气，大肠停积，水胀"。瓜蒌与柴胡伍用，能疏肝行气，化痰通腑，使全身气机通畅，则痰郁自去。慢性肝病患者出现痰瘀互阻、肝气郁结、气机郁滞之象，临床出现胁肋胀痛、胸闷、心悸等症时，配伍本药对治疗可获佳效。

【常用剂量】瓜蒌或瓜蒌皮15～30g，柴胡或醋柴胡12g。

枳实与大黄

枳实，苦、辛、酸，温，归脾、胃经，功能破气消积、化痰散痞，常用于治疗积滞内停、痞满胀痛之症。《名医别录》曰枳实"除胸胁痰癖，逐停水，破结实，消胀满"。《用药心法》载："枳实，洁古用去脾经积血，故能去心下痞。"《药品化义》谓枳实"专泄胃实，开导坚结，故主中脘以治血分，疗脐腹间实满，消痰癖，祛停水，逐宿食，破结胸，通便闭，非此不能也……为血分中之气药"。大黄苦寒，归脾、胃、大肠、肝、心包经。生用后下，泄热通肠；熟用凉血解毒，逐瘀通经。常用于实热便秘，积滞腹痛，泻痢不爽，湿热黄疸，血热吐衄等症。《神农本草经》曰大黄"下瘀血、血闭、寒热，破癥瘕积聚……推陈致新，通利水谷，调中化食，安和五脏"；《日华子本草》曰大黄"通宣一切气，调血脉，利关节"。慢性肝病患者肠道实热壅滞之候临床少见，生大黄泻下力强，用之不宜，但熟大黄经过酒蒸之后泻下作用缓和，活血化瘀之力增强，善治腹内瘀血内停、腹部肿块之癥瘕积聚、老血留结之症。枳实、大黄合用首见于《伤寒论》大承气汤，原方用生大黄配以枳实、厚朴，通腑泻下力强。枳实与熟大黄合用虽取法于此，但以熟大黄易生大黄，仅合用枳实，能引瘀伤宿血由肠道排出体外，实乃行气活血之良药。应用之时需注意顾护正气，适当配伍益气药物以避免伤正耗气。

【常用剂量】枳实12～15g，熟大黄6g。

八、清肝泻火助肝用

栀子与黄芩

栀子入心、肝、肺、胃经，清热泻火凉血，治热病虚烦不眠，黄疸，淋病，消渴，目赤，咽痛，吐血，衄血，血痢，尿血，热毒疮疡，扭伤肿痛。《本草备要》："生用泻火，炒黑止血，姜汁炒治烦呕，内热用仁，表热用皮。"朱震亨："泻三焦火，清胃脘血，治热厥心痛，解热郁，行结气。"黄芩最早记载于《神农本草经》，被列为上品，"主诸热黄疸，肠澼泄痢，逐水，下血闭，恶疮疽蚀火疡"。黄芩味苦、寒，归肺、胆、脾、大肠、小肠经，可以清热燥湿，泻火解毒，止血，安胎，降血压，用于湿温、暑温胸闷呕恶，湿热痞满，泻痢，黄疸，肺热咳嗽，高热烦渴，血热吐衄。姚乃礼教授认为乙型肝炎相关肝病本就为湿热疫毒内侵，深伏肝经血分，流窜三焦，深入五脏，非燥湿解毒之品不能祛之。黄芩配伍栀子可以清五脏之湿热，临床使用时只要控制好药物的剂量，并与健脾益气扶正药物配合使用，其苦寒败胃伤脾之弊是完全可以避免的。

【常用剂量】焦栀子6～12g，黄芩12～15g。

九、平肝潜阳助肝用

❀ 代赭石与牡蛎

代赭石首载于《神农本草经》，味苦，性寒，在吐血及衄血的治疗上具有确切疗效。《日华子本草》言代赭石"止吐血、鼻衄，肠风痔瘘，月经不止"。张锡纯认为吐血的根本原因在于胃气上逆，当以降胃为要，故组方喜用且重用代赭石，多用至八钱至一两。其在《医论论胃气不降治法》中认为代赭石治疗吐血具备6个优势，即引胃气下行，引胃气直达肠中以通大便，镇安冲气，制约肝木横恣，引浮越之相火下行，以及寒凉不伤气分且有益血分；对因寒，因热，因冲气、肾气及肝气上逆等所致的胃气上逆具有针对性疗效。临证组方亦将针对诱因治疗的药物与降逆之代赭石配伍，标本兼治，效果显著。牡蛎最早见于《神农本草经》，味咸，性微寒。《本草纲目》言其"益肾镇惊，止阴疟"，认为生牡蛎可"清热除湿，止心脾气痛"。张锡纯认为牡蛎生用可止呃逆，增强摄纳之功。姚乃礼教授认为肝胆湿热，郁而化火，引起胃气上逆而发为吐血，因此主张通过清降肝胆火气以治吐血。常用生代赭石配伍牡蛎相须为用，平肝潜阳，治疗肝硬化肝阳上亢而致的吐血、衄血。

【常用剂量】生代赭石15～30g，牡蛎30g。均宜先煎。

❀ 钩藤与菊花

钩藤性凉，味甘，归肝、心包经，具有清热平肝、息风定惊的功效，临床多用治肝风内动、惊痫抽搐、头痛眩晕等证。菊花性微寒，味甘、苦，归肺、肝经，具有散风清热、平肝明目的功效，临床多用治于风邪上扰、头痛目眩等证。《神农本草经》云之"主诸风头眩，肿痛，目欲脱，泪出"。现代研究表明其具有抗缺氧作用。姚乃礼教授认为菊花、钩藤均入肝经，具有平肝阳、清肝热、疏散风热之功效，常将二者配伍为用，治疗慢性肝病肝阳上亢及肝火上攻之头痛目眩及外感风热、头痛目赤等证。

【常用剂量】钩藤 15～20g（后下），菊花 10～15g。

十、软坚散结通肝络

🪷 鳖甲与牡蛎

鳖甲味咸，性平，色青入肝，为足厥阴血分之药，长于补阴退热、软坚散结，味咸能软坚。《神农本草经》言鳖甲"主治癥瘕，坚积寒热"；《日华子本草》曰其"去血气，破癥结、恶血"。《本草述》从益阴方面对鳖甲治疗坚积的原因进行解释："以鳖甲阴气之专，入三阴而行其积，固有得于气之相应者矣……积之本于阴虚而生，故不能舍专于阴气之味以奏效也。"鳖甲为诸多名家治疗癥积疟病的常用之品，《金匮要略》中治疟母的鳖甲煎丸以之为君药；其亦是《杨氏家藏方》治疗五积六聚之削坚丸的君药。牡蛎味咸，性平，功可软坚化痰、敛阴潜阳、止汗涩精。《本草备要》曰："软坚化痰，消瘰疬结核，老血瘕疝。"《汤液本草》曰："牡蛎，入足少阴，咸为软坚之剂，以柴胡引之，故能去胁下之硬。"鳖甲、牡蛎两者相须为用，软坚散结，消痞块，化癥积之功倍增，主要用于肝纤维化、肝硬化、肝癌等病程较长、深入血分、肝络瘀阻者。

【常用剂量】制鳖甲 30～45g，牡蛎 30g。均宜先煎。

🪷 鳖甲与龟甲

鳖甲味甘、咸，性寒，归肝、肾经，长于软坚散结，兼能滋补肝肾之阴，善疗癥瘕积聚，肝脾肿大。《神农本草经》谓鳖甲"主心腹癥瘕坚积"；《日华子本草》曰"鳖甲去血气，破癥结、恶血"。龟甲味咸、甘，性微寒，归肝、肾、心经，具有滋阴补肾、育阴潜阳、补血止血、益肾健骨之功，《神农本草经》曰龟甲"破癥瘕核疟"。两药相伍，鳖甲化瘀软坚散结，龟甲破癥瘕而能顾护真阴之亏损，活血而不动血，祛邪而不伤正，遵《黄帝内经》"结者散之""坚者削之"之意。但需注意的是，若患者留恋之湿热毒邪尚盛，需酌情配伍清利之品或待邪气去其大半后再应用本药对。

【常用剂量】制鳖甲30~60g，制龟甲10~15g。均宜先煎。

十一、活血化瘀通肝络

✿ 丹参与莪术

丹参味苦，性微寒，入心、心包、肝经，走血分，具有活血凉血、化瘀止痛之效，能祛瘀生新而不伤正，并能凉血消肿，为临床常用化瘀活络药。莪术苦泄辛散温通，入肝、脾经，既入气分又入血分，活血行气，软坚散结通经，健脾消食化积。常有医者认为莪术破血行气，肝硬化晚期应尽量避免使用，但姚乃礼教授经过长期临床实践发现，莪术小剂量或中剂量应用时活血化瘀之力明显，大剂量应用时破血散结之力较强。血瘀，尤其是肝络瘀滞，为慢性肝病的重要病机，故以丹参、莪术合用，寒温并用，气血双调，行气止痛，活血通络，用治肝纤维化、肝硬化及肝癌散结效佳。

【常用剂量】丹参15~20g，莪术9~12g。

✿ 仙鹤草与三七

仙鹤草味苦、涩，性平，入肺、肝、脾经，功能收敛止血、止痢、杀虫，可用于治疗各种出血、赤白痢疾、崩漏带下、劳伤脱力等症。《中药学》教材云仙鹤草止血补虚，可用于身体各部出血病症，无论寒、热、虚、实者均可应用，且具有较好的补虚强壮作用，可用于治疗脱力劳伤之症。《百草镜》谓仙鹤草"下气活血，理百病，散痞满；跌仆吐血，血崩，痢，肠风下血"。三七味甘、微苦，性温，入肝、胃、心、肺、大肠经，功能止血、散血、定痛，主跌仆瘀肿，胸痹绞痛，癥瘕，血瘀经闭，痛经，产后腹痛等症。《本草求真》曰三七"气味苦温，能于血分化其血瘀"；《医学衷中参西录》谓三七"善化瘀血，又善止血妄行，为吐衄要药，病愈后不至瘀血留于经络，证变虚劳……化瘀血而不伤新血，尤为理血妙品"；《玉楸药解》曰三七"和营止血，通脉行瘀，行瘀血而敛新血……一切瘀血皆破……一切新血皆止"。二药合用，对于肝硬化失代偿期伴有门脉高压，曾有消化道出血的患者，既能补虚敛血，壮其已伤之元气；又能化瘀理血，散其离经之血，以防离经之血阻碍元气运行而成"血不利则为水"之候，且能有效预防再次出现消化道大出血。

【常用剂量】仙鹤草30g，三七粉3~6g（冲服）。

十二、搜剔化瘀以消癥

🪷 土鳖虫与鳖甲

土鳖虫最早记载于《神农本草经》中，性善走窜，活血力强，功善破血逐瘀，搜剔化瘀。土鳖虫具有广泛的药理活性，研究发现土鳖虫醇提物对原发性肝癌等多种肿瘤细胞的生长有明显的抑制作用。土鳖虫抗肿瘤有效成分为脂溶性脂肪酸，将其制备成脂肪乳剂型，观察其对S180荷瘤小鼠移植瘤生长的影响，结果发现各剂量组均有抑制肿瘤生长的作用。此外，血清药理学方法进一步证实土鳖虫乳剂灌胃后的SD大鼠血清对肝癌HepG2细胞的体外增殖有明显的抑制作用。鳖甲长于补阴退热、软坚散结，味咸能软坚，为诸多名家治疗癥积疟病的常用之品。两药相伍，搜剔化瘀，活血通络，软坚散结，正合《黄帝内经》"结者散之""坚者削之"之旨，且活血而不动血，祛邪而不伤正，为肝癌、肝硬化之常用对药。

【常用剂量】土鳖虫6g，制鳖甲30～45g（先煎）。

十三、益气健脾调脾胃

🪷 黄芪与太子参

黄芪甘而温补，入脾、肺经，为补益中气之要药，炙品走里，补益之功更卓，且有益元气、补三焦之功。《本草纲目》尊其为补药之长，善入脾胃。太子参味甘而微苦，性偏寒凉，功善益气健脾，且有养阴生津之能，为清补之品。二药合用，一温补，一清补，益气养阴、健运脾胃而无温凉之偏胜。《金匮要略》指出"见肝之病，知肝传脾，当先实脾"的同时，又提出"四季脾旺不受邪"的治病预防观念。慢性肝病患者病位虽在肝，但最易侵及脾胃，除了肝木横逆乘土外，还与疫毒耗伤气血及病邪久稽，阴阳两虚而影响脾胃运化有关。脾胃为后天之本，乃气血生化之源，脾气健运，正气旺盛，则气血得以充养全身。同时，脾胃作为仓廪之官，所有饮食水谷及药物都要通过胃的受纳与脾的运化发挥作用。黄芪与太子参二药合用，既可健脾益气，又可顾护脾阴，且太子参能缓和黄芪之温燥之性，令健脾益气之力益彰。

【常用剂量】黄芪15～30g，太子参15～30g。

🌸 茯苓与白术

茯苓味甘、淡，性平，归心、脾、肾经，药性平和，渗泄水湿而不伤正，能健脾补中，又能渗利水湿。《用药心法》曰："茯苓，淡能利窍，甘以助阳，除湿之圣药也。"《本草衍义》曰："此物行水之功多，益心脾不可阙也。"白术味苦、甘，性温，归脾、胃经，功可补气健脾、燥湿利水。《本草汇言》曰："白术，乃扶植脾胃、散湿除痹、消食除痞之要药。脾虚不健，术能补之；胃虚不纳，术能助之。"临床运用时常有生、炒之别。虽然生、炒都有健脾益气之功，但生品入药有助于通便下行，适用于大便干燥者；炒后入药燥湿力强，适用于大便偏稀者。茯苓、白术二者相配，一补一泻，一燥一渗，与党参或太子参相伍则取四君子汤之义，增强健脾助运之功。

【常用剂量】茯苓15～30g，炒白术15～20g，生白术15～45g。

十四、理气化痰调脾胃

🌸 杏仁与厚朴

杏仁味苦，性温，归肺、大肠经，功能祛痰止咳平喘、润肠通便。《神农本草经》曰杏仁"主咳逆上气雷鸣，喉痹，下气"；李杲曰"杏仁下喘，治气也"；《长沙药解》谓其"疏利开通……调理气分郁，无以易此"。厚朴性温而味苦、微辛，归脾、胃、大肠经，能下气除满，温中燥湿，为消胀除满之要药。《名医别录》谓厚朴"温中益气，消痰下气，疗霍乱及腹痛胀满，胃中冷逆……去留热心烦满，厚肠胃"；《本草汇言》云其"宽中化滞，平胃气之药也，凡气滞于中，郁而不散……或湿郁滞而不去，湿痰聚而不清，用厚朴之温可以燥湿，辛可以清痰，苦可以下气也"；《医学衷中参西录》曰"厚朴治胃气上逆，恶心呕哕，胃气郁结胀满疼痛，为温中下气之要药。为其性温味又兼辛，其力不但下行，又能上升外达"。杏仁与厚朴合用始于医圣张仲景，原为喘家肃降肺气之用，姚乃礼教授认为脾为生痰之源，肺为贮痰之器，气机不畅则易痰湿不化。杏仁、厚朴合用实乃调畅气机之妙药，杏仁宣利上焦肺气，厚朴疏泄中焦腑气，二药合用，除肃降肺气外还具有良好的疏泄肝气、畅通腑气的作用，为不可多得的调节气机之良药。临证之时，若遇慢性肝病患者因湿邪阻遏气机而见脘腹痞满、纳呆食少之症，用之效果甚佳。

【常用剂量】杏仁9g，厚朴9～15g。

十五、行气宽中调脾胃

❀ 豆蔻与木香

豆蔻味辛，性温，归肺、脾、胃经，具有温中化湿，健胃止呕，行气止痛之效，功专于中、上焦。木香味辛、苦，性温，归脾、胃、大肠、胆、三焦经，具有行气止痛、健脾消食之效，能疏肝气、和脾气、下气宽中，善行脾胃大肠之滞气，功专于中、下焦。二药合用，能畅利三焦之气机，以开胸顺气，行气止痛，芳香化浊，醒脾开胃。姚乃礼教授认为慢性肝病常见脾虚气滞、食积、湿浊不化之象，多表现为口中黏腻、脘痞泛恶、食欲不振、便溏。临床上常以木香、豆蔻作为醒脾和胃、调畅中焦气机的对药，与参、苓、术、草等补益药同用，既能减轻腻胃滞气之弊，又有助于消化吸收，达到"以通为补"之效。

【常用剂量】木香9～12g，豆蔻10～12g（后下）。

❀ 紫苏梗与厚朴花

紫苏梗味辛，性温，归肺、脾经，功善理气宽中、安胎止痛，《西溪书屋夜话录》将其列为疏肝理气之品。厚朴花为厚朴的花蕾，味苦、辛，性温，气味辛香，功可宽胸理气、化湿开郁、降逆理气，功效与厚朴相似，但作用更平和，不似厚朴辛香燥烈，易损伤气阴。姚乃礼教授在选用理气之品时忌刚用柔，多选用轻柔和缓之品。紫苏梗、厚朴花皆为平和之品，两者相伍，倍疏肝理气、和胃宽中之功而无伤阴之弊。且两者气味芳香又有醒脾开胃之功，为治疗慢性肝病肝胃气滞，症见胃脘痞闷、胀满不舒、嗳气者的常用对药。

【常用剂量】紫苏梗10～15g，厚朴花10～15g。

十六、消食化积调脾胃

❀ 鸡内金与焦山楂

鸡内金为鸡之脾胃也，其性甘平，既能健脾胃，又善消食、化瘀积，久服收效，用治肝硬化，标本兼顾。张锡纯最为推崇，认为鸡内金"为消化瘀积之要药，更为健补脾胃之妙品，脾胃健壮，益能运化药力以消积也"。《要药分剂》云："鸡肫皮能入肝而除肝热，入脾而消脾积。"焦山楂酸、甘，微温，归脾、胃、肝经，功能消食健胃、行气散瘀。《本草蒙筌》谓其"行结气";《食鉴本草》载山楂"化血块、气块，活血";《本草纲目》曰其"化饮食，消肉积、癥瘕"。现代药理研究表明，山楂对胃肠道的异常蠕动具有双向调节作用，能够促进消化酶的分泌；且山楂富含维生素、胡萝卜素及多种有机酸，能增加胃消化酶的分泌，增强酶的活性，其含有胃蛋白酶激动剂能使蛋白酶活性增强；山楂黄酮类对肝脏有一定的保护作用。鸡内金与山楂配伍，相须为用，消积化瘀之力更强，对于慢性肝病因脾运不健而出现脘腹胀满、纳呆食少等症，酌情配伍，可获良效。

【常用剂量】鸡内金15～30g，焦山楂12～15g。

❀ 炒谷芽与炒麦芽

谷芽、麦芽为同类之品，功效相似。麦芽力猛，疏肝理气，消食化滞；谷芽力缓，健脾开胃，和中消食。二者甘而微温，具生发之气，既能顺肝木生发之气，条达肝气，又能资脾胃之气健运，共用能消米面食积。谷芽、麦芽在临床运用时有生、炒之分，姚乃礼教授临证时用于慢性肝病肝胃不和以纳谷不馨，脘腹胀满为表现者，常炒用，以增疏肝和胃之功，用于情志不畅者，常生用，以其尚有疏肝解郁之功。

【常用剂量】炒谷芽15g，炒麦芽15g。

十七、行气利水消臌胀

❀ 陈皮与大腹皮

陈皮味辛、苦而性温，入脾、肺经，功善健脾理气、燥湿化痰，《神农本草经》谓："陈皮主胸中瘕热，逆气，利水谷，久服去臭，下气通神。"大腹皮味辛，微温，入脾、胃、大小肠经，功能下气宽中行水，《日华子本草》谓大腹皮能"下一切气，止霍乱，通大小肠，健脾开胃，调中";《本草纲目》曰大腹皮"降逆气，消肌肤中水气浮肿"。二药伍用，陈皮"同补药则补，同泻药则泻"，合大腹皮调畅气滞，而不过分峻猛，通过行气通滞利水而达宣通脏腑壅滞、破坚下水肿之效，此正所谓"行气以利水也"，正如《医碥》曰："治水者当兼理气，盖气化则水自化也。治气者，亦当兼水，以水行气亦行也。"对于肝硬化腹水水湿停滞之症，能行气滞、除水湿、消水肿，通过行气促进水液代谢，以达到气行则水行的目的。同时需适当配伍益气健脾之品。

【常用剂量】陈皮12~15g，大腹皮12~15g。

❀ 车前子与车前草

车前子、车前草二药本同根而生。车前子甘、寒，入肺、肝、肾、膀胱经，功能利尿通利、凉血解毒。《神农本草经》谓"主气癃，止痛，利小便水道，除湿痹"；《医学启源》曰"主小便不通，导小肠中热"；《名医别录》曰"男子伤中，女子淋沥，不欲食，养肺强阴益精"。车前草性味功用同车前子，而清热解毒之效更佳。二药均甘寒而滑利，能清留恋之湿热邪毒，合用通利水湿之效佳，对于肝硬化腹水水邪停留而湿热未清，症见小便淋漓短少，腹胀痛，或伴有发热，舌暗红，苔黄腻，脉滑或脉滑数者，酌情配伍二药可获良效。

【常用剂量】车前子15~30g，车前草15~30g。

❀ 黄芪与防己

黄芪味甘而微温，气轻而上浮，能升清阳、益肺气，实卫而固表，补脾气，布精微，利水道，除水湿，为益气利水之要药。防己味苦辛而气寒，辛以散风，苦以泄湿，功能行水而善泄下焦湿热，多用于治疗水肿臌胀、湿热脚气等症。《名医别录》曰防己能"疗水肿，风肿，去膀胱热……通腠理，利九窍"；《本草求真》谓"防己辛苦而寒……善走下行，长于除湿通窍利道，能泻下焦血分湿热"。二药合用，黄芪甘温主升而重于益气，防己辛苦主降而重在利水，二药相使，补泻同调，益气升提与降泄行水并行，通行诸经，外宣而达，益气而不壅滞，降泄而不耗正，使补气利水之力倍增，且利水而不伤正，奏益气健脾、利水消肿之功。临床对于肝硬化腹水而见气虚水停之症，如面色苍白、肢体浮肿、乏力气短、小便不利、脉浮身肿等有佳效。

【常用剂量】黄芪30~90g，防己10~15g。

十八、活血行水消臌胀

❀ 泽兰与泽泻

泽泻甘寒，入肾、膀胱、三焦经，功能利水、渗湿、泄热，《医学启源》谓泽泻"主治小便淋沥……去旧水养新水，利小便，消水肿"。泽兰味苦、辛，性微温，善入肝、脾二经，能补气血、利血脉、散瘀血、通水道，消通身水肿，具有活血化瘀、行水消肿之效。《神农本草经》谓"主……大腹水肿，身面四肢浮肿，骨节中水"；《日华子本草》谓泽兰能"通九窍，利关脉，养血气，破宿血，消癥瘕"。现代药理研究表明，泽兰具有改善血液微循环、抗凝血、镇痛镇静作用，可防治肝损伤，抗菌，抗病毒，抗癌。泽泻功专利水渗湿，可宣通脏腑之水湿；泽兰既能活血化瘀，又能利水除湿，且化瘀活血不峻烈，行水利湿而不伤阴。二者相配，增进活血行水之效，针对肝硬化腹水血瘀水停、水湿泛滥之证效佳。

【常用剂量】泽泻10～15g，泽兰15～20g。

🪷 水红花子与路路通

水红花子性微寒，味咸，归肝经、胃经，功效消瘀破积、健脾利湿、止痛，属活破血消癥药。临床用于治疗胁腹癥积、水臌、胃痛、食少腹胀、火眼、疮肿、瘰疬。凡血分无瘀滞者及胃虚寒者忌用。路路通性平，味苦。归肝经、肾经，功效祛风活络，利水通经，属祛风湿强筋骨药，临床用于治疗关节痹痛、麻木拘挛、水肿胀满、乳少经闭。慢性肝病损成积后病情较为深重，多见局部肿块或癥积，胁下刺痛，位置固定，拒按，面色晦暗，肌肤甲错，肢体麻木，皮肤瘙痒，胃脘胀满，或瘀阻络道，津停脉外而为水肿，舌质紫暗或有瘀斑，舌下脉络迂曲，脉细涩。宜消癥散结。以水红花子、路路通利水通络，可取佳效。

【常用剂量】水红花子10～15g，路路通10～15g。

十九、化湿利湿降痰浊

🪷 荷叶与泽泻

荷叶性平，味苦，归肝、脾、胃经，可清暑化湿，升发清阳，凉血止血，属清热凉血药。《本草纲目》载荷叶"生发元气，裨助脾胃，涩精浊，散瘀血"；《本草拾遗》云"久食令人瘦"。明代戴元礼《秘传证治要诀》也有"荷叶灰服之，令人瘦劣"之说。药理研究表明，荷叶有降脂减肥、降血压、抗氧化、清除自由基的作用。动物实验表明，荷叶生物碱通过调节机体脂质代谢、能量代谢紊乱，缓解氧化应激、脂质过氧化损伤，能够抑制大鼠肝脏脂肪性病变、炎症反应及肝脏胶原沉积，对大鼠非酒精性脂肪肝病有一定治疗作用。泽泻性寒，味甘、淡，归肾、膀胱经，利小便、清湿热，属利尿通淋药。《本草纲目》载泽泻"渗湿热，行痰饮，止呕吐，泻痢，疝痛，脚气"。早期的临床研究已初步证明泽泻提取物可能是良好的调血脂药物，现代药理学研究发现其可能具有抗动脉粥样硬化作用，已有的安全性评价实验发现泽泻提取物肝肾毒性小，适合长期用药。研究发现泽泻原萜烷三萜类成分泽泻醇A、泽泻醇A 24-乙酸酯等是其调血脂活性的物质基础。姚乃礼教授认为非酒精性脂肪性肝病及高脂血症多有痰湿内蕴，荷叶与泽泻相须而用，取其芳香化湿、淡渗利湿以降脂浊，临床上喜用大剂量荷叶（60～100g）煎水代汤以增强疗效。

【常用剂量】泽泻12～15g，荷叶15～30g。若荷叶煎水代汤，多用60～100g。

山楂与荷叶

山楂与荷叶是姚乃礼教授治疗非酒精性脂肪性肝病合并高脂血症的常用对药。山楂味酸、甘，微温，归脾、胃、肝经。功可消食化积、行气散瘀，尤为消化油腻肉食积滞要药。《本草纲目》曰："化饮食，消肉积，癥瘕痰饮，痞满吞酸，滞血痛胀。"荷叶功可清暑利湿、升发清阳、清热健脾、凉血止血，有减肥、降脂、降糖、抗氧化的作用，单方或复方煎剂在临床减肥降脂方面应用较为广泛。

【常用剂量】山楂15～30g，荷叶30g。

二十、活血凉血以止血

仙鹤草与茜草

仙鹤草味苦、涩，性平，归心、肝、肺、脾经，又名脱力草，功善收敛止血，无论寒热虚实均可使用，又有补虚强壮之功。茜草，古称蘆茹，微酸，性凉，善入肝经，专入血分，功可凉血止血、活血化瘀，为化瘀止血要药。《本草备要》载："茜草，入厥阴血分，能行血止血，能行故能止，消瘀通经，又能止吐、崩、尿血。"两药相合，既能增强止血之力，又可止血而不留瘀，且止血兼有补虚之功。姚教授常用该对药治疗肝硬化失代偿期见鼻衄、齿衄、尿血、便血等少量出血者。

【常用剂量】仙鹤草30g，茜草10～15g。凉血宜生用，止血宜炒炭。

水牛角与地黄

水牛角与地黄配伍源于犀角与地黄配伍，为姚乃礼教授常用的凉血止血对药。犀角，味咸、苦，性寒，归心、肝、胃经，入营血分，《本草备要》载其"凉心泻肝，清胃中大热"，善清心、肝、胃三经血分实热而凉血。《本草纲目》曰："犀之精灵所聚，足阳明药也。胃为水谷之海，饮食药物必先度之，故犀角能解一切诸毒。"可见犀角不仅可凉血止血，还可入胃以解毒，解散血分热毒。现临床以水牛角代犀角。水牛角味咸性寒，具清热解毒凉血之功，力虽较犀角为逊，然亦可代之。地黄味甘，性寒，质润多汁，长于滋阴清热、凉血生津，兼有止血之功。《本草求真》言："生地黄未经蒸焙，掘起即用，甘苦大寒，故凡吐血、咯血、衄血、蓄血、溺血、崩中带下，审其证果因于热盛者，无不用此调治。"水牛角与地黄伍用，清热解毒、凉血止血之力增，又有滋阴生津之效。适用于慢性肝病后期肝肾阴亏、阴虚火旺、血热动血、迫血妄行，症见鼻衄、齿衄、皮肤大片瘀斑者；或慢性肝病病情较重时，瘀热互结、毒邪深重，症见神志异常或黄疸明显者。

【常用剂量】水牛角30g（先煎），地黄15～30g。

二十一、滋阴凉血以止血

百合与生地黄

百合性寒，味甘，归心、肺经，具有养阴润肺、清心安神的功效，属补阴药。用治阴虚久咳、痰中带血、虚烦惊悸、失眠多梦、精神恍惚。风寒咳嗽、脾胃虚寒、大便滑泄者忌服。其还有镇咳、平喘、祛痰、抗应激性损伤、镇静催眠、增强免疫功能等作用。地黄性寒，味甘，归心、肝、肾经，具有清热凉血、养阴、生津的功效，属清热凉血药。生地黄常用治热病舌绛烦渴、阴虚内热、骨蒸劳热、内热消渴、吐血衄血、发斑发疹等症。鲜地黄用于热病伤阴，舌绛烦渴，温毒发斑，吐血，衄血，咽喉肿痛等。药理实验证实，地黄能提高免疫功能，发挥抗真菌、止血、抗弥散性血管内凝血和抗炎免疫等作用。百合配伍生地黄具有治疗肝硬化失代偿期肝肾阳虚、血热咳血、尿血、鼻衄及膈上热盛的作用。

【常用剂量】生地黄15~30g，百合15~30g。

二十二、补肾益气以助阳

🪷 鹿角霜与附子

鹿角霜味咸涩性温，善入肝、肾二经，能温肾补虚助阳、收敛止血。《医学入门》曰"治五劳七伤羸瘦，补肾益气，固精壮阳，强骨髓，治梦遗"；《神农本草经》谓鹿角"主恶疮痈肿，逐邪恶气，留血在阴中"。附子性热，味辛、甘，入心、脾、肾经，善补火助阳，能通行十二经脉。鹿角霜益肾助阳，偏于守而不长于走，且属血肉有情之品，乃温补之品；附子善于走而弱于守。二药伍用，动静结合，既能温阳生血行血，又能通脉化瘀行血。对于肝硬化失代偿期患者，久病入络，血脉瘀阻，临床常见面色黧黑、肌肤甲错、青筋暴起等症，其根本乃真阳亏虚，阴水泛滥。患者湿热之邪久稽，留恋血脉，日久而致血脉瘀阻、真阴亏损。阴阳互根，阴损及阳，阳气化生无源，终至阴阳两伤。此时患者瘀虚共存，单纯活血化瘀徒伤正气，甚至会导致血溢脉外，危及生命。气血的化生及运行赖于阳气的温煦及推动，少量配伍本药对温阳活血，补肝肾而入血分，助正气而搜涤血络，则能更快恢复气血运行，逐步改善肝脾藏血与统血之用。

【常用剂量】鹿角霜10~15g，制附子6~9g（先煎）。

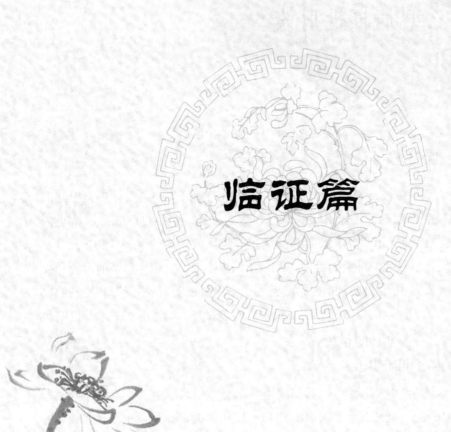

临证篇

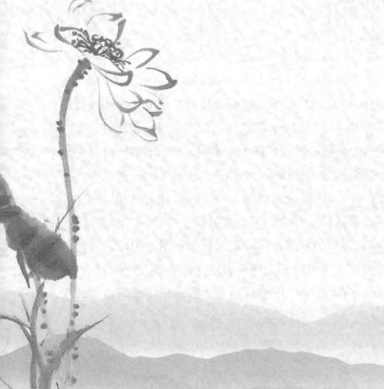

第三章
慢性乙型病毒性肝炎

一、概述

慢性乙型病毒性肝炎（简称"乙肝"）是由乙型肝炎病毒持续感染引起的肝脏慢性炎症性疾病。乙型肝炎病毒经母婴、血液（包括皮肤和黏膜微小创伤）和性接触传播，在我国以母婴传播为主，占新发感染的40%～50%，多发生在围生期，通过乙型肝炎病毒（hepatitis B virus，HBV）阳性母亲的血液和或体液传播。成人主要经血液和性接触传播，包括输注未经严格筛查和检测的血液和血制品、不规范的血液净化、不规范的有创操作（如注射、手术及口腔科诊疗操作等）和无防护的性行为等。

（一）西医病因病理

HBV属嗜肝DNA病毒科，其基因组为部分双链环状DNA，编码HBsAg、HBcAg、HBeAg、病毒聚合酶和HBx蛋白。HBV通过肝细胞膜上的钠离子-牛磺胆酸-协同转运蛋白（NTCP）进入肝细胞，在细胞核内以负链DNA为模板形成共价闭合环状DNA（cccDNA）。cccDNA难以彻底清除，是导致慢性感染的重要机制之一。以cccDNA为模板转录而成的前基因组RNA（pgRNA）可释放入外周血，血清HBV RNA被认为与肝细胞内cccDNA转录活性有关。HBV可整合至宿主肝细胞基因组中，HBV整合被认为与HBsAg持续表达和肝细胞癌（HCC）发生密切相关。

慢性HBV感染的发病机制较为复杂，迄今尚未完全阐明。HBV不直接破坏肝细胞，病毒引起的免疫应答是导致肝细胞损伤及炎症坏死的主要机制，而炎症坏死持续存在或反复出现是慢性HBV感染进展为肝硬化甚至是HCC的重要因素。

（二）临床表现

慢性乙型病毒性肝炎的临床表现谱广，可从无症状感染到消耗性疾病，至终末期致命性肝衰竭。多数患者起病隐匿，仅少数患者由临床表现典型的急性乙型肝炎转化而来。疲乏是常见症状，在重症或进展期，患者常出现持续或间歇性黄疸。黄疸间歇性加重，反复不适、厌食及乏力加重是急性肝炎发作的表现；病情加重可自发出现，常与病毒再激活相关；可出现进展性肝功能损伤，且进展为肝硬化时会导致肝功能失代偿。肝炎并发症可发生在终末期慢性肝病中，包括腹水、水肿、胃食管静脉曲张或出血、肝性脑病、凝血功能障碍或脾功能亢进。少数患者因并发症首次就诊。慢性乙型肝炎肝外并发症与循环中乙型肝炎抗原-抗体免疫复合物沉积相关，包括常见的关节痛和关节炎、紫癜性皮肤病变（白细胞破碎性血管炎）、免疫复合物型肾小球肾炎和系统性血管炎（结节性多动脉炎）较少见。

（三）西医诊断

1. 慢性HBV携带状态

患者多处于免疫耐受期，年龄较轻，HBV-DNA定量水平较高（通常＞2E+07IU/ml），血清HBsAg水平较高（＞10000IU/ml），HBeAg阳性，但血清ALT和AST持续正常（1年内连续随访3次，每次至少间隔3个月），肝脏组织病理学检查无明显炎症坏死或纤维化。在未行组织病理学检查的情况下，应结合年龄、病毒水平、HBsAg水平、肝纤维化无创检查和影像学检查等综合判定。

2. HBeAg阳性CHB

患者血清HBsAg阳性、HBeAg阳性、HBV-DNA阳性，伴有ALT持续或反复异常，或肝组织学检查有明显炎症坏死，或肝组织学无创指标提示有明显纤维化（≥F2）。

3. 非活动性HBsAg携带状态

患者血清HBsAg阳性、HBeAg阴性、抗-HBe阳性、HBV-DNA阴性（未检出）、HBsAg＜1000IU/ml，ALT和AST持续正常（1年内连续随访3次以上，每次至少间隔3个月）；影像学检查无肝硬化征象，肝组织学检查显示组织活动指数（HAI）评分＜4，或根据其他半定量计分系统判定病变轻微。

4. HBeAg阴性CHB

患者血清HBsAg阳性、HBeAg持续阴性，多同时伴有抗–HBe阳性、HBV–DNA阳性，伴有ALT持续或反复异常，或肝组织学检查有明显炎症坏死，或肝组织学无创指标提示有明显纤维化（≥F2）。

5. 隐匿性HBV感染（OBI）

患者血清HBsAg阴性，但血清和/或肝组织中HBV–DNA阳性。在OBI患者中，80%可有血清抗–HBs、抗–HBe和/或抗–HBc阳性，称为血清阳性OBI；但有1%~20%的OBI患者所有HBV血清学标志物均为阴性，故称为血清阴性OBI。

（四）西医治疗

1. 治疗目的

最大限度地长期抑制HBV复制，减轻肝细胞炎症坏死及肝脏纤维组织增生，延缓和减少肝功能衰竭、肝硬化失代偿、HCC和其他并发症的发生，改善患者生活质量，延长其生存时间。对于部分适合条件的患者，应追求临床治愈（又称功能性治愈）。

2. 抗病毒治疗的适应证

对于血清HBV–DNA阳性，ALT持续异常（＞ULN），且排除其他原因所致者，建议抗病毒治疗。对于血清HBV–DNA阳性者，无论ALT水平高低，只要符合下列情况之一，建议抗病毒治疗。

（1）有乙型肝炎肝硬化家族史或HCC家族史。

（2）年龄＞30岁。

（3）无创指标或肝组织学检查，提示肝脏存在明显炎症（G≥2）或纤维化（F≥2）。

（4）HBV相关肝外表现，如HBV相关性肾小球肾炎等。

临床确诊为代偿期和失代偿期乙型肝炎肝硬化患者，无论其ALT和HBV–DNA水平及HBeAg阳性与否，均建议抗病毒治疗。同时应注意寻找并治疗肝硬化的其他病因（如嗜酒、肥胖、糖尿病、自身免疫或遗传代谢性肝病等）。

3. 其他治疗

（1）抗炎、抗氧化、保肝治疗：HBV感染后肝细胞炎症坏死是疾病进展的重要病理生理过程。甘草酸制剂、水飞蓟素制剂、多不饱和卵磷脂制剂和双环醇等具有抗炎、抗氧化和保护肝细胞等作用，有望减轻肝脏炎症损伤。肝组织炎症明显或ALT水平明显升高的患者可以酌情使用，但不宜多种联合应用。

（2）抗纤维化治疗：动物实验和临床研究均证明抗纤维化中药方剂有一定的抗纤维化作用，明显纤维化或肝硬化患者可以酌情选用。

（五）中医辨证论治

1.肝郁脾虚证

【临床表现】胁肋胀痛，身倦乏力，情志抑郁，善太息，伴有食少纳呆、脘腹胀痛、大便稀溏。舌淡有齿痕，苔白，脉沉弦。

【治法】疏肝健脾。

【方药】逍遥散或柴胡疏肝散加减。

【组成】北柴胡、当归、白芍、白术、茯苓、薄荷、甘草等。

2.肝胆湿热证

【临床表现】胁胀痛热，伴有身热不扬，纳呆呕恶，厌油腻，口黏口苦，大便黏滞秽臭，尿黄，或身目发黄。舌红，苔黄腻，脉弦数或弦滑数。

【治法】清热利湿解毒。

【方药】茵陈蒿汤或甘露消毒丹加减。

【组成】茵陈、栀子、大黄、滑石、黄芩、虎杖、连翘、甘草、郁金、车前子等。

3.肝肾阴虚证

【临床表现】胁肋隐痛，遇劳加重，腰膝酸软，两目干涩，口燥咽干，失眠多梦，或五心烦热。舌红或有裂纹，少苔或无苔，脉细数。

【治法】滋补肝肾。

【方药】一贯煎加减。

【组成】当归、北沙参、麦冬、生地黄、枸杞子、川楝子、玄参、石斛、女贞子等。

4.瘀血阻络证

【临床表现】胁肋刺痛，痛处固定而拒按，入夜更甚，面色晦暗，或见赤缕红丝，口干不欲饮，舌质紫暗或有瘀斑，脉弦涩。

【治法】活血通络。

【方药】膈下逐瘀汤加减。

【组成】五灵脂、当归、川芎、桃仁、丹皮、赤芍、乌药、延胡索、甘草、香附、红花、枳壳等。

5.脾肾不足证

【临床表现】胁肋隐痛，畏寒肢冷，面色无华，困倦乏力，食少脘痞，腹胀便溏，或伴下肢浮肿。舌质暗淡，有齿痕，苔白滑，脉沉细无力。

【治法】健脾补肾。

【方药】金匮肾气丸合四君子汤加减。

【组成】党参、白术、制附子、桂枝、干姜、菟丝子、茯苓、黄芪、熟地黄、山药、丹皮、山萸肉、泽泻等。

二、姚乃礼辨治经验

（一）对疾病的认识

中医学无慢性乙型病毒性肝炎之病名，常将其归于"黄疸""胁痛""肝着""虚劳"等范畴。姚乃礼教授在总结前人经验基础上，结合自身多年临床实践，对慢性乙型病毒性肝炎、肝纤维化、肝硬化的病因病机进行了理论和临床研究，提出"毒损肝络"理论，认为本病由湿热疫毒之邪稽留体内，导致肝脾失调，毒邪深伏血分，气血瘀滞，损伤肝络，湿热毒瘀交阻，缠绵难愈，而致疾病逐渐向肝纤维化、肝硬化发展。

1.湿热疫毒为本病之因

姚乃礼教授认为乙型肝炎病毒属于湿热疫毒的范畴，湿热疫毒自外侵袭人体，初期郁于气分，进而深入血分。此外，由于湿热之邪侵袭，脏腑功能失调，特别是脾胃运化失宜，湿热之邪内生，伤及气血，而致瘀滞，损伤肝络。故本病之毒邪不单指致病因素；还包括病程发展过程中，脏腑功能失调及气血运行失常所致的蓄积在体内，对机体产生损伤的病理产物。湿热疫毒胶着难去，滞留血分，损伤肝络，其祛之不尽，又自内复生，导致本病持续存在与慢性化。毒邪伏于内日久，机体阴阳偏盛偏衰，毒邪或从热化，或从寒化，弥漫三焦，耗伤机体气血阴阳，从而导致疾病进一步进展或恶化，而生诸多变端。

2.肝脾不调为基本病机

肝属木，秉少阳升发之气，体阴而用阳，藏血，主疏泄，性喜条达；脾属土，统血，主运化，为气血生化之源。肝木与脾土的关系十分密切，在慢性肝病发病过程中相互影响。《难经》言："肝病当传脾，治先实其脾气。"《金匮要略》亦云："见肝之病，知肝传脾，当先实脾。"肝与脾的生理联系主要表现在疏泄与运化相互依存、藏血与统血相互协调关系方面。两者的关系可概括为"木赖土以滋养""土得木以疏通"。在疏泄与运化方面，生理上主要体现在肝主疏泄，使气机通畅，升降相宜，又能疏利胆汁，助脾运化，促进脾胃对饮食物的纳运，有助于中焦脾胃气机升降协调。在慢性肝病发展过程中，肝脾常相互影响，导致肝脾功能失调。湿热疫毒首犯中焦，困遏脾胃，出现脾运失调的病理状态。肝病传脾主要与两方面因素有关：一是肝郁日久，乘侮脾土；二是素有脾胃虚弱，土虚木乘。说明慢性乙肝病位虽在肝，但其病机转化、临床表现均与脾有关，肝郁脾虚，肝脾同病是其重要病机，贯穿于疾病发生发展的全过程。而肝脾不调，运化失职，又会导致或加重痰湿瘀浊等病机变化，引起一系列病症，如痰饮、水肿、出血、瘀血、血虚等虚实夹杂之患。而久病气血受损，又会伤及其他脏腑。肝肾同源，精血互生，疫毒侵袭日久，则肝肾阴虚，精亏血少，髓海不足，引起诸多变症。肝藏血，肾藏精，脾则输布精微，三者共主一身之阴血，乃阴血亏虚之主因，故在治疗本病时尤重调理肝脾二脏，兼顾及肾。

3.毒损肝络为基本病理变化

外感湿热疫毒之邪之后，毒邪伏留血分，损伤肝络，是本病基本的病理变化。肝络作为络脉系统的重要组成部分，生理上是肝脏与其他脏腑组织联络的纽带，是肝脏气血津液输布的要道，是气血营养肝脏的桥梁，是肝脏完成生理功能的重要组织结构；病理上是毒邪入侵肝脏的通路，是疾病的传变途径和毒邪留滞的场所。

HBV作为外邪侵袭人体，若患者正气未虚，毒邪循经深入肝络，与络中气血相搏，正邪交争，肝络受损；若正虚络脉失养，毒邪极易伏留肝之血分，深入肝络，伺机而发；若由于劳累、失治、七情等因素，打破正气与毒邪相对平衡的状态，正邪交争，病情反复，气机阻滞，湿热、瘀血自内而生，与湿热疫毒相合，进一步损伤肝络，严重影响气血津液对肝脏的濡养，肝以血为体的生理基础与以气为用的生理功能均受到影响，进而发生诸多变证。

毒损肝络的病理变化可见肝络功能性失调与实质性失调。功能性失调又称为肝络失和，因湿热疫毒之邪侵袭，影响肝络的正常生理功能，出现肝的生理功能异常。随着疾病的发展可见肝络实质性的失调，为有形的代谢产物停积于肝络，影响气血津液输布，逐渐形成积聚，则疾病进入络积的阶段，此时肝络阻塞，肝脏的生理功能受到严重影响，气血津液不能通过肝络营养肝脏，导致肝脏逐渐变硬、缩小。

（二）辨治思路

姚乃礼教授对毒损肝络的病机进行了深入研究，探讨其分子生物学基础，尤其重视肝络在慢性乙型病毒性肝炎向肝纤维化及肝硬化发展过程中的作用，在临床和实验研究基础上，逐步形成了慢性乙型病毒性肝炎及肝纤维化、早期肝硬化以肝脾不调、湿热瘀滞、毒损肝络为中心的辨证论治体系。强调辨病辨证相结合，辨病为先，结合辨证，既病防变，截断病势；治疗上主张以调和肝脾、解毒通络为基本治法，再结合患者的临床表现进行辨证分型，随证加减。

1.肝郁脾虚，肝胃不和

【临床表现】患者表现为胁肋胀痛，脘腹胀满，每因情志变化而增减，嗳气呃逆，胸闷，纳少口苦，或恶心呕吐，舌暗苔白腻或黄，脉弦而滑。属于乙肝早期。

【治法】调和肝脾，理气和胃。

【方药】柴胡疏肝散合小陷胸汤加减。

【组成】北柴胡12g，炒枳实15g，醋香附12g，白芍15g，法半夏12g，瓜蒌20g，黄连10g，太子参15g，茯苓15g，白术15g，丹参15g，醋莪术10g，煅牡蛎30g（先煎），木香10g，甘草6g。

【方解】柴胡疏肝散疏肝和胃；小陷胸降逆开痞和胃；太子参、茯苓、白术、甘草健脾利湿；木香行气和中；丹参、牡蛎活血，软坚通络。

【加减化裁】湿热重，加茵陈、白花蛇舌草；两胁胀满窜痛，加郁金、旋覆花、延胡索；反酸烧心，加浙贝母、炒吴茱萸；纳呆，加焦三仙、鸡内金；呕吐，加竹茹、生姜。

2.肝脾不调，肝胆湿热

【临床表现】症见胁肋隐痛或胀痛，口苦口干，纳谷不馨，烦躁易怒，小便黄，大便黏腻不爽，舌苔黄腻，脉弦细滑。多为乙肝进展期。

【治法】调和肝脾，清热利湿。

【方药】逍遥散合茵陈蒿汤加减。

【组成】当归15g，赤芍15g，白芍15g，柴胡10g，茯苓15g，白术15g，枳壳12g，茵陈20g，焦栀子10g，虎杖15g，豆蔻12g（后下），木香10g，黄连6g，甘草6g。

【方解】逍遥散疏肝理气，健脾益气；茵陈、栀子、黄连、虎杖清热利湿；木香行气和中。

【加减化裁】痛甚加川楝子、延胡索；腹胀加厚朴、枳实；大便溏黏明显，加苍术、薏苡仁；气短乏力加太子参、黄芪。

3.肝胆湿热，伤及血络

【临床表现】疾病进一步发展，引起胁肋胀痛，口苦口干，纳呆，脘腹胀满，大便黏滞不爽，小便黄，脉弦滑或数，舌苔黄腻。

【治法】清利肝胆湿热，解毒和络。

【方药】茵陈30g，垂盆草30g，鸡骨草12g，金钱草30g，板蓝根15g，北豆根6g，当归15g，白芍15g，柴胡12g，炒王不留行10g，炒鸡内金20g，醋鳖甲20g（先煎），牡蛎30g（先煎），太子参15g，生黄芪20g，甘草6g。

【方解】方以大队清热利湿药茵陈、金钱草、垂盆草、鸡骨草清热利湿；板蓝根、北豆根清热解毒；当归、白芍柔肝养血；柴胡疏肝行气；王不留行活血化瘀，通络；鸡内金、鳖甲、牡蛎软坚通络；太子参、黄芪、甘草健脾益气以扶正，并防大队清热药伤及正气。

【加减化裁】胁痛明显，加延胡索、川楝子；纳谷不馨，加焦三仙；腹胀，加木香、橘红；苔厚腻，加薏苡仁、豆蔻；心烦易怒，加郁金、栀子。

4.肝郁脾虚，毒损肝络

【临床表现】胁肋刺痛，入夜为甚，情绪变化或劳累则加重，倦怠乏力，胃脘痞闷，胸闷，善太息，面色晦暗，口唇暗淡，舌质暗紫或有瘀点、瘀斑，舌下络脉瘀滞，脉弦细不和或沉细弦。

【治法】调和肝脾，行气活血化瘀。

【方药】逍遥散合膈下逐瘀汤加减。

【组成】太子参15g，黄芪20g，茯苓15g，麸炒白术15g，木香10g，黄连10g，茵陈20g，垂盆草20g，丹参15g，醋莪术10g，桃仁10g，枳壳12g，当归15g，柴胡10g，白芍15g，甘草6g。

【方解】逍遥散疏肝理气，太子参、黄芪健脾益气，膈下逐瘀汤活血化瘀，丹参、莪术活血通络，茵陈、黄连、垂盆草清热利湿，木香行气和中。

【加减化裁】疼痛明显，加川楝子、延胡索、郁金；腹胀，加厚朴花、焦槟榔；鼻衄齿衄，加茜草、仙鹤草。

5.肝郁脾虚，肝肾阴虚

【临床表现】出现胁肋隐痛不适，遇劳加重，口干咽燥，心中烦热，腰膝酸软，失眠多梦，体倦乏力，大便干，小便黄，舌红绛苔少，脉弦细。多为乙肝后期肝脾不调，肾阴不足。

【治法】调和肝脾，滋阴泻火。

【方药】丹栀逍遥散合一贯煎加减。

【组成】牡丹皮12g，焦栀子10g，白芍15g，当归15g，茯苓15g，炒白术15g，厚朴花15g，丹参15g，醋莪术10g，太子参20g，地黄20g，麦冬15g，沙参15g，甘草片6g。

【方解】丹栀逍遥散清肝泻火；一贯煎滋补肝肾，养血益精；太子参健脾益气；丹参、莪术活血通络；厚朴花理气宽中。

【加减化裁】肝肾阴亏，遗精早泄，当重用炒黄柏，可用至15g；腰酸腿软明显，加杜仲、桑寄生；头晕目眩，加钩藤、天麻；耳鸣加泽泻、石菖蒲、远志；失眠多梦，加酸枣仁、柏子仁；齿衄，加芦根、白茅根；倦怠乏力，气短心悸，加黄芪、黄精等。

若乙肝进一步发展，出现肝硬化的表现，或腹水严重，或出血明显，当参考肝硬化辨治。

三、病案实录

病案1　边某，男，51岁。2021年12月24日初诊。

【主诉】乙肝30余年。

【现病史】患者确诊乙肝30余年。近日于某医院就诊，建议抗病毒治疗，患者拒绝，来我科就诊，要求中药治疗。刻下症：右侧乳腺肿块，胀痛，胸胁胀闷不舒，急躁易怒，纳可，二便可，睡眠可。

【舌脉】舌红苔薄腻，脉弦细。

【辅助检查】生化：TBIL 22.9μmol/L，DBIL 4.9μmol/L，IDBIL 38.02μmol/L，CK 358U/L；纤维化：HA 144.2μg/L；肿瘤标志物正常；HBV-DNA 2.3E+02IU/ml；乙肝五项：小三阳，乙肝表面抗原85.62IU/ml；血常规正常；腹部B超：肝多发囊肿，胆囊壁息肉可能；胸部CT：肝左叶低密度灶，囊肿，副脾，双侧胸膜略增厚。

【中医诊断】肝着。肝郁脾虚，肝胆湿热，毒瘀互结。

【西医诊断】慢性乙型病毒性肝炎，乳腺肿块。

【治法】清热利湿，理气行滞，化瘀软坚通络。

【方药】茵陈30g，垂盆草30g，白芍10g，甘草6g，金钱草30g，炒鸡内金20g，北豆根6g，柴胡12g，当归10g，炒白芍12g，郁金12g，猫爪草6g，鸡骨草6g，板蓝根20g，炒王不留行10g，牡蛎30g（先煎），醋鳖甲20g（先煎），山药30g。14剂，日1剂，水煎服。

二诊（2022年3月4日）（2022年2月15日）生化正常。右侧乳腺肿块，胀痛减轻，胸胁胀闷减轻，急躁易怒，纳可，大便溏黏，睡眠可，舌红苔薄腻，脉弦细。原方14剂。

三诊（2022年6月27日）诸症同前。原方加薏苡仁30g。14剂。

四诊（2022年7月13日）（2022年7月7日）乙肝五项：小三阳，乙肝表面抗原22.94IU/ml；HBV-DNA＜100IU/ml；血常规正常；肿瘤标志物正常；纤维化正常；生化：TBIL 23.5μmol/L，DBIL 5.5μmol/L，IDBIL 18.0μmol/L；腹部B超：肝多发囊肿，胆囊息肉；肝弹性检测：LSM（肝脏硬度）6.89kPa，ATT 0.56。右侧乳腺肿块缩小，无疼痛，胸胁胀闷、急躁易怒减轻，纳可，大便成形，睡眠可，舌稍暗红，苔薄腻，脉弦细。

【方药】茵陈30g，垂盆草30g，金钱草30g，鸡内金20g，北豆根6g，灵芝20g，猫爪草6g，板蓝根20g，王不留行10g，牡蛎30g，龟甲10g（先煎），鳖甲20g（先煎），山药40g，薏苡仁30g，香附9g，柴胡12g，当归10g，炒白芍12g，郁金12g，浙贝母30g，莪术3g。14剂。

逍遥颗粒药后继服。

五诊（2022年12月9日）（2022年12月5日）乙肝五项：小三阳，乙肝表面抗原5.73IU/ml；腹部B超：肝多发囊肿1.6cm×0.9cm，胆囊壁多发隆起样病变，息肉可能性大；肝弹性检测：LSM 5.01kPa，ATT 0.59；乳腺超声：右乳低回声，范围3.5cm×3.5cm×1.1cm，右乳男性乳腺发育。右侧乳腺肿块缩小，偶胀痛，胸胁胀闷、急躁易怒明显好转，纳可，大便成形，睡眠可，舌稍暗红，苔薄腻，脉弦细。

【方药】茵陈30g，垂盆草30g，金钱草30g，鸡内金20g，灵芝20g，板蓝根20g，王不留行10g，牡蛎30g（先煎），龟甲10g（先煎），鳖甲20g（先煎），山药40g，薏苡仁30g，香附9g，柴胡12g，当归10g，炒白芍12g，郁金12g，浙贝母30g，莪术6g，夏枯草30g，化橘红10g。14剂。

六诊（2023年4月26日） 诸症减，舌脉同前。（2023年4月12日）乙肝五项：小三阳，乙肝表面抗原0.27IU/ml；乳腺超声：右乳低回声，范围2.5cm×1.7cm×1.2cm，右乳男性乳腺发育。

【方药】茵陈30g，垂盆草30g，金钱草30g，鸡内金20g，灵芝20g，板蓝根20g，王不留行10g，牡蛎30g（先煎），鳖甲20g（先煎），薏苡仁30g，香附9g，柴胡12g，当归10g，炒白芍12g，郁金12g，浙贝母30g，莪术6g，夏枯草30g，黄芩6g，党参10g，法半夏9g。14剂。

七诊（2023年5月12日） 右侧乳腺肿块缩小，偶胀痛，余症平，舌稍暗红，苔薄胖大，脉弦细。

【方药】茵陈30g，垂盆草30g，金钱草30g，鸡内金20g，灵芝20g，板蓝根20g，王不留行10g，牡蛎30g（先煎），鳖甲20g（先煎），香附9g，柴胡12g，当归10g，炒白芍12g，浙贝母30g，莪术6g，夏枯草30g，郁金12g，黄芩6g，党参10g，法半夏9g，泽兰9g，龟甲9g（先煎），玫瑰花10g。14剂。

八诊（2023年10月20日） 右侧乳腺肿块缩小，偶胀痛，余症平，舌稍暗红，苔薄胖大，脉弦细。

【方药】茵陈30g，垂盆草30g，金钱草30g，鸡内金20g，灵芝20g，板蓝根20g，王不留行10g，牡蛎30g（先煎），鳖甲20g（先煎），香附9g，柴胡12g，当归10g，炒白芍12g，浙贝母30g，莪术6g，夏枯草30g，泽兰9g，三棱6g，鸡血藤10g。7剂。

九诊（2023年11月9日）（2023年10月25日）乙肝五项：乙肝表面抗原转阴，乙肝表面抗体阳性，乙肝e抗体阳性，乙肝核心抗体阳性；HBV-DNA＜100IU/ml；纤维化：HA 161.9μg/L；肝肾功正常，血常规正常，肿瘤标志物正常；肝弹性检测：LSM 4.15kPa，ATT 0.95；腹部B超：肝多发囊肿，胆囊壁多发隆起样病变，息肉可能性大，副脾；乳腺超声：未见低回声，右乳男性乳腺发育。患者右侧乳腺肿块消失，无疼痛，余症平。舌稍暗红，苔薄胖大，脉弦细。

【方药】茵陈30g，垂盆草30g，金钱草30g，鸡内金20g，灵芝20g，板蓝根20g，王不留行10g，牡蛎30g（先煎），鳖甲20g（先煎），香附9g，柴胡12g，当归10g，炒白芍12g，浙贝母30g，莪术6g，夏枯草30g，泽兰9g，三棱6g，鸡血藤10g，龟甲9g（先煎）。14剂。

十诊（2024年6月6日）右侧乳腺肿块消失，无疼痛，纳可，餐后偶右胁不适，大便成形，睡眠可。舌稍暗红，苔薄胖大，脉弦细。（2024年6月5日）腹部B超：肝多发囊肿，胆囊壁多发隆起样病变，息肉可能性大，右乳男性乳腺发育；乙肝五项：乙肝表面抗体、e抗体、核心抗体阳性；HBV-DNA＜100IU/ml；肝弹性检测：LSM 3.25kPa，ATT 0.54。

【按语】本案患者男性，除有乙肝外，尚有乳腺肿块，中医称之为"乳癖"，为局部肿块形成，或软或硬，有胀痛感。本案以情志不遂，肝气郁结为发病的主要因素，肝气郁结则气机不畅，湿热内蕴，血行不畅，日久则成瘀，气滞、湿热、血瘀三者互为因果，迁延日久，则成结块。

辨证属肝郁脾虚，肝胆湿热，毒瘀互结，治宜清热利湿解毒，疏肝理气行滞，化瘀软坚通络，以大队清热利湿药茵陈、金钱草、垂盆草、猫爪草、鸡骨草清热利湿；板蓝根、北豆根清热解毒；当归、白芍柔肝养血；柴胡、郁金理气行滞，其中郁金一味既能疏肝行气以解郁，又能活血祛瘀而止痛；王不留行活血化瘀通络；鸡内金、鳖甲、牡蛎软坚通络；山药、甘草健脾益气以防大队清热药伤正。

二诊右侧乳腺肿块胀痛减轻，胸胁胀闷减轻，急躁易怒，原方继进。

三诊加薏苡仁以增强祛湿之力。

四诊病毒定量已转阴，表面抗原下降，乳腺肿块缩小，无疼痛，胸胁胀闷、急躁易怒亦减轻，故加灵芝补气安神，香附疏肝解郁，龟甲、浙贝母软坚，莪术活血化瘀。

五诊诸症明显缓解，加夏枯草清肝泻火，散结消肿，化橘红理气化痰，去北豆根、猫爪草。

六诊诸症渐平，乙肝表面抗原接近正常，宗原意加黄芩清热泻火，党参健脾益气，法半夏燥湿化痰，去龟甲、山药、化橘红。

七诊加泽兰活血行水，龟甲软坚，玫瑰花行气解郁，去薏苡仁。

八诊加三棱、鸡血藤活血化瘀，去郁金、黄芩、党参、半夏、龟甲、玫瑰花。

九诊时三抗体阳性，超声乳腺肿块亦未见。乙肝已治愈，乳腺肿块消失，原方巩固治疗。半年后复查未见进展。

本案为乙肝兼乳癖患者，治疗近2年而获愈，盖因紧扣病机，力专效宏。以大队清热利湿药、清热解毒药清热利湿解毒，气行则津行，气行则血行，气、血、津液畅通，则肿块自消，用柴胡、香附、郁金疏肝理气，用王不留行之走窜以通气机，肝气得疏则，气机自畅；以当归、白芍养血柔肝；并重用夏枯草、浙贝母、鳖甲、牡蛎等化痰软坚散结之品，软坚散结，消除肿块。至于病变日久，耗伤正气者，随其证而兼治之，但总以本病为主。

🪷 **病案2** 马某，女，33岁。2010年8月26日初诊。

【主诉】乏力3年余。

【现病史】患者于2007年无明显诱因出现持续乏力，不能缓解，就诊于当地医院，诊断为慢性乙型病毒性肝炎。患者未予足够重视，未进行任何治疗。近日乏力明显，欲求中医治疗，遂就诊于我院。刻下症：乏力易困倦，不耐劳作，无胁肋疼痛，无脘腹胀满，精神尚可，食欲差，睡眠可，二便调。

【家族史】父亲患肝癌，已逝。

【舌脉】舌暗红，苔黄略腻，脉弦滑有力。

【辅助检查】（2010年8月20日）生化：ALT 129.3U/L，AST 129U/L，ALP 120U/L，DBIL 7.98μmol/L，TBIL 23.6μmol/L，ALB 42.2g/L；肝炎病毒系列：anti-HCV阴性，HBsAg阳性，HBeAg阳性，anti-HBc阳性；HBV-DNA 2.02E+07IU/ml；腹部超声：慢性肝实质损害，脾大，厚4.3cm，长径10.8cm。

【中医诊断】肝着。肝郁脾虚，湿毒内蕴。

【西医诊断】慢性迁延型乙型病毒性肝炎，脾大。

【治法】疏肝健脾，清化湿热，解毒通络。

【方药】逍遥散加减。

【方药】当归15g，赤芍15g，白芍15g，茯苓20g，白术15g，柴胡12g，煅牡蛎30g（先煎），丹参20g，莪术10g，苦参15g，茵陈30g，虎杖15g，白花蛇舌草30g，陈皮10g，炙甘草10g。21剂，日1剂，分2次服。

二诊（2010年11月26日） 症状好转，但仍乏力，食欲差，睡眠尚可，二便调。舌暗红，苔黄略腻，脉弦滑。治法同上。

【方药】上方加减。丹参改为30g，苦参改为30g，加败酱草15g、垂盆草15g。21剂，日1剂，分2次服。

三诊（2011年1月5日） 乏力减轻。刻下精神好，纳眠可，大便偏溏，舌淡红，苔白略腻，脉弦细滑。生化：ALT 34U/L，AST 31U/L，TBIL 14.2μmol/L，DBIL 4.25μmol/L；HBV-DNA 5.82E+05IU/ml。继以疏肝健脾、清化湿热、解毒通络为法。

【方药】上方加减。去败酱草，茯苓改为30g，加半枝莲15g。21剂。

四诊（2011年3月30日） 自觉症状好转，2月停服中药，再次出现乏力困倦，右耳耳鸣。舌暗红，苔黄腻，脉弦滑。生化：ALT 264.6U/L，AST 246U/L，GGT 57U/L，TBIL 17.5μmol/L，IBIL 7.8μmol/L；HBV-DNA 8.88E+06IU/ml。继以疏肝健脾、清化湿热、解毒通络为法。

【方药】逍遥散加减。

当归15g，赤芍15g，白芍15g，茯苓30g，白术15g，柴胡12g，丹参30g，莪术10g，苦参30g，茵陈30g，虎杖15g，白花蛇舌草30g，半枝莲15g，垂盆草30g，败酱草30g，炙甘草10g。7剂

五诊（2011年4月6日） 病情改善。刻下乏力，服药后每日稀便3~4次。舌暗红，苔白腻，脉弦细缓。治法同上。

【方药】上方加减。去苦参、虎杖、半枝莲，败酱草改为15g，加入豆蔻10g（后下）、薏苡仁15g、半夏12g。21剂，日1剂，分2次服。

六诊（2011年6月23日） 服上方2月余，乏力减轻。无明显不适。舌暗红，有齿痕，脉弦细缓。生化：ALT 13.2U/L，AST 22.1U/L，GGT 23.1U/L，TBIL 19.7μmol/L，IBIL 6.6μmol/L；HBV-DNA 1.5E+02IU/ml；腹部超声：慢性肝实质损害。继以疏肝健脾、清化湿热、解毒通络为法。

【方药】逍遥散加减。

当归15g，赤芍15g，白芍15g，党参15g，茯苓20g，白术15g，柴胡10g，煅牡蛎30g（先煎），丹参20g，莪术6g，豆蔻10g（后下），炒薏苡仁20g，茵陈30g，白花蛇舌草30g，垂盆草15g，炙甘草10g。14剂。

随访（2012年6月29日） 患者病情稳定，无不适症状。复查生化：TBIL 18.5μmol/L，DBIL 5.73μmol/L，IBIL 12.77μmol/L，ALB 45g/L；HBV-DNA <100IU/ml；腹部超声：慢性肝实质损害，脾稍大。

【按语】姚乃礼教授认为慢性乙型病毒性肝炎治疗时需根据邪正盛衰的具体情况确定基本治疗。当肝功能异常，肝炎病毒复制活跃，症见胁肋胀痛，口苦口干，食欲欠佳，小便黄，大便黏腻不爽，苔黄厚腻，脉弦滑或弦数等湿热疫毒壅盛之表现时，治疗上当扶正祛邪并用，而以祛邪为要。常加大清热解毒之品的配比，如茵陈、垂盆草、白花蛇舌草、虎杖、败酱草、半枝莲等。若正虚邪实并见，而正虚更加明显，此时患者肝功能可能正常，病毒复制处在较低水平或低于正常检测值，临床可见为乏力倦怠，头身困重，肝区不适，纳呆食少，舌质淡暗，大便溏薄等症状，治疗上当以调养肝脾正气为主，促使正气恢复，适当配合清利湿热解毒之品，兼以祛邪。常在调和肝脾的基础上增加扶正之品的配比，如太子参、党参、黄芪等。

【姚乃礼点评】本案乙肝发病期，患者未用抗病毒及其他西药治疗，坚持服用中药治疗10个月而病情缓解，乙型肝炎病毒核糖核酸定量明显下降，肝功能恢复正常。慢性乙型病毒性肝炎乃是湿热毒邪引起肝脾不调，运化失宜而发的病症。在治疗中注意处理好肝脾邪正虚实的关系，处理好调和肝脾以及清化湿热疫毒的关系，在急性期坚持清化湿热疫毒，同时兼顾调和肝脾，坚持治疗终能收效。

病案3 王某，男，24岁。2013年9月5日初诊。

【主诉】发现HBsAg阳性10余年，胁痛3月余。

【现病史】患者于2000年体检时发现HBsAg阳性，未予重视。2012年复查，诊断为慢性乙型病毒性肝炎、肝功能异常，院方建议其行抗病毒治疗，患者拒绝。近日胁痛与乏力较前明显，遂就诊于我院。刻下症：乏力，容易困倦，饮酒、劳累后出现胁痛，进食后时胃胀痛、腹胀，情绪激动时加重，口干口苦，自觉口中异味，时有牙龈出血、腰酸，运动后足跟痛，纳眠可，大便不成形，日一行。

【家族史】母亲患慢性乙型病毒性肝炎，舅舅患肝炎后因肝硬化去世。

【舌脉】舌暗红，胖大，苔白腻稍黄，脉沉弦。

【中医诊断】胁痛。肝脾不调，瘀滞肝络，兼有肾虚。

【西医诊断】慢性迁延型乙型病毒性肝炎。

【治法】柔肝健脾，清化湿热，解毒通络，兼以益肾。

【方药】逍遥散加减。

当归20g，赤芍15g，白芍15g，茯苓20g，白术20g，丹参20g，莪术10g，黄芩12g，黄连10g，茵陈20g，垂盆草30g，生地黄24g，狗脊15g，厚朴花15g，豆蔻12g（后下），茜草12g，甘草6g。14剂，日1剂，分2次服。

二诊（2013年9月26日） 乏力缓解，进食后胃痛消失，大便正常。现胁痛，腰骶酸痛，口干口苦，时有脘腹胀满，不耐生冷食物，纳眠可，小便黄。舌暗红，苔微黄腻，脉沉弦。生化：ALT 27U/L，AST 22U/L，TBIL 23.7U/L，DBIL 5.2U/L，UA 427umol/L；HBV-DNA 1.47E+05IU/ml；腹部超声：脾大，14cm×4.7cm。

【方药】继以上方加减。去豆蔻、黄芩、生地黄，加白花蛇舌草30g、败酱草20g、苦参15g、鳖甲45g（先煎）。14剂。

三诊（2013年10月17日） 患者病情明显好转。肝区不适消失，牙龈出血次数减少，腰骶酸痛缓解。刻下时有乏力困倦，双目干涩，口干口苦，舌麻，纳眠可，大便不成形，日1次。舌淡暗，舌体胖大，苔白略腻，脉左沉细，右弦。继以调和肝脾、清化湿热解毒、活血软坚为法。

【方药】逍遥散加减。

当归20g，赤芍12g，白芍12g，茯苓20g，炒白术20g，党参15g，丹参20g，莪术10g，茵陈20g，白花蛇舌草30g，败酱草20g，苦参15g，垂盆草30g，鳖甲45g（先煎），厚朴花15g，豆蔻10g（后下），茜草12g，甘草10g。14剂。

四诊（2013年10月3日） 困倦乏力，胁肋时有胀痛，腹部胀满隐痛，时觉双目干涩，口干口苦，口腔异味，牙龈出血，纳食可，多梦，大便稀溏，质黏。舌淡暗，胖齿痕，苔薄白略腻，脉左沉细，右弦。治法同上。

【方药】逍遥散加减。

当归20g，赤芍15g，白芍15g，柴胡10g，茯苓20g，炒白术15g，丹参20g，莪术10g，茵陈20g，栀子10g，白花蛇舌草30g，败酱草20g，苦参15g，鳖甲45g（先煎），茜草12g，甘草10g。14剂。

五诊（2013年11月14日） 腹部胀满隐痛减轻，胁痛好转，牙龈出血次数减少，乏力，口干，口中异味，纳眠可，二便可。舌淡红，苔薄黄，脉左弦右弱。HBV-DNA 7.73E+03IU/ml。

【方药】上方茜草改为茜草炭10g，炒白术改为20g，加太子参20g。14剂。

【按语】姚乃礼教授认为本病的基本病机为湿热疫毒之邪稽留体内，导致肝脾失调，邪气内侵，深伏血分，日久湿热痰瘀交阻，损伤肝络，疾病缠绵难愈。其中湿热疫毒滞留难尽是本病的启动因子和持续因素，毒损肝络是本病的基本病理变化，肝病及脾是病机的必然演变过程。故临证治疗时多以调和肝脾、清热化湿、解毒通络为法。

在治疗时，除了要把握基本病机之外，亦应重视现代理化检查。姚乃礼认为现代理化检查是人体内在功能变化的客观体现，可将其作为四诊的延伸，并用中医理论认识这些理化检查的结果，指导临床辨证，从而为辨证提供更加客观、精确的依据。比如，HBV-DNA的复制活跃程度与湿热疫毒轻重有一定的相关性，即HBV-DNA复制愈活跃，湿热疫毒程度愈重。二诊时根据患者HBV-DNA结果，入白花蛇舌草、败酱草、苦参，加强清热解毒之力。方药对证，三诊时患者明显好转。四诊时患者病情虽然变化不明显，但根据患者的病机，仍守方加减，考虑患者以邪实为主，补反助邪，故去党参。五诊时患者症情明显好转，HBV-DNA由1.47E+05IU/ml降至7.73E+03IU/ml。

【姚乃礼点评】本案对乙肝病机的分析和基本治法的总结甚妥，每一病证均有其基本病机，这是疾病的主要矛盾所在，辨证一定要抓住基本病机这一矛盾，而治疗亦应根据病机提出基本的治则治法，方能切中病机，就乙肝而言，肝脾不调为其内因所在，湿热疫毒则是病邪的特点，治疗中应注意正确处理邪正关系。本案经治疗病毒指标下降，现仍在治疗之中，需要坚持治疗，控制病毒复制，防止死灰复燃，病情反复。

病案4 侯某，男，34岁。2022年11月18日初诊。

【主诉】右胁隐痛3年余。

【现病史】患者罹患慢性乙型肝炎多年，服用恩替卡韦治疗。近3年来时有右胁隐痛，并牵及右后背疼痛，腹胀，胃痛，口苦口干，大便略难，二日1行，小便黄，眠差，入睡难，多梦，咽部异物感，口腔溃疡。

【既往史】糖尿病、高脂血症、高血压。

【舌脉】舌暗红淡胖，齿痕，苔薄黄腻，右侧剥脱，脉弦滑。

【辅助检查】腹部超声：弥漫性肝病表现；HBV-DNA＜20IU/ml；胃镜：反流性食管炎，CSG，胆汁反流；肺部CT：右肺实性微小结节。

【中医诊断】胁痛。脾虚不运，肝失疏泄，肝阴不足，阴火上冲。

【西医诊断】慢性乙型病毒性肝炎。

【治法】健脾助运，养阴泻火，调节升降。

【方药】牡丹皮12g，焦栀子10g，瓜蒌30g，法半夏12g，莲子心6g，黄连片10g，白芍15g，厚朴花15g，香橼15g，丹参15g，醋莪术10g，太子参20g，黄芪15g，桔梗12g，甘草6g，地黄30g。14剂，水煎服，日1剂。

二诊（2022年12月1日） 右胁隐痛明显缓解，无胃痛及后背疼痛，口干苦消失，偶有上腹胀满，纳可，眠差，入睡难，多梦，大便调，小便黄，舌暗红，苔黄腻，脉弦滑。

【方药】太子参20g，当归15g，白芍15g，地黄30g，牡丹皮12g，丹参15g，醋莪术10g，黄连10g，煅牡蛎30g（先煎），龙骨30g（先煎），北沙参15g，麸炒枳壳15g，炒酸枣仁30g，甘草6g，酒黄精20g。14剂。

【按语】本案患者有慢性乙型病毒性肝炎病史，且素有三高病史。长期以来时有右胁隐痛，并牵及右后背疼痛，腹胀，胃痛，口苦口干，大便略难，二日1行，小便黄，眠差，入睡难，多梦，咽部异物感，口腔溃疡。舌暗红淡胖，齿痕，苔薄黄腻，右侧剥脱，脉弦滑。脉症合参，湿热疫毒之邪久羁，伤及正气，脾虚不运，肝失疏泄，肝阴不足，阴火上冲，而致胁痛脘痛、腹胀、口干口苦、咽中不利、溃疡诸症。治宜健脾助运，清热涤烦，养阴泻火，调节气机升降。

《灵枢·五邪》云："邪在肝，则两胁中痛。"患者乙肝病史已久，肝脾肾三脏受损，故以太子参、黄芪益气健脾助运；生地黄滋肾水以涵木；栀子善清三焦之郁热，热去则湿亦与之俱化矣；丹皮清热凉血活血；小陷胸豁痰开痞通络，且瓜蒌滑而润下，能治胁之痛；茯苓健脾利湿；白芍柔肝止痛；丹参、莪术、浙贝母养血活血，通络散结化痰，制酸止痛；厚朴花、香橼疏肝理气，降逆和胃；桔梗利咽；莲子心清心安神，交通心肾；甘草益气健脾，调和诸药。使肝脾升降如常，湿热去，经络通，脘胁痛得止。

二诊患者胁痛明显缓解，无胃痛及后背疼痛，口干苦消失，偶有上腹胀满，纳可，眠差，入睡难，多梦，大便调，小便黄，舌暗红，苔黄腻，脉弦滑。诸症得解，故去栀子、瓜蒌、半夏、厚朴花、香橼、黄芪、桔梗，加北沙参、黄精养阴益肾，煅牡蛎、龙骨、酸枣仁安神助眠。邪祛之后再以扶正，不离乎治本之道也。

病案5 廉某，男，38岁。2022年1月20日初诊。

【主诉】失眠乏力2年余。

【现病史】患者罹患乙肝小三阳20余年，服用恩替卡韦抗病毒治疗。2年前出现失眠，入睡困难，每晚一般只能睡2小时。刻下症：失眠，入睡困难，乏力，晨起口中泛酸，反复口腔溃疡，纳可，矢气频，二便调，性情急躁。

【既往史】鼻息肉切除术。

【舌脉】舌暗，苔薄白，左脉弦滑，右弦细滑。

【辅助检查】（2022年1月14日）生化：ALT 15.3U/L，AST 16.4U/L，TBA 27.3μmol/L；HBV-DNA＜100IU/ml。

【中医诊断】不寐。肝阴不足，疏泄失和，克伐脾土，引动胃火，影响心神。

【西医诊断】失眠，乙肝。

【治法】调肝养阴，泻火安神。

【方药】牡丹皮15g，焦栀子10g，地黄15g，白芍15g，当归15g，炒酸枣仁30g，知母12g，茯苓20g，川芎10g，北柴胡12g，黄芩15g，龙骨30g（先煎），牡蛎30g（先煎），黄连6g，甘草6g，莲子心6g。14剂，日1剂，水煎服。

二诊（2022年2月10日）入睡困难，可以睡3小时，无口中泛酸，无口腔溃疡，纳可，矢气可，乏力减轻，二便调。舌淡暗，苔薄白微黄，脉左沉细弦，右细滑。气血虚弱，心神不宁。

【方药】太子参20g，黄芪15g，当归20g，炒酸枣仁30g，远志15g，石菖蒲12g，炒白术15g，茯神30g，龙齿30g（先煎），煅牡蛎30g（先煎），川芎10g，合欢花15g，黄连5g，肉桂6g。14剂。

三诊（2022年2月24日） 睡眠较前改善，口腔溃疡发作，纳可，大便日1行，质可，体力可，口涩，无口苦，偶有晨起有痰。舌暗红，苔薄白，右脉弦细滑，左脉弦滑。

【方药】炒酸枣仁30g，知母15g，川芎10g，茯苓20g，牡丹皮12g，焦栀子10g，当归15g，白芍15g，煅牡蛎30g（先煎），丹参15g，莪术10g，肉桂6g，黄连6g，甘草10g，龙齿30g（先煎）。14剂。

四诊（2022年3月10日） 睡眠较前改善，入睡尚可，可以睡4小时，偶有反复，晨起口唇干，昨日口腔溃疡发作，但较前症状减轻，纳可，二便调。舌淡胖苔白腻，左脉寸弦滑，右关弦细滑尺弱。

【方药】生地黄20g，知母15g，川芎10g，炒酸枣仁30g，丹皮12g，当归15g，白芍15g，黄芪15g，太子参15g，黄连6g，肉桂10g，莲子心6g，龙齿30g（先煎），炒栀子10g，甘草6g。14剂。

五诊（2022年3月24日） 眠可，食欲可，大便调，舌淡红胖，边有齿痕，苔薄白腻，左脉寸弦滑，关尺沉细。

【方药】地黄30g，知母20g，川芎10g，炒酸枣仁30g，牡丹皮15g，黄芪15g，黄连6g，肉桂10g，莲子心6g，炒栀子10g，甘草6g，茯苓15g，淡竹叶12g，丹参15g，太子参15g，龙齿30g（先煎）。14剂。

【按语】姚乃礼教授认为，在现代社会条件下，心理、环境、遗传、生物、物理、化学、药物等各种因素都可以成为失眠的原因，从中医病因学角度而言，它们可成为外感六淫、内伤七情、饮食劳倦等多种病因，同时或先后侵袭机体，致使气血失调，阳盛阴衰，阴阳失交而致不寐。

本案患者罹患乙肝病史多年。肝喜条达，不达则郁，郁滞日久，血运不畅，血滞凝瘀，络脉痹阻，心神失养，肝气郁结，久而化火。肝木克伐脾土，引动胃火。且患者平素性情急躁，久则肝阴亏损，疏泄失和，阴虚火旺；三火相炽，扰动心神，故见失眠。

病性有虚有实，虚实夹杂，虚者补之，实者泻之，治宜调肝养阴，泻火安神。方以丹栀逍遥散、酸枣仁汤、柴胡加龙骨牡蛎汤加减，丹栀逍遥散疏肝解郁，健脾和营；酸枣仁汤养血安神，清热除烦；柴胡加龙骨牡蛎汤镇惊安神，和解清热；生地黄养阴清热；莲子心清心火；黄连清胃火；黄芩清肝火。

二诊仍有入睡困难，口中泛酸和口腔溃疡已消失，乏力减轻。舌淡暗，苔薄白微黄，脉左沉细弦，右细滑。三火已解，仍气血虚弱，心神不宁。故以归脾汤益气补血，健脾养心；石菖蒲合远志宁心安神，使气自顺而壅自开，气血和畅，痰浊消散；龙齿、煅牡蛎潜镇安神定志，龙齿虽清泻之力较逊，但收涩之力较强，故邪火不甚者可选用之；合欢花疏肝解郁安神；黄连、肉桂为交泰丸，交通心肾，清虚火以治其标。三诊睡眠较前改善，口腔溃疡复起，无乏力，舌暗红，苔薄白，右脉弦细滑，左脉弦滑。虽睡眠改善，但虚火之势复起，治疗改以初诊时调肝养阴、泻火安神为主，用酸枣仁汤养血安神，清热除烦；丹栀逍遥散加减疏肝解郁，健脾和营；交泰丸交通心肾，清虚火；龙齿、煅牡蛎安神定志；丹参、莪术活血化瘀。四诊睡眠改善，偶有反复，口腔溃疡减轻。舌淡胖苔白腻，左脉寸弦滑，右关弦细滑尺弱。此属脾土虚，肝火旺，心肾不交，而火势已减。故以前方加参芪健脾益气，生地黄滋阴清热，莲子心清心火。五诊眠可，舌淡红胖，边有齿痕，苔薄白腻，左脉寸弦滑，关尺沉细。故以原方加减更服2周，巩固治疗。

　　本案关键在于补泻二者之间的平衡，补中有泻，泻中有补，根据病情变化调整二者力度，使阴阳平衡，气血调和而寐自安。

　　【姚乃礼点评】本案乙肝患者以失眠为主证，同时兼见口腔溃疡。失眠之病机多为阳不入阴，阴阳失衡，而口腔溃疡亦多为虚火上炎，所以调节阴阳平衡是治疗失眠的基本原则。案中对失眠之产生进行了详尽分析，提出心火、肝火、胃火等是导致阳亢的主要原因，并对主要方药酸枣仁汤、丹栀逍遥散、交泰丸的作用机制条分缕析。案中提到的4个方剂均对失眠有较好的临床疗效，但其针对病机不同：酸枣仁汤用于心肝阴虚，心火上炎者；交泰丸用于心肾不交，阴阳失调者；丹栀逍遥散用于心脾两虚，血不养心者，临床需要认真辨析，随证治之。

🪷 病案6　徐某，女，42岁，2013年6月27日初诊。

　　【主诉】乏力18年，胃脘胀满半月。

　　【现病史】患者于1995年无明显诱因出现乏力，持续不缓解，就诊于当地医院，诊断为慢性乙型病毒性肝炎，曾注射干扰素、口服拉米夫定进行治疗，因依从性差不能坚持，病情反复波动。间断服用中药调理，症情未见改善。近日出现胃脘不适，遂就诊于我院门诊。刻下症：乏力，易疲劳，畏寒，四肢凉，胃脘胀满，口干欲饮，头痛，纳食尚可，睡眠差，大便时溏时结，近日以便秘为主，时有排便困难。

【舌脉】舌暗红，苔薄黄，脉沉细弦。

【辅助检查】（2013年4月）乙肝五项：HBsAg（＋），anti-HBe（＋），anti-HBc（＋）；ALT 66U/L；HBV-DNA 1.11E+05IU/ml。

【中医诊断】虚劳。肝脾不调，毒邪内滞。

【西医诊断】慢性迁延型乙型病毒性肝炎。

【治法】调和肝脾，理气化湿解毒通络。

【方药】逍遥散加减。

当归20g，赤芍15g，白芍15g，柴胡10g，茯苓20g，生白术30g，太子参30g，丹参20g，莪术10g，茵陈20g，垂盆草20g，虎杖15g，白花蛇舌草20g，夏枯草15g，合欢花15g，厚朴花12g，木香10g，焦槟榔10g。14剂，日1剂，分2次服。

二诊（2013年7月11日） 乏力，胃脘胀满不舒，双目、眼、鼻痒，鼻翼散发痤疮，左下腹隐痛，大便不成形，月经提前，伴见血块。舌暗红，苔薄白，脉左沉细，右关滑。治以调和肝脾、清化湿热、解毒通络为法。

【方药】逍遥散加减。

上方去焦槟榔、木香、夏枯草，加炒杏仁10g、生薏苡仁30g、败酱草20g、丹皮10g。14剂，日1剂，分2次服。

三诊（2013年8月1日） 胃脘胀满、口中黏腻减轻，乏力，口中异味，纳食可，纳后易胃胀，活动后可缓解，睡眠差易醒，自觉胃脘部时有鸡蛋大硬块，推之不动，情绪不畅时明显，下腹部时有隐痛，大便不成形，2日一行，黏腻难解，月经量少，伴见血块，畏寒明显。舌暗红，苔薄白，脉沉弦，尺弱，右兼滑。治以调和肝脾、理气养阴、软坚解瘀为法。

【方药】逍遥散加减。

当归20g，赤芍12g，白芍12g，柴胡10g，茯苓20g，炒白术20g，太子参20g，北沙参12g，生地黄20g，丹皮12g，丹参20g，莪术10g，茵陈20g，厚朴花15g，合欢花15g，生牡蛎30g（先煎），甘草10g。14剂。

四诊（2013年10月10日） 胃脘不适明显好转，大便成形，眼、鼻、双下肢痒，时有双下肢麻木，四肢冷，畏寒，纳可，眠差，二便调。舌暗红，苔微黄腻，脉沉细弦。（2013年9月22日）生化：ALT 15U/L，AST 26U/L，TBIL

17.5 μmol/L，DBIL 2.6 μmol/L；乙肝五项：HBsAg（+），anti-HBe（+），anti-HBc（+）；HBV-DNA < 500IU/ml。腹部超声：肝、胆、胰、脾、肾未见明显异常。

【方药】上法基础上增加温经益气之品。

上方去北沙参、丹皮，赤芍、白芍改为15g，加黄芪15g、桂枝6g、防风10g。14剂。

【按语】患者慢性病毒性肝炎病史十余年，经过中西医药物治疗后病情反复波动，就诊时以胃脘不适为主症。根据脉症，辨证属肝脾不调、湿热毒邪内滞，故从肝论治。二诊时，天湿较重，困扼脾阳。湿热影响上焦，而见口、鼻、双目发痒；湿热困及下焦，而见左下腹隐痛，大便不成形，治疗上加用杏仁宣畅上焦气机，薏苡仁、败酱草清利下焦湿热。三诊时据症分析，湿热渐清，邪毒之势亦有所衰减，患者以月经量少、伴见血块、畏寒为苦，考虑为寒凝所致，故三诊时清热解毒的寒凉之品明显减少，只用茵陈。同时考虑到患者已近七七之年，尺脉较弱，月经量少，已有阴血亏虚之象，加入生地黄、沙参、太子参滋养阴血。至四诊时患者症情明显好转，以双下肢麻木，四肢不温为苦，治疗上加入黄芪、桂枝，与方中白芍配为黄芪桂枝五物汤，益气温经，和血通络。

在治疗本病时，姚乃礼教授认为辨证结合辨病是常用之法，但辨证论治才是取效的关键，不可一见慢性病毒性肝病便使用大剂量的清热解毒之品。强调重视调整脏腑气机，恢复脏腑功能，在此基础上根据患者病情适当配伍使用清热解毒之品。综观本案治疗，以辨证论治为本，辨证辨病相结合，间断治疗4个月，疗效显著。

【姚乃礼点评】本案表现虽以胃脘不适为主，然基本病机仍为肝脾失调、湿热疫毒内滞，故从肝而治。病毒性肝炎不同阶段又有邪正虚实之不同，究其总体而言，乃病久伤正，虚多实少，但是亦有湿热偏盛之时，当据证调整，故肝功及病毒指标恢复正常。后期根据症情变化酌加温阳益气之品，亦属气虚及阳，阴阳兼顾之举。

病案7 余某，男，38岁。2012年7月18日初诊。

【主诉】胁肋疼痛7年余。

【现病史】患者于2005年无明显诱因出现胁肋疼痛，就诊于当地医院，诊断为慢性乙型病毒性肝炎，肝功能异常，给予阿德福韦酯治疗，两年内病情控制良好。2007年劳累后症情反复，肝功能异常，HBV-DNA复制活跃，就诊于北京某医院，改为口服恩替卡韦继续治疗，病情稳定。现患者为求中医治疗就诊于我院。刻下症：右胁隐痛，乏力，容易疲劳，食欲不振，咳嗽时有，痰少，纳眠可，大便日1行，不成形。

【舌脉】舌淡暗，苔白腻，脉左沉细，右弦细。

【辅助检查】（2012年7月17）生化：ALT 66.7U/L，AST 30.5U/L，TBIL 20.5μmol/L，UA 511.1μmol/L；HBV-DNA 1.38E+02IU/ml；腹部超声：弥漫性肝病表现，肝内钙化灶，胆囊炎。

【中医诊断】胁痛。肝脾不调，湿热内蕴。

【西医诊断】慢性乙型病毒性肝炎，肝功能异常，胆囊炎。

【治法】调和肝脾，清热利湿化浊。

【方药】自拟方加减。

当归20g，赤芍15g，白芍15g，柴胡10g，枳壳12g，茵陈20g，虎杖15g，垂盆草20g，草豆蔻12g，豆蔻（后下）12g，法半夏12g，木香10g，川连10g，杏仁10g，桔梗12g，甘草6g。14剂，日1剂，分2次服。

嘱患者合理膳食，均衡营养；起居有常，适量运动；保持开朗乐观的情绪。

二诊（2012年10月10日） 服药后胁肋疼痛缓解，停药后症状反复，右胁隐痛，食欲不振，乏力，食生冷后大便稀。舌暗红，苔白厚腻，脉沉细弦。治以调和肝脾、清热利湿化浊为法。

【方药】平胃散合六君子汤加减。

厚朴15g，炒苍术12g，陈皮10g，法半夏12g，党参20g，白术15g，云苓20g，蚕沙15g，豆蔻10g（后下），草豆蔻12g（后下），木香10g，鸡内金15g，茵陈20g，丹参20g，甘草6g。14剂。

三诊（2012年10月31日） 胁肋隐痛减轻，困倦乏力缓解，食欲不振，纳食量少，大便日行2~3次，不成形，小便黄，睡眠可。舌暗红，苔白腻，脉沉细弦。治法同前。

【方药】继以上方加减。

去蚕沙、茵陈，加石菖蒲12g、焦槟榔6g、车前草30g。14剂。

四诊（2013年1月24日） 乏力，咳嗽明显缓解，腰背痛，皮肤瘙痒，大便日2次，较前好转，但不成形。纳眠可，舌淡暗，苔白腻，脉细弦。治以柔肝健脾、清热利湿解毒软坚为法。

【方药】当归芍药散加减。

当归20g，赤芍15g，白芍15g，云苓20g，白术15g，苦杏仁12g，桔梗12g，青黛3g（包煎），海蛤壳15g，炙百部15g，茵陈20g，白花蛇舌草20g，煅牡蛎30g（先煎），浙贝母20g，石见穿20g，狗脊15g，甘草6g，生地黄24g。14剂。

随访 患者继以上方加减进行调理，咳嗽消失，工作劳累后时有乏力，纳眠可，大便不成形。（2013年1月24日）生化：ALT 26.4U/L，AST 20.6U/L，TBIL 22.0μmol/L，UA 383μmol/L；HBV-DNA ＜ 100IU/ml。

【按语】本案患者困倦、乏力、食欲不振、大便不成形，脾虚之象突出，治疗上应以健脾益气为主，而姚乃礼教授以清化湿浊为主，究其原因，苔白厚腻而致密是本案辨证之关键点。脾喜燥恶湿，故脾易为湿所困。临床上脾湿为患常见两种类型，一为湿浊内盛而致脾失健运者，为实证，舌苔必厚腻，治疗应以化湿为主，健脾益气为辅；二是脾胃虚弱而致湿浊停留，为虚证，舌苔不厚，舌多淡嫩有齿痕，治疗时应以健脾益气为主以顾其本，辅以清化湿浊。姚乃礼教授在临床上遇到舌苔厚腻者，治疗上常以二陈汤、平胃散为基础，燥湿化浊，辅以四君子汤健脾。因本案患者饮冷纳凉以后大便稀溏，加用豆蔻、草豆蔻温中燥湿。

本案尚有一症需要注意：患者从初诊至四诊始终伴有咳嗽，虽非主症，但甚以为苦。初以桔梗、杏仁一升一降，宣通肺气症状虽有所好转，然而咳嗽久而不愈。仔细询问患者，咳嗽多为猝然而作，偶尔有痰，量少。《灵枢·经脉》中描述肝足厥阴之脉，其支者，复从肝别贯膈，上注肺。考虑本案患者为肺气不足又兼肝木乘之，木郁化火刑金而见咳嗽，治疗上清金制木，加用黛蛤散清肝利肺而取效。

【姚乃礼点评】慢性肝炎，多为肝脾失调、虚实夹杂之证，治疗时当辨其邪正虚实，孰轻孰重，而后分标本先后。本案初期湿热较重，故以清化湿热为先，后再调补肝脾，但应注意扶正祛邪不忘扶正，以免伤损正气。又对咳嗽一症提出木火刑金之论，而以黛蛤散取效，亦属于肝病影响肺金之证。

第四章
肝纤维化

一、概述

肝纤维化是指肝脏细胞外基质（ECM，即胶原、糖蛋白和蛋白多糖等）弥漫性过度沉积与异常分布，是肝脏对慢性损伤的病理性修复反应，是各种慢性肝病向肝硬化发展过程中的关键步骤和影响慢性肝病预后的重要环节。肝纤维化进一步发展可引起肝小叶结构紊乱，肝细胞结节性再生，形成假小叶结构（即肝硬化），临床上出现肝功能减退和门静脉高压症表现。肝纤维化在组织学上是可逆的，肝硬化逆转较为困难，但仍有少部分可逆转。

（一）西医病因病理

慢性肝病包括肝炎病毒、酒精、药物与毒物、寄生虫、代谢和遗传、胆汁淤积、免疫异常等病因所致的病程超过半年的各种肝病。长期病因刺激、异常代谢及免疫炎性反应，可导致肝实质细胞的损伤，使肝纤维化发生，因此肝纤维化可见于大多数慢性肝脏疾病。

参与肝纤维化过程的细胞中，活化的肝星状细胞（HSC）是生成纤维组织的关键细胞。不同的病因刺激可以造成肝脏慢性损伤，使肝细胞发生凋亡、坏死或坏死性凋亡，引发肝脏炎症。肝细胞、枯否细胞、肝窦内皮细胞和淋巴细胞可以通过释放细胞内容物、细胞因子和活性氧簇等刺激位于狄氏间隙内的静止期HSC，使之活化成为肌成纤维细胞，产生大量ECM，形成纤维间隔和肝窦的毛细血管化，造成肝纤维化，并伴有纤维间隔内的血管增生。机体感染血吸虫后，虫卵随血流行止于肝窦入口处，形成肉芽肿后发生肝纤维化。肝窦毛细血管化、肌成纤维细胞收缩和虫卵肉芽肿都可致肝窦狭窄、血流阻力增大，是导致门静脉高压的重要病理基础。肝窦微循环障碍会延迟抗病毒T淋巴细胞的募集，从而延缓病毒的清除，最后加重由抗原持续激活的 T 细胞造成的组织损伤，成为慢性肝炎迁延不愈的原因之一。淋巴细胞可以激活 HSC 或促进其凋亡，在肝纤维化形成和消退过程中都可发挥作用。慢性肝损伤时，自由基的活化导致肝内氧化应激和抗过氧化防御机制效能降低，参与组织重构和肝纤维化的发生，该机制在酒精性肝炎和非酒精性脂肪性肝炎的发生发展过程中发挥了重要作用。肝内促纤维化的微环境可吸引淋巴细胞特别是巨噬细胞的一些亚型调控肝纤维化的形成或消解，近年来得到关注。此外，肠道微生物的作用、形成厌氧促炎环境的组织缺氧的作用、肝纤维化进展调控的后天修饰的作用和肝纤维化发展过程中组织硬度等也都影响肝纤维化的进展。

（二）临床表现

多为原发慢性肝病的临床表现，个体差异较大。常见的临床表现有疲倦乏力，食欲不振，大便异常，肝区不适或胀或痛，睡眠障碍，舌质暗红或暗淡，舌下静脉曲张，脉弦细等。肝硬化患者还可有面色晦暗、蜘蛛痣、肝掌、脾脏肿大、舌有瘀斑等体征。部分患者可无明显症状或体征，或可表现为伴同于原发慢性肝病的其他临床表现。

（三）西医诊断依据

目前，肝活检组织病理学检查仍是肝纤维化诊断的"金标准"。肝活检组织标本长度须在 1.0cm 以上（一般为 1.5～2.5cm），在镜下包括 6 个以上的门管区。临床上肝组织炎症和纤维化病理学诊断采用 Scheuer 评分系统，药物治疗前后肝纤维化疗效评估应采用 Ishak 评分系统，必要时应用图像分析对肝组织进行纤维化定量评估。由于肝活检属于创伤性检查，少数病例可能会发生并发症，如疼痛、出血、感染，甚至死亡，且检查费用较高，不易被患者接受。为进一步降低肝活检的风险，建议严格把握适应证和禁忌证，并推荐在影像学引导下的肝活检。近年来，影像学等物理学检查技术发展很快，具有无创、简便、快速、易于操作、可重复性、安全性和依从性好的特点，可以在一定程度上弥补组织病理学观察的不足，如将实验室检查的不同指标组合建立的各种诊断纤维化的血清学模型、瞬时弹性成像（TE）、磁共振弹性成像（MRE）等。如果能将多种检查方法组合应用，可望提高肝纤维化诊断的准确率。

临床上慢性肝病史患者如经肝组织病理检查确定纤维化程度在 F2 以上，

即可确诊为肝纤维化；未行肝活组织检查的患者，可用无创伤诊断方法（如血清无创伤诊断模型，TE检测LSM、MRE，超声实时剪切波弹性成像或ARFI），若达到肝脏纤维化硬度值，可确诊为肝纤维化。如不具备以上检查条件，肝脏B超声检查见肝包膜粗糙、回声增密增粗不均匀或呈网络状、血管显示欠清晰、门脉内径增宽、脾脏增厚，肝功能生化检查正常或长期不稳定，血清纤维化标志物值异常升高等，高度怀疑肝纤维化。

（四）西医治疗

肝纤维化治疗包括病因治疗和抗肝纤维化治疗两个方面。

1.病因治疗

肝纤维化治疗目前最重要的是病因治疗。有效抑制和清除慢性肝炎病毒（HBV和HCV），药物根除血吸虫感染，解除胆汁淤积或治疗相关的病因，非酒精性脂肪性肝病患者控制体质量及改善相关的代谢紊乱，酒精性肝病患者戒酒，血色病患者进行放血治疗，自身免疫性肝病患者应用激素和免疫抑制剂治疗等，均可减轻肝脏持续损伤，促进纤维化肝组织的修复。

2.抗肝纤维化治疗

目前尚无明确可用于临床的抗纤维化化学或生物药物。中医药在该领域有明确的优势，已有多种注册适应证为肝纤维化的中成药上市，也有较多文献报道治疗肝纤维化的中成药及经验方。遵从病证结合，可根据相应中医证候病机应用。

（五）中医辨证论治

1.肝胆湿热证

【临床表现】口干苦或口臭，胁胀或痛，纳呆，胃脘胀闷，倦怠乏力，巩膜皮肤黄染，大便黏滞秽臭或干结，舌质红，苔黄腻，脉弦数或弦滑数。

【治法】清热祛湿。

【方药】茵陈蒿汤加味。

【组成】茵陈、栀子、制大黄、黄芩、泽泻、车前子等。

2.肝郁脾虚证

【临床表现】胁肋胀满疼痛，胸闷，善太息，精神抑郁或性情急躁，纳食减少，脘腹痞闷，神疲乏力，面色萎黄，大便不实或溏泻。舌质淡，有齿痕，苔白，脉沉弦。

【治法】疏肝健脾。

【方药】逍遥散加减。

【组成】柴胡、芍药、当归、薄荷、甘草、川芎、白术、茯苓等。

3.肝肾阴虚证

【临床表现】胁肋隐痛，遇劳加重，腰膝酸软，口燥咽干，心中烦热，头晕目眩，失眠多梦，两目干涩。舌质红，苔薄白少津，脉弦细数。

【治法】滋养肝肾。

【方药】一贯煎与六味地黄丸加减。

【组成】生地黄、当归、沙参、麦冬、枸杞子、山药、山茱萸、丹皮、泽泻、茯苓等。

二、姚乃礼辨治经验

（一）对疾病的认识

中医学中无肝纤维化病名，按主要临床表现，可将其归为"肝积""积聚""肝癖（痞）""肝着"等范畴。肝纤维化由慢性肝病演变而来，为慢性肝病发展为肝硬化的过渡阶段。其常见病因有病毒性肝炎、酒精性肝病、非酒精性脂肪性肝病、长期胆汁淤积、药物或毒物、免疫紊乱等。盖由禀赋不足，伤及脾胃，导致肝脾失调，运化不行，毒邪伤及肝脏，入于肝络，加重运化不行，气机不畅，水湿内停，影响气血精微的转化和肝脏功能，气血失于调摄，出现气机郁滞、血行不畅，日久络脉瘀滞，形成癥积。姚乃礼教授认为总的病机在于肝体失养，肝用不健，毒损肝络，肝络不通，脾胃不调则是其根本。

（二）辨治思路

姚乃礼教授在临床上善用"四法一则"治疗肝纤维化及肝硬化。

1.解肝毒以祛病之因

毒邪有内外之分。外来之毒包括食毒、酒毒、药毒、疫毒、蛊毒（虫毒）等，诸毒必归于肝，由肝而解，故最易伤肝；内生之毒为脏腑失调，运化不行致湿热、痰浊、血瘀等留滞体内，日久化生为毒邪，影响气血运行，伤及脏腑组织。

姚乃礼教授认为，如果引起损伤的因素被祛除，则肝纤维化病情是可逆的。解肝毒可祛除病因，截断病势，故为治疗的重要环节。首先应辨明毒邪的病理特性，如病毒性肝炎的外来疫毒，脂肪性肝病、自身免疫性肝病的内生毒邪，酒精性肝病、药物性肝病的酒毒、药毒。再根据疾病进展阶段、邪正对比关系选用不同的解毒方法，给毒邪以出路。热重于湿，应以清热解毒兼以化湿为法；湿重于热，以化湿解毒佐以清热为法；湿热并重者，则清热与化湿并举，使热清湿化，病情向愈。

（1）清热利湿解毒：临证多选用茵陈、垂盆草、鸡骨草、虎杖、黄芩、薏苡仁等。

（2）清热解毒：临证多选用山豆根、半枝莲、白花蛇舌草、山慈菇等。

（3）芳香化湿解毒：临证多选用豆蔻、草果、藿香、佩兰等。

（4）活血化瘀解毒：临证多选用丹参、当归、赤芍、川芎、莪术、三七、鸡血藤、桃仁、红花、延胡索、王不留行、泽兰、马鞭草等。

（5）活血凉血解毒：临证多选用牡丹皮、赤芍、茜草、紫草、白茅根等。

（6）和中解毒：临证多选用葛花、枳椇子解酒毒，甘草、蜂蜜、生姜等解药毒。

2.柔肝体以安其根

肝体，为肝脏的本体，包括肝之气血阴阳。《素问·脏气法时论》云"肝苦急，急食甘以缓之"，提出了柔肝法。清代叶天士《临证指南医案·肝风》提出"肝体阴用阳""肝为风木之脏，因有相火内寄，体阴用阳，其性刚，主动，主升"。东汉张仲景《金匮要略》中提出柔养肝体治法："夫肝之病，补用酸，助用焦苦，益用甘味之药调之。"并创制了柔肝之首方芍药甘草汤。名方逍遥散（出《太平惠民和剂局方》）即以当归、芍药养血柔肝。张锡纯《医学衷中参西录》言："肝恶燥喜润。燥则肝体板硬，而肝火肝气即妄动；润则肝体柔和，而肝火肝气长宁静。是以方书有以润药柔肝之法。"

姚乃礼教授认为，体阴用阳为肝之生理，体用失调为肝之病理，肝体与肝用相辅相成，是肝发挥生理功能的重要基础和条件。盖肝主藏血，藏血即体阴，为物质基础；肝司疏泄，为功能活动，是肝之用。若肝阴、肝血不足，则肝体失养，临证可用养血滋阴等法柔肝体，令肝之气血充盛，则肝用得健，肝体得软。

（1）养血以补肝血：症见面色无华，爪甲色淡，头晕、心悸，舌质淡，脉细。临证多选用当归、地黄、白芍、阿胶、紫阿车、川芎等。

（2）滋阴以潜肝阳：症见眩晕耳鸣，失眠多梦，五心烦热，头目胀痛，急躁易怒，舌红少津，脉弦细。临证多选用龙骨、牡蛎、龟甲、鳖甲、白芍、钩藤等。

（3）滋肾阴以补肝阴：症见面色黧黑，腰膝酸软，舌红少苔，脉细弦，尺脉弱。临证多选用地黄、枸杞子、女贞子、墨旱莲、山茱萸等。

3.助肝用以缓其急

《黄帝内经》《难经》对肝的升发特性已有了初步的认识。《素问·诊要经终论》云："正月二月，天气始方，地气始发，人气在肝。"明代卢之颐在《本草乘雅半偈》中云："椿益皮肤毛发，正肝以能生为体，荣华为用；樗益血气阴窍，正肝以藏血为体，疏泄为用。"秦伯未在《谦斋医学讲稿·论肝病》中认为肝"以血为体，以气为用"。

姚乃礼教授认为，肝用阳意义有二：其一，从肝的生理功能来看，肝内寄相火，相火为用，火属阳，其性条达，以气为用，主动主升，此属于阳，乃肝阳之生理作用；其二，从肝的病理变化来看，肝阳易亢，肝风易动，临床常表现为眩晕头痛、烦躁易怒、面赤眼花、四肢麻木、震颤抽搐等症状，亦属于阳，乃肝阳之病理表现。肝气、肝阳升发条畅，则肝主疏泄、主藏血的功能得以正常发挥，若其为毒邪所乱，则肝气郁滞，肝阳不振，气机失调，肝用不健，故临证可用疏肝、清肝、平肝等法利于肝之疏泄，以助肝用而缓其急。

（1）肝气郁结：症见急躁易怒，胁肋胀痛或隐痛，胸闷，善太息，咽部异物感。宜疏肝理气，临证多选用柴胡、白芍、香附、郁金、枳壳、薄荷等。

（2）肝火上炎：症见头目胀痛，眩晕耳鸣，面红目赤，急躁易怒，失眠多梦，胁肋不适，舌质红，苔黄，脉弦数。宜清泻肝火，临证多选用龙胆、栀子、黄芩等。

（3）肝阳上亢：症见头目胀痛，眩晕耳鸣，面红目赤，急躁易怒，腰膝酸软无力，头重足轻，舌质红，苔少而干，脉弦细数。宜平肝潜阳、滋水涵木，临证多选用牛膝、生赭石、龙骨、牡蛎、龟甲、白芍、钩藤、石决明、黄芩等。

4.通肝络以治其本

《灵枢·五邪》曰："邪在肝，则两胁中痛……取之行间，以引胁下，补三里以温胃中，取血脉以散恶血，取耳间青脉，以去其掣。"从络病角度阐述了肝病的治疗。东汉张仲景建立了络病辨证论治体系，论述肝着、黄疸等诸多内伤杂病与络脉有关，创立多种治疗络病的法则和方剂，如活血化瘀通络法、虫蚁搜剔通络法及鳖甲煎丸、大黄䗪虫丸、下瘀血汤、抵当汤等活血通络方。清代叶天士在《临证指南医案》中明确提出"肝络"概念，认为肝络属脏络范畴，为肝脏气血津液输布贯通的要道，积聚属络病，病位在肝络，提出"久病入络""久痛入络""久瘀入络"等观点，创立了辛味通络、络虚通补等络病治法方药。

姚乃礼教授认为，中西医融会贯通有助于认识疾病本质。20世纪90年代初，姚乃礼教授提出肝窦是肝络的重要组成部分，从多方面研究证实了肝络与肝窦的相似性和相通性，提出肝纤维化、肝硬化属于肝络病范畴，病机关键为"毒损肝络"，建立了从肝络论治慢性肝病的理论框架。

肝络病变有轻重虚实之辨，一般循肝络不和—肝络瘀滞—络损成积的发展规律。毒邪侵犯肝体，循经入络，影响肝络气血的环流输布，初为肝络不和，肝络失养，气化不利，凝津为痰，血行不畅，痰瘀互结，日久由气及血，肝络瘀滞，络损成积。肝纤维化多为肝络瘀滞，兼见气滞与血瘀的表现，可见胁下胀痛或刺痛，位置固定，口干不欲饮，舌紫暗，脉弦涩或细涩。治宜化瘀通络，根据络脉瘀阻轻重不同，选用养血和血通络药，如当归、鸡血藤、益母草、丹参等；或用辛润活血通络药，如当归、桃仁、赤芍等；或用搜剔化瘀通络药，如土鳖虫、地龙等。

此外，姚乃礼教授强调，肝络失养在整个病程中持续存在，应根据脏腑气血阴阳亏虚的不同培补络道，方有其功。择以黄芪、人参、党参、太子参、山药等补气虚，以阿胶、紫河车、当归等补络血虚，以桂枝、淫羊藿、巴戟天、肉苁蓉、鹿茸等补络阳虚，以生地黄、熟地黄、女贞子、墨旱莲、黄精、麦冬、北沙参、山茱萸等补络阴虚。

5.调脾胃贯穿始终

《难经·七十七难》曰："所谓治未病者，见肝之病，则知肝当传之与脾，故先实其脾气，无令得受肝之邪，故曰治未病焉。"首次提出"治肝实脾"理论。《金匮要略》依此理论创制了许多肝脾同治的经典方剂。金代李东垣认为脾胃为元气之本、气机升降之枢纽，脾胃气虚易致病邪入侵，阻碍脾胃散精于肝，或脾虚失运，土壅木郁皆可引起肝病。

姚乃礼教授认为，中医学所论之肝脾不仅包括西医学中消化系统的主要功能，还包括神经、代谢、免疫、内分泌等系统的功能。肝与胆、脾与胃脏腑阴阳表里相合，生理相用，病理相因，才能维系正常的消化功能、气机升降功能和血液的正常运行。调脾胃在肝纤维化治疗中具有重要意义，应作为基本原则。调脾胃之法众多，治疗中需要根据病情变化随证施治。

（1）补脾以健脾益气：临证多选用黄芪、太子参、党参、白术、山药、茯苓、炙甘草等。

（2）运脾以助脾之运，疏脾之滞：临证多选用陈皮、白术、木香、砂仁、豆蔻、薏苡仁等。

（3）芳香化湿以醒脾：临证多选用苍术、藿香、佩兰等。

（4）健脾和胃以消食导滞：临证多选用炒山楂、炒神曲、炒二芽、鸡内金、莱菔子等。

（5）温脾以散寒止痛：临证多选用干姜、高良姜、附子等。

（6）调胃以行气通滞：临证多选用枳实、厚朴花、半夏、青皮等。

（7）益气养阴以养胃阴：临证多选用生地黄、麦冬、太子参、沙参、百合、石斛等。

6.澄本求源，病证结合

姚乃礼教授提出，在肝纤维化的辨治中应将辨证和不同的疾病结合起来。由于原发病不同，病因病机有差别，引起肝纤维化的临床特点也不同。HBV感染是导致HBV相关性慢性肝病发生的始动原因，而免疫耐受减低是疾病进展的持续原因，其引起的肝纤维化的病机重点在于湿热毒邪伤及肝络而致气血瘀滞，治疗侧重于清热利湿解毒，且需配合抗病毒治疗；非酒精性脂肪性肝病主要是脾失运化，渐及于肝，引起痰浊郁滞肝络，更应重视化痰浊；酒精性肝病主要是酒毒伤及脾胃，化生湿热，伤及肝络，治疗侧重于解酒毒；免疫性肝病涉及脾肾两虚，运化失调，肝之化源不足，疏泄及藏血功能受影响，治疗应侧重于健脾益肾。因此，抓住原发病的病因病机特点，是治疗肝纤维化的关键所在。

（三）经验方——芪术方

姚乃礼教授在"毒损肝络"理论指导下创制出抗肝纤维化的有效方剂芪术方，并研制成中成药芪术颗粒。

【组成】黄芪30g，莪术10g，白术15g，丹参30g，郁金15g，茵陈30g，北豆根10g，柴胡10g，桃仁10g，生甘草10g。

具体方解及临床应用等详见本书第二章之"精拟验方，研制成药"。

三、病案实录

❀ 病案1　董某，男，34岁。2023年1月5日初诊。

【主诉】右胁隐痛3年余。

【现病史】患者7年前确诊乙肝，2年前发现肝纤维化，服用替诺福韦酯治疗。3年来间断右胁隐痛，口干，乏力，时有烧心，时有牙龈出血，纳可，晨起咳嗽，入睡困难，眠浅易醒，大便溏黏，小便偏黄。

【既往史】慢性萎缩性胃炎，脂肪肝。

【舌脉】舌淡暗，苔白腻，苔黄，左脉沉细弦，右脉关沉细而弱。

【辅助检查】HBV-DNA＜20IU/ml；肝功（-）；AFP（-）；腹部超声：肝弥漫性病变伴有脂肪变，脾大（长116mm，厚48mm），胆囊壁毛糙；肝弹性检测：LSM 11.8kPa。

【中医诊断】胁痛。湿热内蕴，肝络瘀滞。

【西医诊断】肝纤维化，慢性乙型病毒性肝炎，脂肪肝，慢性萎缩性胃炎。

【治法】疏肝健脾，清化湿热，活血通络。

【方药】地黄30g，当归20g，白芍15g，茯苓20g，白术15g，丹参15g，醋莪术10g，茵陈20g，太子参20g，黄连10g，瓜蒌皮15g，法半夏12g，麦冬15g，炒杏仁12g，炒酸枣仁30g，甘草6g。14剂，日1剂，水煎服。

二诊（2023年7月27日）　患者诉服药后诸症好转，后未再复诊。近日餐后腹胀，烧心，嗳气反酸，乏力困倦，自汗，牙龈出血，入睡难，眠浅易醒，晨间咳嗽，无痰，小便黄，大便调。脉左弦右细，舌淡暗，苔白腻微黄。

【方药】太子参20g，丹参15g，醋莪术10g，当归15g，白芍20g，茵陈

第四章　肝纤维化

20g，关黄柏15g，醋鳖甲45g（先煎），煅牡蛎30g（先煎），地黄30g，酒黄精20g，牡丹皮12g，焦栀子10g，甘草6g，炒酸枣仁30g，合欢花15g。14剂。

三诊（2023年9月21日） 烧心，腹胀，口干，大便不成形，日2~4次，多梦早醒，纳可，小便黄。脉左弦细，右弦细弱，舌淡紫，苔黄滑腻。

【方药】党参片15g，茯苓20g，麸炒白术15g，法半夏10g，黄连6g，陈皮10g，竹茹12g，麸炒枳实15g，丹参15g，醋莪术10g，茵陈15g，醋鳖甲45g（先煎），醋鸡内金15g，姜厚朴15g，木香10g，豆蔻12g（后下），龙骨30g（先煎），牡蛎30g（先煎），甘草6g。14剂。

四诊（2023年10月12日） 烧心、腹胀、口干缓解，多梦早醒，右胁胀痛，食欲可，乏力，大便偏干，不畅，日1次，食欲可，乏力，小便黄。舌淡苔白，脉左弦细缓，右沉。

【方药】党参片20g，茯苓20g，麸炒白术15g，法半夏10g，黄连10g，陈皮10g，竹茹12g，麸炒枳实15g，丹参15g，醋莪术10g，茵陈20g，醋鳖甲45g（先煎），醋鸡内金15g，姜厚朴15g，木香10g，龙骨30g（先煎），牡蛎30g（先煎），甘草10g，关黄柏15g，白芍15g。14剂。

五诊（2023年11月16日） 口干明显，烧心、腹胀好转，多梦易醒，右胁时痛，连及后背，乏力，纳可，大便不畅，二日1行。（2023年10月26日）B超：肝大，肝弥漫性病变伴脂肪变，脾大，胆囊壁毛糙；肝弹性检测：LSM 7.6kPa，CAP（控制衰减指数）268dB/m；肝功：ALT 54.5U/L，TBIL 39μmol/ml。脉左弦细，右弦弱，舌淡胖，苔薄黄腻。

【方药】太子参20g，茯苓20g，白术15g，法半夏12g，北沙参15g，当归20g，丹参15g，醋莪术10g，茵陈20g，黄连10g，赤芍15g，白芍15g，醋鸡内金15g，醋鳖甲45g（先煎），地黄30g，酒黄精20g，甘草片6g，合欢花15g。28剂。

六诊（2023年12月28日） 腹胀、烧心基本消失，口干好转，梦多，右胁、后背时痛，乏力减轻，大便溏，二日1行，小便调，晨起恶心咳嗽。舌紫暗稍淡，苔微黄腻，脉左弦细，右沉细弱。

【方药】当归15g，赤芍15g，白芍15g，茯苓20g，白术15g，北柴胡12g，法半夏12g，瓜蒌皮15g，黄连6g，醋莪术10g，丹参15g，木香10g，炒酸枣仁20g，合欢花15g，茵陈20g，醋鳖甲45g（先煎），太子参20g，醋鸡内金

15g，甘草6g，炒苦杏仁12g。21剂。

七诊（2024年3月21日） 右胁隐痛，无后背痛，腹胀，睡眠好转，梦多，晨起恶心，咳嗽无痰，大便溏，色黑，小便调，口干苦，乏力，脉右弦细，左细弦，舌淡苔白微黄。

【方药】当归15g，白芍20g，茯苓20g，白术15g，北柴胡12g，醋莪术10g，丹参15g，茵陈20g，垂盆草15g，黄柏15g，醋鳖甲45g（先煎），太子参20g，黄芪20g，醋鸡内金15g，竹茹12g，炙甘草10g，炒苦杏仁10g，前胡12g。21剂。

八诊（2024年5月23日）（2024年5月8日）超声：肝弥漫性病变伴脂肪变，脾大（长114mm，厚42mm），胆囊壁毛糙；肝弹性检测：LSM 6.4kPa，CAP 289dB/m；肝肾功：ALT 60U/L，TBIL 10.9 μmol/ml；HBsAg 3589；血常规（－）；肿瘤标志物（－）；糖化血红蛋白（－）。右胁隐痛好转，乏力，腹胀，眠浅，梦多，晨起恶心咳嗽，无痰，口干口苦，手心热，二便调。右寸沉滑，关尺细弦而沉，舌淡，苔白腻微黄。

【方药】当归15g，白芍15g，茯苓20g，白术15g，北柴胡12g，醋莪术10g，丹参15g，茵陈15g，垂盆草15g，黄柏15g，醋鳖甲45g（先煎），太子参30g，黄芪30g，醋鸡内金15g，黄芩15g，蜜枇杷叶12g，炒苦杏仁12g，姜厚朴15g。21剂。

【按语】本案患者以右胁隐痛为主诉，病属胁痛，病位在肝。病机关键在于毒邪伤肝，络脉瘀滞，克伐脾土，湿热内蕴，影响心神。治疗当以疏肝健脾、清化湿热、活血通络为法，方用四物汤合小陷胸汤、四君子加减。四物合四君子健脾益气，养血活血；黄连、半夏、瓜蒌清热化痰，宽胸散结；丹参、莪术活血通络；茵陈清热利湿；肝为刚脏，体阴用阳，故用麦冬配白芍养阴柔肝；杏仁清肺止咳；酸枣仁养肝宁心安神。

二诊时隔半年之久，患者胁痛未作，餐后腹胀，烧心，嗳气反酸。证属肝郁脾虚，运化不利，湿热内滞。治宜疏肝健脾，清化湿热，软坚散结。以四物合四君子健脾益气，养血活血；丹参、莪术活血通络；茵陈、黄柏清热利湿；丹皮、焦栀子清热凉血；黄精养阴柔肝；鳖甲、牡蛎共用，为名方牡蛎鳖甲散，出自《医级》，具有滋水清热、散结软坚的功效，主治水亏潮热，邪留胁下，或水气内结及痞鞕而痛等症状；酸枣仁、合欢花养肝宁心安神。

三诊患者胃脘症状明显，考虑其有慢性萎缩性胃炎病史，故以黄连温胆汤（黄连、半夏、陈皮、竹茹、枳实、茯苓、甘草）清热除烦和胃，四君子健脾利湿；丹参、莪术活血通络，鳖甲、牡蛎软坚散结，厚朴、木香、鸡内金理气消积，茵陈、豆蔻清热利湿，龙骨重镇安神。

四诊胃脘症状改善，原方去豆蔻，加黄柏、白芍。

五诊患者复查肝弹性检测，显示肝脏硬度值明显下降，但仍有胁痛等症，故仍以四物合四君子健脾益气，养血活血；丹参、莪术活血通络；茵陈、黄连清热利湿；北沙参、黄精养阴柔肝；鳖甲、鸡内金散结软坚；合欢花宁心安神。

六诊患者胃脘症状已止，仍右胁、后背时痛，晨起恶心咳嗽，故去生地黄、北沙参、黄精滋腻之属，加柴胡、木香疏肝理气，瓜蒌皮、杏仁化痰止咳，酸枣仁宁心安神。

七诊右胁隐痛，无后背痛，腹胀，睡眠好转，晨起恶心、咳嗽，去赤芍、半夏、瓜蒌皮、黄连、酸枣仁、合欢花，加垂盆草、黄柏清热利湿，黄芪健脾益气，前胡降气止咳。

八诊复查肝弹性，硬度值复常，脾较前缩小，胁痛好转，仍有晨起恶心、咳嗽，去竹茹、甘草、前胡，加黄芩清热化痰，枇杷叶清肺止咳、降逆止呕，厚朴下气除满。

本案患者乙肝病史已久，致肝纤维化，复有萎缩性胃炎等，常法当以疏肝，但其本质乃病延日久，湿热久留不去，肝阴暗耗，肝失润养，气机不畅，致肝脾失调，阴阳气血紊乱，肝络瘀滞，治疗关键在于调节肝脾失调，恢复阴阳气血的相对平衡，使肝脾升降如常，湿热去，经络通，胁痛得止。取王旭高《西溪书屋夜话录》之"柔肝"一法，认为用理气行气，则疏之益甚。而便溏乏力当属脾虚之象，《金匮要略》有云："见肝之病，知肝传脾，当先实脾"，故用四君子、四物、麦冬、黄精之属健脾益气化湿，养血活血柔肝，是为养肝健脾同治之法。又见有口干溲黄苔黄等热毒内恋之象，故佐清热解毒之品。而以鳖甲、牡蛎之属软坚散结，丹参、莪术、赤芍之属活血通络，贯穿始终，终致肝纤维化逆转。清代费伯雄《医醇賸义》中曰："天下无神奇之法，只有平淡之法，平淡之极，乃为神奇。"姚乃礼教授以平和之法，用平和之药，治平常之病而达到非常之效，值得进一步学习与借鉴。

【姚乃礼点评】本案乙肝肝纤维化以胁痛立论，分析十分到位，特别是引王旭高、费伯雄等名家论述，使理论和临床实际相结合，对肝纤维化有进一步的认识。柔肝一说值得重视。从肝脏特点来分析，肝为将军之官，喜疏达而恶抑郁，但在疏达之中，要注意不可过分，防止过则为燥，所以肝喜辛，但不可辛之太过，过则为燥。理气药以厚朴花、玫瑰花、香橼、佛手等为重，防止过分伤肝。

❀ 病案2　崔某，男，63岁，2023年12月1日初诊。

【主诉】丙肝30余年，发现肝纤维化2年。

【现病史】患者于1984年交通事故中肝破裂，因输血感染丙肝，干扰素治疗，病毒转阴。2年前检查发现肝纤维化，目前服用扶正化瘀片及水飞蓟宾葡甲胺。刻下症：右胁不适，肠鸣矢气，纳可，性情急躁，长期失眠，入睡难，早醒，醒后难眠，大便隔日1行，偏干，小便调。

【辅助检查】（2023年8月9日）生化：GLU 8.44mmol/L；血常规：正常；（2023年11月）B超：弥漫性肝病表现，肝右叶强回声，考虑术后改变，胆囊壁毛糙，肝所示血管血流未见明显异常；肝弹性检测：LSM 11.3kPa，CAP 212dB/m。

【既往史】慢性萎缩性胃炎，2型糖尿病，高血压。

【舌脉】舌质稍红，苔薄腻，脉滑。

【中医诊断】肝着。肝郁脾虚，毒损肝络。

【西医诊断】肝纤维化，慢性丙型病毒性肝炎。

【治法】清热利湿解毒，软坚散结通络。

【方药】茵陈30g，垂盆草30g，金钱草30g，醋鸡内金15g，牡蛎30g（先煎），白花蛇舌草15g，黄芪30g，白术15g，浙贝母20g，炒王不留行10g，鳖甲30g（先煎），荷叶30g，云芝15g，桃仁10g，醋莪术6g，土鳖虫3g。14剂，日1剂，水煎服。

二诊（2023年12月14日）　右胁不适，肠鸣矢气改善，晨起食欲欠佳，入睡难，早醒，醒后难眠，性情急躁，大便隔日1行，偶偏干，舌稍红，苔薄，脉滑。

【方药】上方加水红花子10g，麦冬10g，麦芽30g。14剂。

三诊（2023年12月28日）　右胁不适好转，肠鸣矢气改善，食欲好转，长期睡眠欠佳，性情急躁，大便隔日1行，偶偏干，舌稍暗红，苔薄腻，脉滑。

【方药】茵陈30g，垂盆草30g，金钱草30g，醋鸡内金15g，牡蛎30g（先煎），黄芪20g（先煎），白术15g，浙贝母20g，鳖甲30g（先煎），荷叶30g，云芝15g，桃仁10g，醋莪术6g，土鳖虫3g，麦芽30g，防风6g，白芍15g。14剂。

四诊（2024年1月10日）（2023年12月28日）生化：DBIL 8.2μmol/ml，GLU 6.44mmol/L；甲功正常，血常规正常，纤维化正常，甲胎蛋白正常。右胁不适好转，肠鸣矢气改善，纳可，入睡难，早醒，醒后难眠，性情急躁，大便隔日1行，偶干，舌稍暗红，苔薄腻，脉滑。

【方药】上方加高良姜9g，醋香附10g。21剂。

五诊（2024年1月26日）　无右胁不适，肠鸣矢气改善，纳可，入睡难，早醒，醒后难眠，性情急躁好转，大便隔日1行，稍干，舌稍暗红，苔薄腻，脉滑。

【方药】茵陈30g，垂盆草30g，金钱草30g，醋鸡内金15g，牡蛎30g（先煎），黄芪20g，白术15g，浙贝母20g，鳖甲30g（先煎），荷叶30g（先煎），云芝15g，赤芍20g，醋莪术6g，土鳖虫3g，麦芽30g，防风9g，白芍20g，高良姜9g，醋香附10g，磁石30g（先煎），珍珠母30g（先煎），柏子仁15g。14剂。

六诊（2024年2月9日）　无右胁不适，肠鸣矢气改善，纳可，入睡难，早醒，醒后难眠，性情急躁好转，大便隔日1行，头干，舌稍暗红，苔薄腻，脉滑。上方加龙骨30g（先煎）、当归10g。14剂。

七诊（2024年2月22日）　无右胁不适，肠鸣矢气改善，纳可，睡眠较前好转，时好时坏，性情急躁好转，大便溏，舌稍暗红，苔薄腻，脉滑。

【方药】茵陈30g，垂盆草30g，金钱草30g，醋鸡内金15g，牡蛎30g（先煎），黄芪30g，浙贝母20g，鳖甲30g（先煎），荷叶30g，云芝15g，赤芍30g，醋莪术6g，土鳖虫5g，麦芽30g，防风9g，白芍20g，高良姜9g，醋香附10g，珍珠母30g（先煎），柏子仁15g，龙骨30g（先煎），水红花子15g。14剂。

八诊（2024年3月7日）　睡眠较前好转，舌稍暗红，苔薄腻，脉滑。

【方药】茵陈30g，垂盆草30g，金钱草30g，醋鸡内金15g，牡蛎30g（先煎），黄芪20g，浙贝母20g，鳖甲30g（先煎），荷叶30g，云芝15g，赤芍30g，醋莪术6g，土鳖虫6g，麦芽30g，防风9g，白芍20g，高良姜9g，醋香附10g，柏子仁15g，水红花子15g，炒王不留行10g，山药20g。14剂。

九诊（2024年3月21日） 睡眠时好时坏，仍有性情急躁，大便溏，舌稍暗红苔薄腻，脉滑。

【方药】茵陈30g，垂盆草30g，金钱草30g，醋鸡内金15g，牡蛎30g（先煎），黄芪20g，浙贝母20g，鳖甲30g（先煎），赤芍30g，醋莪术6g，土鳖虫6g，麦芽30g，防风9g，白芍15g，高良姜9g，醋香附10g，水红花子15g，炒王不留行10g，山药30g，柴胡12g，当归10g。14剂。

十诊（2024年4月8日）（2024年3月27日）肝弹性检测：LSM 6.9kPa，CAP 138dB/m；B超：弥漫性肝病表现，肝右叶强回声，考虑术后改变，胆囊壁毛糙；血常规正常；生化：GLU 7.59mmol/L；甲胎蛋白正常。入睡可，时有早醒，醒后可入睡，偶急躁，大便调，隔日1行，舌稍暗红，苔薄腻，脉滑。

【方药】茵陈30g，垂盆草30g，牡蛎30g（先煎），黄芪30g，浙贝母30g，鳖甲30g（先煎），荷叶30g，云芝15g，赤芍30g，醋莪术6g，土鳖虫6g，麦芽30g，白芍10g，高良姜9g，醋香附10g，水红花子20g，炒王不留行10g，丝瓜络6g。14剂。

【按语】本案患者罹患丙肝多年，逐渐进展为肝纤维化，复有萎缩性胃炎、糖尿病、多年失眠等病症，病情复杂。辨证属肝郁脾虚，毒损肝络，而致心神失养，治宜清热利湿解毒，软坚散结通络。方以经验方莪术方加减，以茵陈、垂盆草、金钱草、白花蛇舌草、云芝清热利湿解毒；黄芪、白术益气健脾，培土固中；鳖甲、土鳖虫、浙贝母、鸡内金软坚散结通络；莪术、桃仁、王不留行活血化瘀通肝络；荷叶升清泄浊，调和阴阳二气。

二诊仍有右胁不适、眠差、纳差，上方加水红花子活血化瘀通络，麦冬防大队清热解毒药伤阴，麦芽消食和胃，疏肝解郁。三诊右胁不适等症好转，肝络渐通，湿热渐清，故去王不留行、水红花子、白花蛇舌草；去麦冬以防滋腻碍胃；加防风合黄芪、白术，取玉屏风之义，加白芍柔肝体。四诊诸症同前，加高良姜、醋香附，此为良附丸，用以防寒凉药寒凝气滞而伤胃。五诊除睡眠欠佳外，余症均明显改善，无右胁不适，肠鸣矢气改善，性情急躁好转，大便略干，故加磁石、珍珠母重镇安神；柏子仁养心安神，兼以润肠通便；改桃仁为赤芍。六诊症同前，加龙骨重镇安神，当归养肝活血柔肝体。七诊睡眠较前好转，大便转溏，去白术、当归、磁石，加水红花子活血化瘀通络。八诊睡眠好转，去珍珠母、龙骨，加炒王不留行活血化瘀通络，山药健脾益气。九诊性情急躁，加柴胡、当归疏肝理气，活血柔肝，去荷叶、云芝、柏子仁。十诊诸症悉平，肝弹性检测肝硬度值降至6.9kPa。

本案以姚乃礼教授经验方加减变化治疗5月余，药证合拍，实现肝纤维化逆转，诸多症状明显改善，多年顽疾好转，体现了姚乃礼教授治疗肝纤维化的用药特点，值得临床参考。

病案3 杜某，男，58岁。2023年9月21日初诊。

【主诉】关节疼痛1年余。

【现病史】1年前无明显诱因出现膝关节及以下各个关节疼痛，关节重着，活动稍有不便，偶有灼热肿胀，甚则影响睡眠，口干口苦，纳可，小便不利，大便调，未行相关检查。否认过敏史。

【既往史】脂肪肝，肝纤维化，高脂血症。

【舌脉】左弦滑，右弦细，舌淡胖，苔白腻微黄。

【辅助检查】肝弹性检测：LSM 12.8kPa。

【中医诊断】痹证。脾运不行，浊邪内滞，肝木乘之，湿热下注。

【西医诊断】关节痛，肝纤维化，脂肪肝。

【治法】健脾除湿，调肝和血。

【方药】党参20g，茯苓20g，白术15g，麸炒苍术15g，关黄柏15g，牛膝15g，当归15g，白芍15g，丹参15g，醋莪术10g，土茯苓30g，苦参15g，薏苡仁30g，茵陈20g，泽泻15g，甘草6g，黄芪15g。14剂，日1剂，水煎服。

二诊（2023年11月2日） 关节无明显疼痛，纳眠可，大便调，矢气频，小便黄，稍有不利，舌暗边齿痕，苔薄白腻，舌底静脉增粗，脉弦细滑。

【方药】党参20g，茯苓20g，白术15g，黄柏15g，当归15g，白芍15g，丹参15g，莪术10g，土茯苓30g，茵陈20g，泽泻15g，甘草6g，黄芪20g，炒鸡内金20g，醋鳖甲45g（先煎），仙鹤草30g，牛膝15g，苦参15g。14剂。

【按语】《黄帝内经》云"风寒湿三气杂至，合而为痹"，本案患者膝关节及以下关节疼痛，属于中医痹证。伴有关节肿胀灼热、口干口苦、舌苔腻微黄，表明有湿热之邪，湿热蕴结，痹阻经络，流注关节，不通则痛，故见关节疼痛；疼痛位置偏下，为湿热下注；舌淡胖表明有脾虚。以四妙散清热利湿消肿止痛，通过清热解毒药物祛除热毒之邪，达到祛邪止痛目的。此类药物多苦寒，有伤阳败胃之弊，脾胃虚寒者当慎用。

治疗以四妙散合四君子为主。四妙散由苍术、黄柏、薏苡仁、牛膝四味药组成，可清热除湿、通痹止痛。苍术清热除湿，通络止痛；黄柏苦寒，清热燥湿；薏苡仁除湿通痹，舒解筋脉挛急；牛膝补肝肾，通关节，引血下行。气为血帅，以四君子合黄芪益气健脾以行血活血，使气血流畅，痹痛自已；当归、丹参、莪术活血化瘀止痛，寓"治风先治血，血行风自灭"之意；白芍养血柔肝止痛；土茯苓尤擅解湿热之毒，兼具除湿利关节之功；苦参、茵陈清热利湿；湿热痹痛的最佳疏泄途径是利小便，所以加用畅通小便的泽泻使湿热顺利排出。诸药合用，对于湿热痹阻关节有很好的效果。

药后患者症状明显缓解，说明药证相符，湿热已去，前方去苍术、薏苡仁、苦参，患者既往有脂肪肝、肝纤维化，故加醋鳖甲、鸡内金、仙鹤草以软坚散结，解毒补虚。

【姚乃礼点评】本案从湿热痹论治，辩证分析十分到位，治疗上以四妙散合四君子加减，亦符合临床治疗方案。但本案实际上是脂肪肝所致肝纤维化合并痹症，辨证亦是从两方面入手，实际上有两个诊断，一是肝癖，二是湿热痹，二者联系密切。中医治疗强调整体观，病者先有脾虚失于运化，痰浊之邪停留，内有肝癖之病，外有关节肿痛之痹，治疗上先健脾清化湿热以攻其痹；关节痛止之后又健脾化浊和肝以治其本，方能先标后本，控制病变发展。

❀ **病案4** 谢某，男，47岁。2017年10月19日初诊。

【主诉】右胁不适半年余。

【现病史】患者自幼发现慢性乙型病毒性肝炎，间断服用抗病毒药物治疗，初服拉米夫定片7年，后停药数年，半年前诊断肝纤维化，开始使用恩替卡韦、干扰素治疗。半年来乏力明显，面色偏萎黄，右侧胁肋部不适，偶有刺痛感，时有腹胀，饥饿时易心慌，口干，口苦，无恶心、呕吐，无反酸、烧心，纳眠可，小便调，大便黏滞，唇暗。

【舌脉】舌暗红，苔白略腻，脉沉弦。

【辅助检查】HBV-DNA＜20IU/ml；乙肝五项：e抗体（＋）、核心抗体（＋）；

肝功（－）；腹部B超：弥漫性肝病表现，脾大。

【中医诊断】胁痛。邪毒伤肝，肝脾失和，血络瘀滞。

【西医诊断】肝纤维化，慢性乙型病毒性肝炎。

【治法】健脾调肝，活络化浊，软坚散结。

【方药】当归20g，赤芍15g，白芍15g，丹参20g，醋莪术10g，茵陈30g，太子参20g，茯苓20g，炒白术15g，法半夏12g，炒杏仁10g，姜厚朴15g，黄芩15g，醋鳖甲45g（先煎），灵芝10g，甘草6g。水煎服，14剂，每日1剂，早晚温服。

二诊（2017年11月2日） 症状改善，偶有腹胀、咳嗽、气短，大便黏滞改善，小便可，食欲好转，眠可，唇暗，舌暗红，苔白略腻，右脉沉细，左脉弦细。药后病情平缓，加强健脾补气敛气，软坚散结之力。

【方药】上方加蜜黄芪30g，陈皮12g，煅牡蛎30g（先煎），醋鳖甲改为60g。14剂。

三诊（2017年11月16日） 大便每日1行，成形，纳食稍多即胃脘不适，无腹胀，眠可，唇暗，舌暗红，苔薄白腻，脉沉缓。

【方药】上方加炒神曲15g 30剂。

患者症状平稳，无明显不适。

【按语】患者邪毒日久，伏于肝络，由气及血，血络瘀滞，故见胁肋不适、刺痛感；邪毒伤肝，肝络失养，正气不足，故见乏力；肝病及脾，脾失运化，故见腹胀、大便黏滞；同时脾虚湿邪留滞，郁久易化热，故见口干、口苦。脉症合参，以邪毒伤于肝络后的肝脾不和，血络瘀滞为核心，兼顾肝络失养，扶助正气。处方中太子参、茯苓、白术以健脾益气；炒杏仁疏散滞气；灵芝增强补益正气之力；赤芍、白芍活血柔肝止痛；当归、丹参入络活血散瘀；醋莪术、醋鳖甲软坚散结；茵陈、姜厚朴、法半夏、黄芩以清热燥湿，防脾虚运化无力，蕴湿化热。二诊、三诊仍以健脾调肝、活络化浊、软坚散结为大法，根据具体病情，辨证加减用药，取效较好，患者病情稳定。

第五章
代偿期肝硬化

一、概述

肝硬化是各种慢性肝病进展至以肝脏弥漫性纤维化、假小叶形成、肝内外血管增殖为特征的病理阶段，代偿期无明显临床症状，失代偿期以门静脉高压和肝功能严重损伤为特征，患者常因并发腹水、消化道出血、脓毒症、肝性脑病、肝肾综合征和癌变等导致多脏器功能衰竭而死亡。

（一）西医病因病理

引起肝硬化的常见病因有乙肝、丙肝病毒感染；酒精性肝病；非酒精性脂肪性肝病；自身免疫性肝病，包括原发性胆汁性肝硬化（原发性胆汁性胆管炎）、自身免疫性肝炎和原发性硬化性胆管炎等；遗传、代谢性疾病，主要包括肝豆状核变性、血色病、肝淀粉样变、遗传性高胆红素血症、a1-抗胰蛋白酶缺乏症、肝性卟啉病等；药物或化学毒物等；寄生虫感染，主要有血吸虫病、华支睾吸虫病等；循环障碍所致，常见的有布-加综合征和右心衰竭。还有不能明确病因的肝硬化。大多数肝硬化只有一个病因，也有多个病因同时作用，如乙肝、丙肝重叠感染；乙肝或丙肝患者长期大量饮酒等。此外，在主要病因的基础上，一些协同因素可以促进肝硬化的发展，如肥胖、胰岛素抵抗、某些药物等。

肝硬化的形成是一种损伤后的修复反应，发生于慢性肝脏损伤者。在这一过程中，肝脏星状细胞活化是中心环节，还包括正常肝细胞外基质的降解、纤维瘢痕组织的聚集、血管扭曲变形及细胞因子的释放等。代偿期肝硬化无明显病理生理特征，失代偿期肝硬化主要出现门静脉高压和肝功能减退两大类病理生理变化。

（二）临床表现

肝硬化起病常隐匿，早期可无特异性症状、体征。根据病程进展可将肝硬化分为代偿期和失代偿期。根据是否伴有食管胃静脉曲张或腹水等表现，可将肝硬化进一步分为6期，其中1期、2期为代偿期，3~5期为失代偿期，6期为晚期失代偿期。

代偿期肝硬化，特别是1a期肝硬化单纯依靠临床、实验室检测有时很难诊断，往往需要肝组织活检才能确诊。在缺乏病理结果的情况下，代偿期肝硬化的临床诊断需通过肝脏功能（ALB、PTA）、血常规（血小板、白细胞）、LSM检测、影像学、内镜检查综合判断，需重视代偿期肝硬化及门脉高压的早期诊断与预防。

（三）西医诊断依据

肝硬化的诊断需综合考虑病因、病史、临床表现、并发症、治疗过程、检验、影像学及组织学等检查。临床可分为代偿期、失代偿期、再代偿期及肝硬化逆转。

代偿期肝硬化的诊断依据如下（符合下列4条之一即可诊断）。

（1）组织学符合肝硬化诊断。

（2）内镜显示食管胃静脉曲张或消化道异位静脉曲张，除外非肝硬化性门脉高压。

（3）B超、LSM或CT等影像学检查提示肝硬化或门脉高压特征，如脾大、门静脉≥1.3cm，LSM测定符合不同病因的肝硬化诊断界值。

（4）无组织学、内镜或影像学检查者，以下检查指标异常提示存在肝硬化（需符合4条中的2条）：①$PLT < 100 \times 10^9/L$，且无其他原因可以解释；②血清$ALB < 35g/L$，排除营养不良或肾脏疾病等其他原因；③$INR > 1.3$或PT延长（停用溶栓或抗凝药7天以上）；④成人AST/PLT比率指数（APRI）评分> 2，需注意降酶药物等因素对APRI的影响。

（四）西医治疗

肝硬化诊断明确后，应尽早开始综合治疗。重视病因治疗，根据不同的发病原因，如HBV、HCV、酒精性肝硬化、自身免疫性肝病、肝豆状核变性（Willson病）、血色病、血吸虫病等进行针对性治疗。对某些疾病无法进行病因治疗，或充分病因治疗后肝脏炎症和（或）肝纤维化仍然存在或发展的患者，可考虑给予抗炎抗肝纤维化治疗。常用的抗炎保肝药物有甘草酸制剂、双环醇、多烯磷脂酰胆碱、水飞蓟素类、腺苷蛋氨酸、还原型谷胱甘肽等。在抗肝纤维化治疗中，目前尚无西药经过临床验证有效，中医药发挥了重要作用。

（五）中医辨证论治

1.肝郁脾虚证

【临床表现】胁肋胀痛或窜痛，精神抑郁或急躁易怒，胸闷，善叹息，口干口苦，或咽部有异物感，纳差或食后胃脘胀满，便溏，腹胀，嗳气，乳房胀痛或结块。舌淡红，苔薄白，脉弦。

【治法】疏肝健脾。

【方药】逍遥散加减。

【加减化裁】脾虚明显者，加四君子汤；气郁化火者，加丹皮、栀子；化火伤阴者，加生地黄、白芍、枸杞；寒湿偏重者，加干姜、砂仁；兼瘀者，加莪术、丹参。

2.湿热内蕴证

【临床表现】胁肋灼痛，目肤黄染色鲜明，恶心或呕吐，口干或口臭，脘闷，纳呆，腹胀，小便黄赤，大便秘结或黏滞不畅。舌红，苔黄腻，脉弦滑或滑数。

【治法】清热利湿。

【方药】茵陈蒿汤加减。

【加减化裁】伴热毒炽盛、黄疸者，加半边莲、龙胆、云芝；伴小便赤涩不利者，加滑石、通草；恶心重者，加竹茹、姜半夏；肝区窜痛者，加延胡索、川楝子。

3.瘀血阻络证

【临床表现】腹壁青筋暴露，胁肋刺痛，固定不移，面色黧黑，面颈胸壁有丝状血痣，肌肤甲错，渴不欲饮。舌质暗红或有瘀斑，苔白润，脉细涩。

【治法】活血行气，化瘀软坚。

【方药】膈下逐瘀汤加减。

【加减化裁】伴胁下痞块、刺痛明显者，加丹参、鳖甲、延胡索；伴瘀积明显者，加土鳖虫、三七；大便溏泄者，加白扁豆、肉豆蔻。

4.肝肾阴虚证

【临床表现】胁肋隐痛，腰膝酸软，目睛干涩，面色晦暗，牙龈出血，口燥咽干，五心烦热。舌质红绛少津，苔少或花剥，脉弦细数。

【治法】滋养肝肾。

【方药】一贯煎加减。

【加减化裁】阴虚内热伴鼻衄、齿衄者，加仙鹤草、墨旱莲、女贞子；阴虚火旺者加知母、黄柏；伴低热者，加青蒿、地骨皮。

二、姚乃礼辨治经验

（一）对疾病的认识

姚乃礼教授认为本病的发生多由于湿热疫毒之邪，损伤肝脾；或嗜食肥甘厚味，酒食浊毒损伤肝脾；或感染虫毒，瘀阻经络；或他病失治误治，损伤肝脾。各种病因导致肝失疏泄，气机郁滞，脾失健运，湿浊内停，从而导致血行不畅，影响肝络气血的环流输布，进而伤及肝络，导致肝络不和、肝络失养。肝络不和，导致气化不利，凝津为痰，加之血行不畅，从而出现痰瘀互结，日久由气及血，出现肝络瘀滞和早期肝硬化的表现。肝络瘀滞日久，络损成积，出现中晚期肝硬化的临床表现。

（二）辨治思路

1.肝络不和证

【临床表现】胁肋不适或胀痛，腹胀满，嗳气，或腹中包块，聚散不定。舌暗红，脉弦细。

【治法】行气活血。

【方药】多选用柴胡疏肝解郁。丹参、香附、郁金活血化瘀，理气止痛；黄芪补气行滞；陈皮、枳壳理气行滞；鳖甲软坚散结；白芍养血柔肝；木香行气止痛，健脾消食。

【加减化裁】肝络不和兼脾虚证明显者，加用四君子汤，党参性偏温燥，多用药性平和、质偏柔润的太子参易党参，清补扶正；兼湿热内蕴者，根据湿热情况的不同，加茵陈、垂盆草、焦栀子、金钱草清热利湿；黄芩、黄连、黄柏清三焦湿热，泻火解毒；白花蛇舌草、虎杖清热解毒；车前子清热渗湿。

2.肝络瘀滞证

【临床表现】胁下胀痛或刺痛，位置固定，口干不欲饮。舌紫暗，舌下脉络瘀滞，脉弦涩或细涩。

【治法】化瘀通络。

【方药】根据络脉瘀阻轻重不同，选用养血和血通络药，如当归、鸡血藤、益母草、丹参等；辛润活血通络药，如当归、桃仁、赤芍等；搜剔化瘀通络药，如土鳖虫、地龙等。

【加减化裁】根据兼脾虚、湿热、肝肾不足的情况，分别兼以补气健脾、清热利湿、滋补肝肾的药物。肝络瘀滞证较肝络不和证病情加重，一般来说，脾虚加重，湿热内蕴减轻，出现肝肾不足之证，临证时注意加大健脾药物用量，减轻清热利湿药物剂量，以免损伤脾胃。此外，多选用生地黄、白芍、黄精养阴柔肝，滋水以涵木。

3.络损成积证

【临床表现】多见局部肿块或癥积，胁下刺痛，位置固定，拒按，面色晦暗，肌肤甲错，肢体麻木，皮肤瘙痒，胃脘胀满，或水肿。舌质紫暗或有瘀斑，舌下脉络迂曲，脉细涩。

【治法】消癥散结。

【方药】以醋鳖甲、生牡蛎等血肉有情之品滋填络道，软坚散结通络；以皂角、白芥子、丝瓜络等辛味祛痰通络药除络中痰湿；以旋覆花化经络顽痰；以丹参、莪术、鸡血藤等活血化瘀通络；以水红花子、路路通利水通络；以全蝎、地龙、土鳖虫、蜈蚣、僵蚕等虫类药搜剔在络之邪。

【加减化裁】此阶段病情愈加深重，兼夹证更多，临证需要兼顾患者兼夹证的治疗。脾虚者健脾，湿热者清利湿热，痰凝者化痰，肝肾虚者补肝肾，同时应注重顾护脾胃。患者患病日久，肝病本已及脾，加之需长期服用药物，更应顾护脾胃。病情深重，变证随出，应既病防变，提前加用相应药物，预防出现血证、神昏、肝积等。

（三）经验方——软肝通络方

软肝通络方由鳖甲煎丸化裁而来，为姚乃礼教授治疗肝硬化的经验方，其组成及方解见本书第二章之"精拟验方，研制成药"。

三、病案实录

❀ **病案1** 韩某，男，48岁。2023年4月20日初诊。

【主诉】发现乙肝肝硬化1年。

【现病史】患者患慢性乙型肝炎多年，2017年发现肝纤维化，2022年5月确诊乙肝肝硬化，开始服用恩替卡韦及扶正化瘀片，肝弹性值无改善，为求中医治疗来诊，刻下无明显不适。

【舌脉】舌暗红，苔薄腻，舌下静脉稍瘀，脉沉而涩。

【辅助检查】（2023年2月）HBV-DNA＜500IU/ml，血常规正常，凝血时间正常，肝肾功能正常；腹部B超：肝实质回声增粗；肝弹性：LSM 18.3kPa，CAP 231dB/m；胃镜检查：慢性非萎缩性胃炎。

【中医诊断】聚病，气虚络瘀证。

【西医诊断】乙型肝炎肝硬化。

【治法】健脾柔肝，解毒和络。

【方药】太子参20g，黄芪20g，白芍15g，丹参15g，醋莪术10g，当归15g，浙贝母20g，醋鳖甲30g（先煎），茯苓20g，木香10g，地黄20g，醋鸡内金15g，黄连6g，茵陈15g，酒黄精15g，生牡蛎30g（先煎），白花蛇舌草15g。14剂，每日1剂，水煎服，日二服。

后以上方为基础稍有加减，连续服药6个月。

二诊（2023年10月19日） 患者因大肠息肉（切除）再次来诊。就诊时，左上腹隐痛，偶有肠鸣，无反酸烧心，纳可，无恶心，无乏力，大便日1～2次，偶不成形，梦多，小便调，鼻干，时流黄涕。舌淡暗，舌下静脉瘀滞，苔白腻，脉左弦细稍滑，右沉细弦。检查：肝功能正常；HBV-DNA＜500IU/ml；肝弹性：LSM 13.9kPa，CAP 228dB/m；肠镜：大肠息肉（切除）；病理：管状腺瘤，伴低级别异型增生。

【方药】太子参20g，茯苓20g，白术15g，藤梨根15g，白花蛇舌草15g，当归15g，丹参15g，醋莪术12g，醋鳖甲40g（先煎），生牡蛎30g（先煎），生地黄30g，酒黄精20g，赤芍15g，白芍15g，醋鸡内金15g，甘草片6g。28剂，每日1剂，水煎服，日二服。

三诊（2023年11月16日） 患者鼻干缓解，药后小腹不痛，纳眠可，大便溏，日1~2次。舌暗红，苔稍黄腻，脉沉细弦。（2023年11月8日）腹部B超：肝实质回声稍增粗。

【方药】太子参30g，茯苓20g，白术15g，白花蛇舌草15g，当归15g，丹参15g，醋莪术10g，醋鳖甲45g（先煎），生牡蛎30g（先煎），生地黄30g，酒黄精20g，白芍20g，醋鸡内金20g，炙甘草10g，黄连6g，茵陈15g，石见穿15g。21剂，每日1剂，水煎服，日二服。

后服用软肝通络丸剂，缓图其效。

【按语】患者肝硬化病史仅1年，首诊无明显不适症状，因脾虚运化不利可见苔薄腻，肝络瘀滞可见舌暗红，舌下静脉稍瘀，故辨证属肝脾失调，肝络瘀滞，治以健脾柔肝，解毒和络。方中以黄芪、太子参、茯苓益气健脾，培土固中。当归、白芍是关幼波教授治疗肝硬化最常用的养血柔肝之品，气充血足，气帅血行，阴平阳秘，则瘀血去脉络通。当归、丹参、莪术养血活血；黄精、生地黄、白芍养阴柔肝，滋水以涵木；牡蛎、鳖甲咸寒，浙贝母苦寒，软坚散结；鸡内金健脾化坚消食。患者为乙肝肝硬化，病由感染湿热疫毒所致，因此治疗过程中需兼顾病因，取茵陈、黄连、白花蛇舌草清热利湿解毒。坚持健脾柔肝、解毒和络治疗半年余，肝硬度值明显下降。后该患者因肠息肉切除出现左下腹隐痛、肠鸣，姚乃礼教授在首诊方基础上，加用了藤梨根清热利湿，消肿止血，祛风解毒，改善腹部隐痛及肠鸣。1个月后患者再次就诊，脾虚症状明显，加重太子参用量，增强益气健脾之功，去掉藤梨根改石见穿。石见穿除清热解毒作用外，还可活血化瘀、散结消肿。姚乃礼教授认为，在诊治肝硬化的过程中首先要关注病因，注重辨病与辨证相结合；其次注重分阶段，根据患者肝硬化的不同阶段关注药量及不同兼夹证；最后要重视既病防变，防止变生他病。在整个疾病的治疗过程中，时时顾护脾胃，时刻关注患者及家属的心理状态，最大程度避免心理对患者的影响。

🪷 病案2　李某，男，62岁。2024年3月15日初诊。

【主诉】乙肝肝硬化9年。

【现病史】患者2015年行胆囊切除术时发现肝硬化，在当地医院检查确诊乙型肝炎肝硬化，遂在当地医院治疗，定期检查。后逐渐出现血小板减少、门静脉增宽及脾大，为求中医治疗来诊。刻下症：易鼻衄，肝区胀不适，纳可，大便可，夜尿多，尿黄，睡眠易醒，醒后难眠。

【舌脉】舌稍淡暗，苔薄黄腻，脉弦滑。

【辅助检查】（2023年7月27日）血常规：WBC 3.99×10^{12}/L，PLT 76×10^9/L，余正常；肝功：TBIL 26.9 μmol/L，DBIL 7.7 μmol/L，TBA 10.9 μmol/L，余正常；GLU 7.1mmol/L。（2023年9月21日）腹部B超：肝硬化，门静脉增宽1.4cm，胆总管增宽，考虑代偿，脾大（长11.68cm，厚3.93cm），双肾增大，双肾囊肿伴多发结石。

【中医诊断】积病，湿热内蕴兼气虚血瘀证。

【西医诊断】乙型肝炎肝硬化。

【治法】湿热利湿，活血化瘀软坚。

【方药】茵陈30g，垂盆草30g，金钱草30g，鸡内金60g，海金沙30g（包煎），醋鳖甲30g（先煎），生牡蛎30g（先煎），生黄芪20g，赤芍30g，醋莪术6g，土鳖虫3g，浙贝母20g，仙鹤草30g，白花蛇舌草15g。14剂，每日1剂，水煎服，日二服。

二诊（2024年3月29日） 间断出现左侧鼻衄，纳可，大便可，夜尿多，尿黄，心烦，睡眠易醒改善，醒后可入眠。舌稍淡暗，苔薄腻，脉弦滑。

【辅助检查】（2024年3月19日）HBV-DNA 76.94IU/ml；甲胎蛋白：正常；乙肝小三阳：表面抗原0.47ng/ml；血常规：PLT 85×10^9/L，余正常；生化全项：GLU 7.8mmol/L，TBIL 33.8 μmol/L，DBIL 14.2 μmol/L，IDBIL 19.6 μmol/L，余正常；腹部B超：肝脏弥漫性病变，门静脉增宽1.4cm，胆囊切除术后脾大（长11.7cm，厚4.4cm），脾静脉增宽1.0cm。双肾多发囊肿。

【方药】茵陈30g，垂盆草30g，金钱草30g，鸡内金15g，生黄芪20g，醋鳖甲20g（先煎），醋龟甲10g（先煎），生牡蛎30g（先煎），赤芍30g，醋莪术6g，土鳖虫3g，浙贝母20g，仙鹤草30g，知母10g，生石膏10g（先煎），半边莲10g。14剂，每日1剂，水煎服，日二服。

三诊（2024年4月12日） 左侧鼻衄次数明显减少，纳可，大便可，夜尿多，影响睡眠。舌暗红，苔薄腻，脉弦滑。

【方药】茵陈30g，垂盆草30g，金钱草30g，鸡内金15g，生黄芪20g，醋鳖甲20g（先煎），醋龟甲10g（先煎），生牡蛎30g（先煎），赤芍30g，醋莪术6g，土鳖虫3g，浙贝母20g，仙鹤草30g，山萸肉10g，益智仁10g，乌药6g，红景天15g。28剂，每日1剂，水煎服，日二服。

四诊（2024年5月10日）　左侧鼻衄次数增加，口臭，口渴，纳可，大便可，夜尿次数减少，睡眠改善。舌稍暗红，苔薄腻，脉弦滑。

【方药】茵陈30g，垂盆草30g，金钱草30g，鸡内金15g，生黄芪20g，醋鳖甲20g（先煎），醋龟甲10g（先煎），生牡蛎30g（先煎），赤芍30g，醋莪术6g，土鳖虫3g，浙贝母20g，仙鹤草30g，山萸肉10g，益智仁10g，乌药6g，红景天15g，生地黄10g，牡丹皮10g，知母10g，血余炭10g。28剂，每日1剂，水煎服，日二服。

五诊（2024年6月7日）　鼻衄消失，间断反酸，肝区不适，纳可，大便可，夜尿次数减少，睡眠改善。舌稍暗红，苔薄，脉弦滑。

【方药】茵陈30g，垂盆草30g，金钱草30g，鸡内金15g，生黄芪20g，醋鳖甲20g（先煎），醋龟甲10g（先煎），生牡蛎30g（先煎），赤芍30g，醋莪术6g，土鳖虫3g，浙贝母20g，仙鹤草30g，山萸肉10g，益智仁10g，红景天15g，生地黄10g，煅瓦楞子30g，王不留行10g，生麦芽30g。28剂，每日1剂，水煎服，日二服。

六诊（2024年7月5日）　患者无鼻衄，无反酸，肝区间断不适，纳可，大便可，夜尿次数明显减少，睡眠欠佳，心神不宁。舌稍暗红，苔薄，脉弦滑。

【辅助检查】（2024年6月25日）乙肝小三阳：表面抗原0.19ng/ml；血常规：NEUT 77.67%，PLT 93×10⁹/L，余正常；肝功：TBIL 23.7 μmol/L，余正常；HBV-DNA＜20IU/ml；甲胎蛋白正常；腹部B超：肝弥漫性增粗，脾脏大小正常（长10.2cm，厚3.1cm），胆囊切除术后，双肾多发囊肿。

【方药】茵陈30g，垂盆草30g，金钱草30g，鸡内金15g，生黄芪20g，醋鳖甲20g（先煎），醋龟甲10g（先煎），生牡蛎30g（先煎），赤芍30g，醋莪术6g，土鳖虫3g，浙贝母20g，仙鹤草30g，红景天15g，王不留行10g，生麦芽30g，柏子仁15g，当归10g。28剂，每日1剂，水煎服，日二服。

【按语】患者乙型肝炎肝硬化病史9年，因出现血小板减少、门静脉增宽及脾大前来就诊，根据其临床症状、体征及舌脉，辨属湿热内蕴兼气虚血瘀证。故用茵陈、垂盆草、金钱草清热利湿解毒，三药均入肝胆经，可清利肝胆湿热；病因为乙型肝炎病毒感染，属湿热疫毒，故加白花蛇舌草以加强清热解毒之功。肝硬化日久，出现门静脉增宽及脾大，故加鳖甲、生牡蛎、浙贝母软坚散结。舌质稍淡，暗红，有气虚血瘀之象，故加生黄芪补气以行血，还可防止破血逐瘀药物伤气；赤芍"通顺血脉，缓中，散恶血，逐贼血"；莪术入血走气，药力颇强，为破血破行气之品，既能止痛消癥，又能除胀止痛，缓解肝区胀不适；土鳖虫破血消癥逐瘀。肝硬化疗程较长，莪术、土鳖虫等破血逐瘀药物用量不宜过大，以求慢病缓图。患者易鼻衄，故加仙鹤草补虚收敛止血；双肾囊肿伴多发结石，故加鸡内金健脾通淋化石，海金沙清利湿热、通淋。诸药合用，可以益气化瘀、软坚散结以治病之本，清热利湿解毒以治病之标，共求标本兼治。

二诊肾内多发结石未见，故去掉海金沙，减轻鸡内金用量。左侧鼻孔间断流鼻血，出现心烦，胃火偏盛，故加知母、生石膏清胃火除烦；HBV-DNA检测仍为阳性，加半边莲清热解毒，兼可利尿退黄；再加咸微寒之龟甲增强软坚之力。三诊左侧鼻孔间断流鼻血次数明显减少，心烦消失，夜尿多，影响睡眠，故去清胃火之知母、石膏，加甘微温而酸涩收敛之山萸肉、辛温香燥固涩之益智仁、辛温香散之乌药，三药均入肾经，温肾散寒缩尿以治尿频；另加红景天加强益气活血之力。四诊左侧鼻衄次数增加，口臭，口渴，胃火表现明显，故加知母清胃热，除烦渴；牡丹皮、生地黄、血余炭清热凉血，活血化瘀，除烦止血而止鼻衄。五诊鼻衄消失，间断反酸及肝区不适，故去知母、牡丹皮、血余炭，加煅瓦楞子制酸止痛；王不留行入肝走血分，能活血化瘀以软坚消积；生麦芽疏肝解郁，健脾开胃。六诊反酸消失，肝区间断不适，夜尿多明显改善，睡眠欠佳，心神不宁，故去山萸肉、益智仁、煅瓦楞子、生地黄，加柏子仁、当归补血养心安神。

经过近4个月的治疗，患者血小板明显上升，胆红素基本恢复正常，脾脏大小恢复正常，门静脉、脾静脉恢复正常，取得了满意的治疗效果。本案提示，对于代偿期肝硬化患者应尽早采用中药治疗，此时患者各方面的功能均在可逆范围内，抓住这个时机，针对患者气虚血瘀络阻、湿热内蕴的主要病机，投以活血化瘀通络兼清热利湿药物，一般可获良效。

🪷 病案3　郑某，女，52岁。2018年6月1日初诊。

【主诉】确诊自身免疫性肝炎肝硬化1年。

【现病史】患者2014年因肝功异常确诊自身免疫性肝炎，2017年在某医院确诊自身免疫性肝炎肝硬化，服用熊去氧胆酸胶囊、激素及六味五灵片，肝功能仍未恢复正常，就诊于我院。刻下症：胸口痛，后背痛，胃脘不适，纳差，大便干，羊粪球样，2～3日1行，小便正常，睡眠稍差。

【既往史】甲状腺功能亢进后继发甲状腺功能减退病史4年，服用左甲状腺素钠片；慢性胆囊炎，胆囊结石。

【舌脉】舌淡红，苔黄腻，齿痕明显，弦滑。

【辅助检查】（2018年5月8日）肝功：ALB 29g/L，GLB 40g/L，A/G 0.74，PAL 116mg/L，TBIL 20.6μmol/L，DBIL 11.4μmol/L，ALT 25U/L，AST 90U/L，GGT 191U/L，ALP 204U/L，TBA 43μmol/L；凝血功能：PT 11.8s，PTA 85.5%，FIB 1.65g/L，TT 22.5S；AFP 41.72ng/ml；肝炎病毒均阴性；免疫性肝病自身抗体谱：SP100弱阳性；甲状腺功能：FT3 3.2pmol/L，FT4 2.3pmol/L，T3 1.21nmol/L，T4 28.3nmol/L，TSH 49.8mIU/L；胃镜：非萎缩性胃炎伴糜烂，胆汁反流；血常规：WBC $2.44×10^9$/L，NEUT 29.92%，LY 57.81%，余正常；腹部B超：肝实质弥漫性损害，脾大（长14.7cm，厚5.1cm），门脉高压，侧支循环形成，胆囊壁粗糙，胆囊结石，盆腔积液，脾静脉扩张；腹部核磁：弥漫性肝损害，肝右叶融合性肝纤维化，不除外肝硬化、胆囊炎、胆囊结石；肝穿刺：慢性肝炎，G4S3-4，考虑自身免疫性肝炎，进一步除外药物性肝损害。

【中医诊断】积病，脾气虚兼湿热内蕴。

【西医诊断】自身免疫性肝炎肝硬化。

【治法】益气健脾，清热利湿。

【方药】茵陈60g，栀子10g，垂盆草30g，白芍30g，生黄芪60g，金钱草30g，鸡内金20g，焦三仙各20g，山药30g，甘草10g。21剂，每日1剂，水煎服，日二服。

二诊（2018年6月21日）　胸口不痛，后背不痛，大便仍干，2～3日1行，纳改善，小便正常，眠改善。舌淡红，苔黄腻，脉弦滑。

【辅助检查】（2018年6月20日）肝功：TP 86g/L，ALB 39g/L，GLB 47g/L，A/G 0.83，PAL 147mg/L，TBIL 16.6μmol/L，DBIL 7.3μmol/L，ALT 11U/L，AST 34U/L，GGT 52U/L，ALP 118U/L，TBA 21μmol/L；AFP 14.33ng/ml；血常规：PLT $93×10^9$/L，NEUT 46.7%，LY 43.8%，余正常；甲状腺功能：T4 15nmol/L，余正常。

【方药】茵陈60g，栀子10g，垂盆草30g，白芍30g，生黄芪50g，金钱草

30g，鸡内金20g，焦三仙各10g，生白术30g，甘草10g。28剂，每日1剂，水煎服，日二服。

三诊（2018年7月25日） 大便正常，每日1行，纳佳，小便正常，眠改善。舌淡红，苔薄黄腻，脉弦滑。

【辅助检查】肝功：TP 84g/L，ALB 37g/L，GLB 47g/L，A/G 0.79，AST 47U/L，GGT 42U/L，TBA 14.5μmol/L，余正常；血常规：WBC 3.52×10⁹/L，NEUT 38.1%，余正常；甲胎蛋白正常；腹部B超：肝实质弥漫性损害（肝硬化结合临床），脾大（长14.7cm，厚4.4cm），肝内多发稍高回声，胆囊壁毛糙，胆囊结石，脾静脉扩张。

【方药】茵陈60g，垂盆草30g，白芍30g，生黄芪50g，金钱草30g，鸡内金15g，生白术30g，甘草10g。35剂，每日1剂，水煎服，日二服。

四诊至七诊（2018年9月6日至2019年3月21日） 患者共来复诊4次，症状体征稍有变化，处方有简单调整。

八诊（2019年6月13日） 纳佳，二便正常，眠可。舌稍淡，暗红，有瘀点，苔薄微黄腻，脉弦滑。

【辅助检查】血常规：NEUT 43.2%，LY 50.2%，余正常；甲状腺功能正常；甲胎蛋白正常；肝功：TP 84g/L，ALB 42g/L，GLB 42g/L，A/G 1.0，GGT 40U/L，余均正常；腹部B超：肝硬化，脾大（长14.5cm，厚4.1cm），肝内多发不均质回声，胆囊壁毛糙，胆囊结石。

【方药】茵陈30g，垂盆草30g，白芍30g，生黄芪40g，金钱草30g，鸡内金30g，生麦芽10g，赤芍30g，莪术5g，醋鳖甲20g（先煎），土鳖虫3g，山药15g，红景天10g，甘草10g。56剂，每日1剂，水煎服，日二服。

九诊（2019年8月22日） 患者出现过敏性鼻炎，空调环境或遇冷打喷嚏、流鼻涕明显，怕风，纳可，二便正常，睡眠可。舌淡暗红，苔薄微黄腻，脉弦滑。

【辅助检查】（2019年8月21日）肝功：TP 78g/L，ALB 41g/L，GLB 37g/L，A/G 1.1，PAL 226mg/L，TBIL 9.0μmol/L，DBIL 2.8μmol/L，ALT 11U/L，AST 22U/L，GGT 32U/L，ALP 54U/L，TBA 6μmol/L；血常规：WBC 3.4×10⁹/L，NEUT 48.1%，LY 42.9%，余均正常；甲状腺功能正常；腹部B超：肝硬化并轻度脂肪肝，脾大（长14.3cm，厚4.1cm），肝内多发不均质回声，胆囊继发

改变，胆囊结石。

【方药】茵陈30g，垂盆草30g，白芍30g，生黄芪30g，金钱草30g，鸡内金30g，生麦芽10g，赤芍30g，莪术5g，醋鳖甲20g（先煎），土鳖虫3g，防风6g，炒白术10g，紫草10g，黄芩9g，红景天10g，甘草10g。

患者经1年余治疗，病情平稳。后每3个月复诊1次，持续治疗至今，病情平稳。

【按语】结合患者舌脉的特点，辨为脾气虚兼湿热内蕴证，故用茵陈、垂盆草、金钱草、栀子清热利湿；舌苔黄腻明显，故加大茵陈用量。茵陈味苦，微寒清利，对于肝病转氨酶升高辨证属湿热内蕴者有较好的降酶疗效，是全小林院士推荐的靶向药，在临床上可辨病与辨证相结合，适时应用。茵陈用量在15～200g之间，降酶安全有效。脾气虚明显，故用山药、大剂量生黄芪益气健脾；纳差，加焦三仙、鸡内金健脾开胃，消食导滞。方中还含有芍药甘草汤，可养血柔肝缓急，止患者胸口痛、后背痛。患者大便干燥如羊粪球，白芍还可辅助通便。全方虽只有12味药物，但诸药配伍效宏力专，可针对患者脾虚湿热内蕴的主要病机。

二诊患者胸口不痛，后背不痛，大便仍干，故去山药，减轻黄芪用量，加生白术健脾益气，辅助通便，在关注病本的同时重视临床症状的改善。经21剂汤药治疗后，患者AST、ALP指标均恢复正常，GGT轻度异常，白蛋白明显上升，甲胎蛋白明显下降，实验室指标改善明显。三诊患者大便正常，纳佳，故去掉焦三仙；苔薄黄腻，湿热情况减轻，故去栀子。治疗后GGT接近正常。2018年9月至2019年3月共复诊4次，症状体征稍有变化，处方根据舌脉及症状的变化有简单调整。八诊患者无明显不适，但舌稍淡暗红，有瘀点，出现气虚血瘀络阻之象，结合基本疾病，方中加醋鳖甲软肝散结，赤芍清热凉血散瘀，莪术、土鳖虫破血逐瘀通络，红景天益气活血，山药健运脾胃。

九诊患者出现过敏性鼻炎，空调环境或遇冷打喷嚏、流鼻涕明显，怕风，故加防风、炒白术，与黄芪同用取玉屏风散之义，可补气固表，有"中药免疫调节剂"之称。另加黄芩清肺中湿热，紫草清热凉血活血，共同改善过敏性鼻炎症状。患者经过一年余的治疗，肝功能指标均恢复正常，腹部B超肝部表现未见进展，病情稳定。

纵观本案的治疗经过，就诊时患者脾气虚兼湿热内蕴证明显，因此病初重在补脾气，清热利湿；在脾气得补，湿热得利后，结合患者所患疾病，增加软肝散结、活血通络药物，不仅改善了临床症状，同时也稳定了临床检测指标，进一步稳定肝硬化病情。肝硬化属于慢性疾病，非短时间可取效该患者6年来病情一直平稳，还有赖于其能坚持中药治疗。因此，临床取效，一方面需要医生辨证治疗精当；另一方面要需要患者信任医生，坚持治疗，二者缺一不可。

 病案4　张某，男，46岁。2014年4月2日初诊。

【主诉】目黄、小便黄伴胁痛1周。

【现病史】患者既往有酒精性肝硬化病史，曾于北京某三甲医院住院治疗，诊断为酒精性肝硬化、门脉高压症、食管静脉曲张（轻度），后在该院门诊对症治疗。患者1周前无明显诱因出现目黄、小便黄，伴右胁疼痛，胀痛或刺痛，为求中医治疗来诊。刻下症：面色晦暗，目睛稍黄染，右胁胀痛或刺痛，纳差，乏力，口苦，大便黏滞不爽，小便色黄。

【既往史】酒精性肝硬化，高脂血症，高血压。

【舌脉】舌淡胖，有瘀斑，舌体胖大，舌下脉络迂曲，舌苔黄腻，脉弦涩。

【辅助检查】（2013年2月26日）腹部CT：肝硬化，食管静脉轻度曲张，肝囊肿，脾囊肿，胆囊炎，胆囊结石，门静脉主干直径1.5cm。（2014年3月13日）胃镜：食管静脉轻度曲张，慢性非萎缩性胃炎伴糜烂，十二指肠球炎。（2014年3月28日）肝功：TBIL 51.6 μmol/L，DBIL 23.4 μmol/L，ALT 36U/L，AST 46U/L，GGT 99U/L，ALP 120U/L，ALB 34g/L，GLB 36g/L。

【中医诊断】积聚。肝络瘀滞，湿热内蕴。

【西医诊断】酒精性肝硬化，门脉高压症，食管静脉曲张（轻度）。

【治法】活血化瘀通络，清热利湿解毒。

【方药】茵陈40g，熟大黄6g（后下），栀子10g，生黄芪20g，焦三仙各10g，薏苡仁30g，山药30g，鸡内金20g，赤芍30g，莪术6g，土鳖虫5g，延胡索10g，垂盆草30g，葛花30g，姜厚朴10g，甘草6g。14剂，每日1剂，水煎服，日二服。

二诊（2014年4月16日）　患者胁痛消失，口苦减轻，食欲改善，大便顺畅，小便黄。舌淡胖，瘀斑减轻，舌下静脉迂曲，舌苔薄黄腻，脉弦而微涩。

【方药】茵陈40g，生黄芪20g，焦三仙各10g，薏苡仁30g，山药30g，鸡内金20g，赤芍30g，莪术6g，土鳖虫5g，垂盆草30g，葛花30g，姜厚朴10g，醋鳖甲20g（先煎），生牡蛎30g（先煎），当归15g，白芍15g，甘草6g。14剂，每日1剂，水煎服，日二服。

三诊（2014年4月30日）　胁痛未出现，口苦消失，纳正常，大便顺畅，小便淡黄。舌淡胖，少量瘀斑，舌下脉络迂曲，舌苔薄腻，脉弦而微涩。

【辅助检查】肝功：TBIL 29.7μmol/L，DBIL 11.3μmol/L，ALT 36U/L，AST 32U/L，GGT 62U/L，ALP 114U/L，ALB 39g/L，GLB 34g/L。

【方药】茵陈30g，生黄芪40g，山药30g，赤芍30g，莪术6g，土鳖虫5g，垂盆草30g，葛花30g，姜厚朴10g，醋鳖甲20g（先煎），生牡蛎30g（先煎），当归15g，白芍15g，浙贝母20g，水红花子20g，甘草6g。28剂，每日1剂，水煎服，日二服。

随诊　后守方加减，持续治疗4年余。（2017年6月6日）复查胃镜：食管静脉显露。（2017年10月16日）复查腹部CT：肝右叶后上段囊肿，胆囊结石，脾囊肿，门静脉主干直径1.0cm。（2018年3月15日）生化：ALT 19.1U/L，AST 26U/L，GGT 52.14U/L，ALP 67U/L，ALB 50g/L，GLB 38.4g/L，TBIL 20.2μmol/L，DBIL 4.1μmol/L，IDBIL 16.1μmol/ml，LDL 3.73mmol/L。

【按语】本案系积聚。患者饮酒多年，酒乃湿热毒邪，蕴结中焦，内伤肝脾，肝脾气血失和，脾伤运化失职，水湿停聚，痰浊内生，中焦气机阻滞，日久肝络瘀阻，气滞血瘀，气、血、痰互结胶着成痞块，形成积聚。人体为统一的整体，有诸内必形诸外，体内血液循环受阻亦必形之于外，故患者初诊时见右胁胀痛或刺痛，舌淡有瘀斑，舌下脉络迂曲，面色晦暗，均为络脉不通之表现，辨证为肝络瘀滞。其目睛黄染、口苦、大便黏滞不爽、小便色黄、舌苔黄腻，考虑有湿热蕴结于内。结合辨病，辅助检查可见肝硬化、门静脉内径增宽，诊断为酒精性肝硬化，治以活血化瘀通络，清热利湿解毒。患者湿热之象明显，故以茵陈、大黄、栀子、垂盆草、薏苡仁清热利湿解毒，葛花解酒毒；虽有虚象，但其症状舌脉瘀滞突出，肝络滞涩，津液停滞，气血不通，脏腑失于濡养，盖由因瘀致虚，此时不宜大剂益气之品，应以通为补，遂予土鳖虫搜络祛瘀，赤芍、莪术活血化瘀，延胡索、厚朴行气化瘀；稍佐黄芪、山药益气健脾，焦三仙、鸡内金健脾消积。如此肝络一通，血无凝着，气机通畅。

二诊患者症状明显改善，湿热毒邪已减大半。穷寇莫追，以防伤正，故去栀子、大黄、延胡索，加鳖甲、牡蛎以软坚散结，当归、白芍养血柔肝。三诊患者胁痛未出现，口苦消失，纳正常，大便顺畅，小便淡黄，肝功检查胆红素指标下降，湿热症状明显减轻。舌淡胖，少量瘀斑，舌下脉络迂曲，瘀滞之象仍有，故方减焦三仙、鸡内金、薏苡仁，减少茵陈用量；气虚明显，增加黄芪用量；加水红花子散血消积，浙贝母软坚，增加治疗病本之药。

　　本案病情虚实寒热错综复杂，治疗需要分清主次缓急。其前后治疗长达4年，总体分为两个阶段。第一阶段以湿热酒毒兼瘀滞为主，治疗宜清化湿热瘀毒，以解肝毒、祛其病因为主，兼以活血通肝络，仅稍加调脾胃、柔肝体、强肝用之品。解毒和通络是相辅相成的，解毒是祛除病因，防止酒毒之邪进一步损伤肝络；通络是使肝络及全身脉络畅通，气血调畅，从而促进毒邪的排出，减轻肝络的损伤。俟湿热酒毒及瘀滞症状减轻，则转入第二阶段，重在调脾胃、柔肝体、通肝络。本病难取速效，若不能认定病机，朝令夕改，亦难以收效，治疗贵在守方。该患者后期每日服半剂，缓缓图治，最终取得良好疗效，不但诸症缓解，且辅助检查可见肝硬化已得到逆转，门静脉内径恢复正常，肝功复常，食管静脉曲张已愈。

　　本案体现了姚师解肝毒、柔肝体、强肝用、通肝络、调脾胃的"四法一则"治疗思想，体现了中医治疗复杂性疾病的阶段性和灵活性。

第六章
肝硬化腹水

一、概述

任何病理状态下导致腹腔内液体量增加超过200ml，称为腹水。肝硬化腹水是失代偿期肝硬化患者常见且严重的并发症之一，也是肝硬化自然病程进展的重要标志，一旦出现腹水，1年病死率约为15%，5年病死率为44%~85%。因此，肝硬化腹水的防治一直是慢性肝病临床诊疗中常见的难点和研究的热点。

（一）西医病因病理

肝硬化时腹水的形成常是几个因素联合作用的结果，门静脉高压是腹水形成的主要原因及始动因素。肾素-血管紧张素-醛固酮系统（RAAS）失衡及低蛋白血症也在腹水的形成中发挥作用。

1.门静脉高压

门静脉高压是肝硬化发展到一定程度的必然结果。肝硬化导致肝内血管变形、阻塞，门静脉血液回流受阻，门静脉系统血管内压增高超12mmHg时腹腔内脏毛细血管床静水压增高，组织液吸收减少而漏入腹腔，导致腹水形成。

2.RAAS活性增强

门静脉高压引起脾脏和全身循环改变致使RAAS活性增强，导致钠水潴留，是腹水形成与不易消退的主要原因。

3.其他血管活性物质分泌增多或活性增强

肝硬化时，其他血管活性物质，如心房肽、前列腺素、血管活性肽等分泌增多及活性增强，使脾脏小动脉广泛扩张，促使静脉流入量增加，同时引起小肠毛细血管压力增大和淋巴流量增加，可产生钠潴留效应。

4.低白蛋白血症

肝硬化时，白蛋白合成功能明显降低，引起血浆胶体渗透压降低，促使液体从血浆中漏入腹腔，形成腹水。

5.淋巴回流受阻

肝硬化时，肝内血管阻塞，肝淋巴液生成增多，当回流的淋巴液超过胸导管的引流能力时，可引起腹水。如有乳糜管梗阻及破裂，会形成乳糜性腹水。

（二）临床表现

肝硬化患者出现乏力、食欲减退等，或原有症状加重，或新近出现腹胀、双下肢水肿、少尿等表现。查体见腹壁静脉曲张及腹部膨隆等。移动性浊音阳性提示患者腹腔内液体＞1000ml。移动性浊音阴性者不能排除腹水，可进一步通过腹部B超、CT或MRI判断有无腹水并粗略评估腹水量。

（三）西医诊断

肝硬化腹水分为1级（少量）、2级（中量）和3级（大量）。①1级或少量腹水：仅通过超声才能检测到，患者一般无腹胀表现，体检移动性浊音阴性，超声腹水深度＜3cm。②2级或中量腹水：患者常有中度腹胀和对称性腹部膨隆，体检移动性浊音阳性或阴性，超声下腹水深度3～10cm。③3级或大量腹水：患者腹胀明显，体检移动性浊音阳性，可有腹部膨隆甚或脐疝形成，超声下腹水深度＞10cm。根据对治疗的反应，肝硬化腹水可分为普通型腹水、顽固型腹水、复发型腹水。

我国顽固型腹水的诊断标准：①利尿药物（螺内酯160mg/d、呋塞米80mg/d）治疗＞1周或治疗性间断放腹水（每次4000～5000ml）联合白蛋白（每次20～40g）治疗2周，腹水无治疗应答反应；②出现难以控制的利尿药物相关并发症或不良反应；③排除恶性腹水及窦前性门静脉高压症引起的腹水。复发型腹水的诊断标准：在限盐及应用利尿药物的情况下，1年内腹水复发≥3次。

肝硬化引起的腹水需与结核性腹膜炎、恶性肿瘤、慢性心力衰竭引起的腹水相鉴别，常通过腹水检查判断漏出液或渗出液，以血清-腹水白蛋白梯度（SAAG）判断鉴别诊断门静脉高压性与非门静脉高压性腹水。

（四）西医治疗

治疗目标为腹水消失或基本控制，改善临床症状，提高生活质量，延长生存时间。

1.一线治疗

①病因治疗；②合理限盐（4～6g/d）及应用利尿药物（螺内酯和/或呋塞米）；③避免应用肾毒性药物。

2.二线治疗

①合理应用缩血管活性药物和其他利尿药物，如特利加压素、盐酸米多君及托伐普坦等；②大量放腹水及补充白蛋白；③经颈静脉肝内门体静脉分流术（TIPS）；④停用非甾体抗炎药（NSAIDs）及扩血管活性药物，如血管紧张素转换酶抑制剂（ACEI）、血管紧张素受体拮抗剂（ARB）等。

3.三线治疗

①肝移植；②腹水超滤浓缩回输或肾脏替代治疗；③腹腔 α-引流泵或腹腔静脉Denver分流。

（五）中医辨证论治

1.气滞水停证

【临床表现】腹大坚满，叩之如鼓，两胁胀满，胁痛走窜不定，饮食减少，食后作胀，嗳气不适，小便短少。舌质淡红，苔白腻，脉弦。

【治法】疏肝理气，行水散满。

【方药】柴胡疏肝散合胃苓汤加减。

【加减化裁】伴两胁胀满疼痛者，加郁金、延胡索、苏木行气活血止痛；伴纳差者，加焦三仙、鸡内金健运脾胃，消食导滞；伴腹胀明显者，加木香、大腹皮、莱菔子理气消胀。

2.脾虚水停证

【临床表现】腹大胀满，按之如囊裹水，乏力，食欲不振，面色萎黄，颜面、下肢浮肿，小便短少，大便溏薄。舌苔白滑或白腻，脉缓。

【治法】温中健脾，行气利水。

【方药】四君子汤合实脾饮加减。

【加减化裁】伴恶心呕吐者，加陈皮、竹茹和胃降逆；伴肢体沉困，小便短少者，加车前子、泽泻利水消肿；气虚明显者，加黄芪、人参补气利水消肿。

3.湿热蕴结水停证

【临床表现】腹大坚满，脘腹撑急，腹痛拒按，身目发黄，口干，口苦，渴不欲饮，小便短黄，大便秘结或溏垢。舌质红，苔黄腻，脉弦滑或数。

【治法】清热利湿，攻下逐水。

【方药】中满分消丸合茵陈蒿汤加减。

【加减化裁】伴热毒炽盛、黄疸者，加半边莲、龙胆、云芝清热解毒，利湿退黄；伴小便赤涩不利者，加滑石、通草行窍利水；伴下肢浮肿者，加赤小豆、车前草利尿除湿。

4.血瘀水停证

【临床表现】腹大如鼓，腹壁青筋暴露，胁肋刺痛，固定不移，面色黯黑，面、颈、胸壁有丝状血痣，肌肤甲错，渴不欲饮。舌质暗红或有瘀斑，苔白润，脉细涩。

【治法】活血化瘀，行气利水。

【方药】调营饮或膈下逐瘀汤加减。

【加减化裁】伴胁下痞块，刺痛明显者，加丹参、鳖甲、延胡索活血化瘀，软坚散结止痛；伴瘀积明显者，加土鳖虫、莪术破血逐瘀；腹水顽固不消者，可加水红花子、益母草、泽兰活血利水。

5.脾肾阳虚水停证

【临床表现】腹大胀满，形似蛙腹，腹胀早轻暮重，形寒肢冷，面色㿠白，肢体水肿，腰膝酸软，腹中冷痛。舌质淡胖，或有齿痕，苔薄白润，脉沉弦。

【治法】温补脾肾，化气行水。

【方药】附子理中丸合五苓散加减。

【加减化裁】伴大便溏泻者，加山药、砂仁、白扁豆健脾化湿；伴腹中冷痛者，加小茴香、乌药、荔枝核散寒止痛。

6.阴虚水停证

【临床表现】腹大胀急，腰膝酸软，目睛干涩，面色晦暗，牙龈出血，口燥咽干，五心烦热。舌质红绛少津，苔少或花剥，脉弦细数。

【治法】滋养肝肾，化浊利水。

【方药】一贯煎合猪苓汤加减。

【加减化裁】阴虚内热，伴鼻衄、齿衄者，加仙鹤草、墨旱莲、女贞子凉血止血；阴虚火旺者，加知母、黄柏滋阴降火；伴低热者，加青蒿、地骨皮凉血清虚热。

二、姚乃礼辨治经验

（一）对疾病的认识

姚乃礼教授认为肝硬化腹水是在肝络瘀滞日久，络损成积的基础上出现的。肝络瘀滞，络损成积，气机疏泄进一步失常，肝脏为患，久稽伤脾，则脾虚更甚，从而出现气滞水阻。湿从寒化则水湿困脾，湿郁化热则湿热蕴结，久则气血凝滞，而致血瘀水停。疾病日久及肾，伤阳致阳虚水盛，伤阴则致阴虚水停，从而出现肝、脾、肾三脏功能受损，气滞、血瘀、水停腹中发为臌胀。正如俞嘉言在《医门法律·胀病论》中说："胀病也，不外水裹、气结、血瘀。"臌胀后期，若脾虚失于统摄之权，血不归经而外溢，或湿热，或瘀热，或阴虚火旺，灼伤脉络，血液外溢，则可见各种出血症状；若水湿之邪郁而化热，或复感外邪，湿浊上扰，蒙蔽清窍，或引动肝风，可见病情迅速恶化，出现昏迷、痉厥等多种危重证候。

（二）辨治思路

1.络损成积，脾虚水停证

【临床表现】可见局部肿块，面色萎黄晦暗，肌肤甲错，皮肤瘙痒，腹大胀满，按之如囊裹水，乏力，纳差，颜面、下肢浮肿，小便短少，大便溏薄。舌质淡暗或有瘀斑，苔白滑或白腻，舌下脉络迂曲，脉细涩缓。

【治法】软坚散结，健脾利水。

【方药】以牡蛎软坚散结，鳖甲搜剔络脉，又寓逐瘀软坚之功；丹参、莪术活血化瘀；鸡血藤补血活血通络；水红花子散血消癥，利水通络；茯苓、车前子淡渗利水，从下分消；马鞭草活血通经，利水消肿。

【临床应用】脾虚明显，以黄芪、太子参、白术益气健脾扶正，根据脾虚情况不同调整药物剂量。健脾利水的基础上，重视络损成积的基本病机，同时在活血祛瘀通络的过程中不忘养血，使活血而不伤血。

2.络损成积，湿热内蕴证

【临床表现】胁下刺痛，位置固定，拒按，皮肤瘙痒，腹大坚满，脘腹撑急，腹痛拒按，或身目发黄，口干口苦，小便短黄，大便秘结或溏垢。舌质暗红或有瘀斑，苔黄腻，脉弦滑或数。

【治法】软坚散结，清热利湿逐水。

【方药】多选用茵陈、垂盆草、焦栀子、金钱草清热利湿；黄芩、黄连、黄柏清三焦湿热，泻火解毒；白花蛇舌草、虎杖清热解毒；车前子清热渗湿。

【临床应用】在消癥散结的同时，根据湿热程度轻重及部位的不同，选用不同的清热利湿药物，在清热利湿的同时顾护脾胃，防止苦寒伤脾胃，使湿邪更甚。

3.络损成积，脾肾阳虚证

【临床表现】可见局部肿块或癥积，面色㿠白，肢体麻木，腹大胀满，形似蛙腹，腹胀早轻暮重，形寒肢冷，肢体水肿，腰膝酸软。舌质淡暗胖，或有齿痕，舌下脉络迂曲，苔薄白润，脉沉弦。

【治法】软坚散结，温补脾肾行水。

【方药】常用附子脾肾双补，下补肾阳以益火，中温脾阳以健运；选肉桂补元阳，暖脾胃；干姜温中散寒；太子参、白术补气健脾利湿；茯苓、泽泻、车前子利水渗湿。

【临床应用】络损成积，涉及脾肾，出现脾肾阳虚，临证应分清脾肾阳虚的孰轻孰重，选用不同的药物或剂量，同时兼顾其他兼夹证。治疗过程中，尽量血水同治，因为血水同源，相互影响，一荣俱荣，一损俱损。

4.络损成积，肝肾阴虚证

【临床表现】胁下隐痛，面色晦暗，皮肤瘙痒，腹大胀急，腰膝酸软，目睛干涩，牙龈出血，口燥咽干，五心烦热。舌质暗红少津，或有瘀斑，舌下脉络迂曲，苔少或花剥，脉弦细数。

【治法】软坚散结，滋养肝肾利水。

【方药】多用猪苓汤养阴清热利水，同时用生地黄、北沙参、黄精养阴生津，黄精还可补气健脾益肾；车前子淡渗利湿，从下分消。

【临床应用】络损成积，涉及肝肾，出现肝肾阴虚，说明病程已久，加之西药利尿剂的应用，使肝肾阴虚更甚，因此利水的同时注重养阴尤为重要。但滋阴药滋腻甘润，有助湿之碍，利水过度又会伤阴，药物配伍平衡剂量更显重要，如此方可滋腻而不助湿，利水而不伤阴。

三、病案实录

❀ 病案1　康某，男，45岁。2023年11月2日初诊。

【主诉】右胁胀痛反复发作4年余。

【现病史】患者饮酒多年，4年前饮酒后出现右胁胀痛，于当地医院就诊，诊断为酒精性肝硬化失代偿期，治疗后胁痛反复发作。此次为求中医治疗来诊。刻下症：面色黧黑，右胁胀痛，腹胀，矢气频，乏力，气短，情绪急躁，纳可，口干渴，眠浅易醒，头晕，膝关节下肿胀，针刺感，时浮肿，腰酸痛，大便黏，1~2日1次，小便黄，有异味。

【既往史】否认。

【舌脉】舌暗紫苔薄，脉右弦细尺弱，左细弦不和。

【辅助检查】（2023年5月2日）腹部超声：肝弥漫性病变，肝硬化，脾大，少量腹水。肝弹性：LSM 27kPa。血氨：81 μmol/L。肝功：TBIL 36.03 μmol/L，TBA 36.81 μmol/L，ALB 34.26g/L，余正常。血常规：PLT 97×10^9/L，余正常。

【中医诊断】臌胀。毒邪伤络，水湿停留，络脉阻滞，兼及肝肾。

【西医诊断】酒精性肝硬化失代偿期。

【治法】健脾调肝，软坚和络，兼以益肾。

【方药】太子参20g，黄芪30g，茯苓20g，白术15g，当归15g，白芍20g，地黄30g，盐车前子30g（包煎），丹参15g，莪术12g，鸡血藤30g，黄连10g，黄柏12g，木瓜15g，牛膝15g，醋鳖甲40g（先煎），茵陈20g，炒鸡内金15g，水红花子15g。21剂，每日1剂，水煎服，日二服。

二诊（2023年11月30日）　右胁胀痛明显改善，腹胀减轻，乏力改善，气短，情绪急躁，纳可，眠浅易醒，头晕消失，膝关节下肿胀改善，针刺感，不浮肿，腰酸痛，大便黏，2~3日1次，小便黄。舌暗红苔薄，脉右弦细尺弱，左细弦不和。复查血氨正常。

【方药】太子参20g，黄芪30g，茯苓20g，白术15g，当归15g，白芍20g，地黄30g，盐车前子20g（包煎），丹参15g，莪术12g，鸡血藤30g，牛膝15g，茵陈20g，炒鸡内金15g，水红花子30g，醋鳖甲40g（先煎），炒杜仲15g，木瓜15g。

后以上方为基础稍有加减，连续服药6个月，症状基本改善，肝功能正常。腹部B超：肝弥漫性病变，肝硬化，脾大，无腹水。肝弹性：LSM 19kPa。血氨：正常。

【按语】患者常年嗜酒，伤肝损脾，肝失疏泄，脾失健运，脾运不行，水湿停留，络脉阻滞，兼及肝肾，而见右胁胀痛，腹胀，矢气频，乏力，头晕，急躁，下肢水肿，腰酸痛，大便黏，小便黄。察其面色黧黑，舌暗紫苔薄，脉右弦细尺弱，左细弦不和。脉症合参，证属毒邪伤络，水湿停留，络脉阻滞，兼及肝肾。治宜健脾调肝，软坚和络，兼以益肾。

方由姚乃礼教授经验方软肝通络方化裁而来。姚教授认为本案为臌胀，胁痛是其症状之一，面色黧黑、脉弦细不和，均是病情加重，入于肝肾之象。患者血氨升高，且脉来不和，又有头晕之感，要谨防毒邪上及脑髓引起头晕不清甚至头昏晕厥等表现。方以黄芪、太子参、茯苓、白术益气健脾扶正；生地黄滋水以涵木；当归、白芍、丹参、莪术、鸡血藤养血活血，化瘀通络。重用鸡血藤，取其补血虚、行血滞、通络脉，正如《本草正义》言："能生血、和血、补血、破血，又能通七窍、走五脏、宣筋络。"尤其对症。水红花子散血消癥利水；茵陈、黄连、黄柏清热解毒利湿；车前子淡渗利水，从下分消；鳖甲咸寒，软坚散结；木瓜配牛膝祛风除湿，舒筋活络，补肝肾；鸡内金健脾理气消积。此证酒毒郁怒伤肝，气失条达，为拘急，为胀痛，临证须注意为患者讲明酒毒之危害，辅之以药，双管齐下。患者二诊头晕消失，复查血氨正常，临床诸症减轻，湿热酒毒之因亦消除，故去黄连、黄柏，但腰酸痛未减，故加杜仲补肝肾，强筋骨。后连续治疗6个月，患者腹水消失，血氨保持正常，病情平稳。

❁病案2 王某，男，66岁。2023年7月20日首诊。

【主诉】发现乙肝肝硬化3年余，下肢水肿半年余。

【现病史】患者乙肝多年，3年前确诊肝硬化，服恩替卡韦，定期检查。半年前出现下肢水肿，喘憋，住院治疗，诊断为乙肝肝硬化失代偿期，出院后门诊对症治疗。此次为求中医治疗来诊。刻下症：脘腹胀满，双下肢水肿，乏力，气短，腹部怕凉，口干，纳可，夜寐差，大便日1行。目前服用熊去氧胆酸胶囊、地榆升白片、呋塞米、螺内酯。

【既往史】否认。

【舌脉】舌暗红，苔薄少欠津，右脉弦稍滑，左脉弦细涩。

【辅助检查】肝功：TBIL 41.5 μmol/L，DBIL 20 μmol/L，IDBIL 21.5 μmol/L，ALT 107U/L，AST 115U/L，GGT 65U/L，ALB 29g/L，余正常。HBV–DNA：未检测到靶标。血常规：PLT 51×10^9/L，余正常。尿潜血（++）。腹部超声：肝硬化，脾大，少量腹水，肝内多个低回声结节，胆囊壁水肿。

【中医诊断】臌胀。肝肾阴虚，水湿内停。

【西医诊断】乙肝肝硬化失代偿期。

【治法】养阴益肝，健脾利水。

【方药】地黄30g，当归20g，白芍15g，北沙参15g，茯苓20g，白术15g，丹参15g，醋莪术10g，水红花子15g，厚朴花15g，酒黄精15g，大腹皮30g，茵陈30g，垂盆草15g，关黄柏15g，醋鳖甲40g（先煎）。日1剂，水煎服，日三服。

二诊（2023年10月19日）　服药后腹胀缓解，双下肢水肿减轻，未再服药。近日受凉后腹胀，双下肢水肿，但较前减轻，气短，腹部怕凉，二便调，纳可。舌稍暗，苔少，脉弦细滑。

【方药】太子参20g，黄芪30g，当归15g，地黄30g，丹参15g，醋莪术10g，水红花子15g，猪苓20g，茯苓30g，醋鳖甲45g（先煎），盐车前子30g（包煎），炒紫苏子12g，酒黄精15g，仙鹤草30g，甘草片6g，厚朴花15g，紫河车6g。

【按语】本例患者感染乙肝多年，逐渐演变为癥积、臌胀，湿热瘀结不化，肝阴耗伤，病渐及肾，辨证当属阴虚臌胀。其病机特点是湿热疫毒未尽，同时肝肾、脾胃虚损，且水湿、瘀血日渐加重。证属肝肾阴虚，脾虚不运，水湿内停，失于气化。采用滋养肝肾为主，健脾理气、清利湿热、软坚诸法并用。方宗一贯煎加味，生地黄、沙参、黄精、鳖甲滋阴软坚；当归、白芍养阴柔肝；茵陈、垂盆草、黄柏清热利湿；丹参、莪术活血化瘀；水红花子散血消癥利水；苓、术、厚朴花健脾益气，疏畅气机；大腹皮下气宽中行水。

二诊症状即见减轻，故去茵陈、垂盆草、黄柏以防苦寒伤胃；去北沙参免滋腻生湿；去白术、白芍、大腹皮，加太子参、黄芪增强健脾化湿之力；加猪苓、车前子利湿，并配紫苏子行气除湿，利水消肿；仙鹤草清热解毒，收敛止血；紫河车补肾益精，益气活血。

本案患者癥积、臌胀并见，寒热虚实都存在，证候复杂，实属难治之疾。除有腹水、下肢水肿外，又有脘腹胀满诸多症状，结合舌脉，辨证以肝肾阴虚为主，又有湿热瘀阻水停，属虚实错杂，此时如若养阴则易碍湿，如若燥湿又易伤阴。肝肾阴虚是基础，气滞水停血瘀是标实，在治疗用药方面互相矛盾，故较难治。滋阴、利水虽属基本治疗大法，但治疗的主次关系又当因人而异，不能一概而论。此外，水停必然滞气，肝伤必然损脾，故组方同时参以行气利水、补脾养肝之品。

急则治标，缓则治本是中医治病的基本治则，于臌胀尤宜，但临床较难把握。本案患者虽有腹胀但纳可，可以判定其标实并不甚急，给肝肾阴虚治疗创造了机会，应以滋养肝肾治本为主，通过匡正以祛邪，收到了较好的利水消胀效果。

本案的重点和难点在于处理好阴虚和水湿的关系。臌胀一证基本病机在于脾失运化，肝失疏泄，造成水湿停聚，肝肾阴虚，所以水湿不利和阴虚失润是常见的一对矛盾，在治疗上养阴和利水如何处理好，是关键所在。在这个问题上，应"察其脉症，知犯何逆，随症治之"，但应注意"养阴不忌利水"（如猪苓汤之例），"利水仅防伤津"，在水肿明显时以利水为主，阴虚伤津明显时应注意养阴，并在用药方面适当选择。如养阴不要过用滋腻之品，可用当归、生地黄、黄精之类，利水重在健脾，理气不要过燥，以防伤阴。

病案3 刘某，男，48岁。2024年4月18日初诊。

【主诉】腹部膨隆、腹胀14月余。

【现病史】2023年2月患者因腹胀、腹部膨隆就诊某医院，确诊乙型肝炎肝硬化失代偿期、腹腔积液、肝性脑病，住院治疗10余天，症状缓解后出院。出院后服用富马酸丙酚替诺福韦、熊去氧胆酸胶囊、扶正化瘀胶囊、水飞蓟宾胶囊、复方氨基酸胶囊、利福昔明，交替应用托伐普坦片、螺内酯、呋塞米，间断服用门冬氨酸鸟氨酸、乳果糖，定期复查。近1年呕血1次，胃镜下注胶治疗。经治疗，腹胀、腹部膨隆仍未完全缓解，来诊。刻下症：面色暗，腹胀，腹部稍膨隆，烧心反酸，纳可，小便量少，未计具体尿量，大便黏滞，需要服用乳果糖，睡眠易醒，醒后难眠，口干。

【既往史】2型糖尿病。

【舌脉】舌暗红，苔白腻，舌下脉络迂曲，脉弦涩。

【辅助检查】（2024年3月3日）甲胎蛋白正常，CEA 16.7U/ml。生化：AST 40.1U/L，TBIL 30.7μmol/L，DBIL 15.4μmol/L，ALB 33g/L，GGT 152.6U/L，CHE 1934U/L，TBA 169.9μmol/L，PA 117.4mg/L，UA 461μmol/L，余正常；血常规：RBC 4.19×10^{12}/L，PLT 62×10^9/L，余正常；腹部B超：腹水5.6cm；腹部核磁（普美显）：肝硬化再生结节形成，肝实质铁质沉积，脾大（长16.6cm，厚6.1cm），食管下段胃底静脉曲张，胃底左肾分流，腹水，胆囊壁增厚、水肿。

【中医诊断】臌胀。脾虚水停兼瘀血阻络。

【西医诊断】乙型肝炎肝硬化失代偿期，腹腔积液。

【治法】健脾利水，活血通络。

【方药】太子参20g，黄芪60g，茯苓30g，生白术30g，泽泻12g，猪苓10g，白芍30g，浙贝母20g，醋鳖甲30g（先煎），生牡蛎30g（先煎），生地黄20g，煅瓦楞子30g，玉米须30g，半边莲30g，陈皮12g，冬瓜子30g，麦冬20g，醋莪术6g，马鞭草30g，茵陈30g。14剂，日1剂，水煎服，日二服。

二诊（2024年5月6日） 面色暗，腹胀稍减，腹部稍膨隆，烧心反酸，纳可，小便2000~2500ml，大便黏滞改善，睡眠易醒改善，醒后仍难眠，口干明显。舌质暗红，少苔，舌下脉络迂曲，脉弦涩。

【辅助检查】（2024年5月6日）肿瘤标志物：CEA 11.12U/ml，CA199 90.46U/ml；凝血功能：PT 13.3s，INR 1.22INR，APTT 37.2S，TT 17.9S；肝肾功：GLU 6.63mmol/L，UA 520μmol/L，GGT 170.1U/L，AST 55U/L，ALB 31.6g/L，TBIL 36μmol/L，DBIL 19.26μmol/L，TBA 171.01μmol/L。

【方药】太子参20g，黄芪60g，茯苓30g，生白术30g，泽泻12g，猪苓10g，白芍30g，浙贝母20g，醋鳖甲30g（先煎），生牡蛎30g（先煎），生地黄30g，煅瓦楞子30g，半边莲30g，陈皮12g，麦冬20g，醋莪术6g，马鞭草30g，茵陈30g，当归15g，百合30g，炒牵牛子9g，酒黄精9g。14剂，日1剂，水煎服，日二服。

三诊（2024年5月20日） 面色暗，腹胀减，腹部膨隆不明显，无烧心反酸，纳可，小便2700~3000ml，大便改善，睡眠佳，手足心热，口干改善。舌质暗红，少苔，有裂纹，舌下脉络迂曲，脉弦涩。

【辅助检查】（2024年5月18日）肝肾功：TBIL 34.8μmol/L，DBIL 18.4μmol/L，ALB 29.9g/L，GGT 154.3U/L，ALP 200.3U/L，TBA 145.8μmol/L，PA 95.9mg/L，UA 499μmol/L，GLU 6.83mmol/L；CEA 17.4U/ml，甲胎蛋白正常；血常规：RBC 4.1×10^{12}/L，PLT 56×10^{9}/L，余正常；腹部B超：肝硬化，脾大（长16.0cm，厚6.0cm），肝内多发结节，门脉高压，胃左静脉扩张，腹水3.2cm。

【方药】茵陈30g，黄芪60g，茯苓30g，生白术30g，泽泻12g，猪苓10g，白芍30g，浙贝母20g，醋鳖甲30g（先煎），生牡蛎30g（先煎），生地黄30g，煅瓦楞子30g，半边莲30g，陈皮12g，醋莪术6g，马鞭草30g，当归15g，炒牵牛子6g，酒黄精9g，醋龟甲10g（先煎），知母9g，牡丹皮9g。14剂，日1剂，水煎服，日二服。

四诊（2024年6月3日） 面色暗，腹胀不明显，腹部无膨隆，无烧心反酸，纳可，小便量24小时3000ml左右，大便顺畅，睡眠佳，手足心热改善，口干改善，间断牙龈出血。舌质暗红少苔，舌下脉络迂曲，脉弦涩。

【辅助检查】（2024年6月1日）腹部B超：肝硬化，脾大（长14.3cm，厚5.5cm），脾静脉增宽，肝内回声结节状，肝内多发结节，侧支循环形成，胆囊壁毛糙，未见腹水；CEA 18.7U/ml，甲胎蛋白正常，异常凝血酶原：129.72mAU/ml；肝肾功：UA 510μmol/L，GLU 7.57mmol/L，AST 40.4U/L，TBIL 30.9μmol/L，DBIL 17.2μmol/L，ALB 34.7g/L，GGT 167U/L，ALP 190.5U/L，CHE 2165U/L，TBA 139.8μmol/L，PA 121mg/L；HBV-DNA未检测到靶标；血常规：PLT 60×10^{9}/L，余正常。

【方药】茵陈30g，黄芪60g，茯苓30g，生白术30g，泽泻12g，猪苓10g，白芍30g，浙贝母20g，醋鳖甲30g（先煎），生牡蛎30g（先煎），生地黄30g，煅瓦楞子30g，半边莲30g，陈皮12g，醋莪术6g，马鞭草30g，当归15g，炒牵牛子6g，酒黄精9g，醋龟甲10g（先煎），知母9g，牡丹皮10g，石斛15g，血余炭10g。14剂，日1剂，水煎服，日二服。

五诊（2024年6月19日） 面色暗，纳可，小便3000ml左右，大便顺畅，

1日1次，睡眠佳，无手足心热，口干明显改善，仍牙龈出血。舌稍暗红，苔薄，舌下脉络迂曲，脉弦滑。

【辅助检查】（2024年6月15日）腹部CT：肝硬化，再生结节形成，肝实质铁质沉积，脾大，食管下段胃底静脉曲张，胃底左肾分流，胆囊壁增厚，水肿，动脉期肝实质多发强化结节，右肺门区稍大淋巴结（未见腹水）；肝功：TBIL 32.3μmol/L，DBIL 16.6μmol/L，ALB 33g/L，GGT 151U/L，ALP 143.3U/L，CHE 2045U/L，TBA 115.8μmol/L，PA 108.5mg/L，UA 497μmol/L，GLU 6.74mmol/L；血常规：PLT 56×10^9/L，余正常；CEA 18.8U/ml，AFP正常。

【方药】茵陈30g，黄芪30g，茯苓30g，生白术30g，泽泻12g，猪苓10g，白芍30g，浙贝母20g，醋鳖甲30g（先煎），生牡蛎30g（先煎），生地黄30g，煅瓦楞子30g，半边莲30g，陈皮12g，醋莪术6g，马鞭草30g，当归15g，炒牵牛子6g，酒黄精9g，醋龟甲10g（先煎），血余炭10g，仙鹤草30g。14剂，日1剂，水煎服，日二服。

【按语】患者确诊乙型肝硬化失代偿期腹腔积液14个月，腹胀、腹部膨隆持续未缓解，故来就诊。根据患者临床症状、体征及舌脉，辨证属脾虚水停兼瘀血阻络，临床治以健脾利水，活血通络。方中太子参平而偏凉，甘补微苦能泄，可益气健脾。生黄芪益正气，健脾胃，与太子参共奏益气健脾之功，有助于脾健湿去。同时大剂量黄芪有利水消肿之功，可用于脾虚失运，水湿停聚而致的水肿。茯苓、猪苓、泽泻、白术健脾利湿，通利小便，利水渗湿消肿。腹腔积液日久，反复不愈，恐利水之力不足，加玉米须、半边莲加强利水消肿之功，且半边莲利尿作用持久。舌质暗红，舌下脉络迂曲，有血瘀之象，加马鞭草活血散瘀，亦能利水，可收双功。水湿停于中焦，中焦气机不畅，故加陈皮调气机升降而理气健脾调中。病本在于乙肝肝硬化，感染疫毒日久致肝络受损，从而出现络脉瘀滞、络损成积，因此治疗过程中应始终不忘软化肝脏，故加牡蛎、鳖甲、浙贝母软坚散结，醋莪术行气破血散结。莪术虽耗气，但有黄芪、太子参相配，应用可以无虞。因乙肝病毒为湿热疫毒，故用茵陈清热利湿解毒。患者既往有糖尿病病史，加之肝硬化腹腔积液长期大量应用利尿剂，虽目前无伤阴之象，也应防患于未然，故加白芍养阴柔肝，生地黄、麦冬养阴生津以防大量利尿而伤阴，同时生地黄还可润大肠而通便。患者反酸烧心，大便不顺畅，故加煅瓦楞子制酸，冬瓜子润肠通便以缓解症状。

二诊患者腹胀稍减，腹部稍膨隆，小便较前明显增加，大便稍顺畅，仍未达到治疗尿量，故去玉米须、冬瓜子，加峻下逐水之牵牛子通利二便以排泄水湿。舌质暗红少苔，湿祛而有阴伤之象，故加百合养阴安神，黄精补气养阴益精，当归养阴血，与白芍共用，养血柔肝。三诊脾虚症状不明显，腹部膨隆不明显，尿量增加，腹部B超显示腹水减少，故减少牵牛子用量，去太子参。口干改善，出现手足心热，故去麦冬、百合，加龟甲滋阴养血，知母、牡丹皮滋阴退虚热。四诊手足心热及口干改善，故加石斛加强益胃生津、滋阴清热之力。出现间断牙龈出血，加血余炭止血，同时还可补阴利尿，利尿而不伤阴。五诊腹部CT检查未见腹水，无手足心热，口干明显改善，仍牙龈出血，舌稍暗红，苔薄，故去知母、石斛，减生黄芪用量，加仙鹤草收敛止血。

纵观该患者的治疗，立方之初既有健脾软坚散结治本之药，又有利水消肿制酸治标之品，以求标本兼治。考虑患者有糖尿病，且病史较长，加之利水容易伤阴，故提前加滋阴药物，做到未病先防。但即使提前考虑到伤阴可能，患者在治疗过程中还是出现阴伤之象，因此在治疗的过程中不断增加滋阴药物，在保证利水的同时防止阴伤进一步加重。经过多次治疗，患者腹腔积液消失，阴伤之象也逐步改善，取得了较好的临床疗效。

❀病案4　杨某，男，55岁。2024年4月22日初诊。

【主诉】腹部膨隆、腹胀10天余。

【现病史】2014年底在当地医院检查确诊酒精性肝硬化。2015年行脾切除手术。2023年9月在地坛医院检查发现腹水，住院治疗，缓解后出院，服用螺内酯及呋塞米，定期检查。10余天前患者再次出现腹部膨隆明显，腹胀，为求中医治疗来诊。刻下症：腹部高度膨隆，腹胀如鼓，活动后气短，纳少，小便量800~1000ml，大便1日1次，颜色正常，双下肢肿，指压痕明显，睡眠易醒。

【既往史】酒精性肝硬化病史近10年。

【舌脉】舌稍淡，暗红，苔薄黄腻，脉沉稍涩。

【辅助检查】（2024年4月20日）腹部B超：肝硬化，胆囊壁双边，胆囊结石，脾切除，大量腹水（12.3cm）；肝功：AST 45.4U/L，ALP 143.6U/L，GGT 93.22U/L，TBA 92μmol/L，CHE 4283U/L；血常规正常；肿瘤标志物正常。

【中医诊断】臌胀。气虚水停兼湿热内蕴。

【西医诊断】酒精性肝硬化失代偿期，腹腔积液。

【治法】清热利湿，行气利水。

【方药】生黄芪60g，茯苓30g，猪苓10g，泽泻12g，防己12g，桂枝3g，半边莲30g，陈皮12g，茵陈30g，垂盆草30g，金钱草30g，鸡内金20g，炒牵牛子9g，玉米须30g，冬瓜皮30g，马鞭草30g。7剂，日1剂，水煎服，日二服。

二诊（2024年4月28日）　患者腹部膨隆稍减轻，腹胀减轻，活动后气短消失，纳改善，小便量1600～2100ml，大便1日1次，颜色正常，双下肢肿减轻，睡眠可。舌稍淡暗，苔薄黄腻，脉沉稍涩。

【辅助检查】（2024年4月25日）血氨32.8μmol/L；肝功：ALB 35.8g/L，GLB 45.5g/L，GGT 72.1U/L，DBIL 5.1μmol/L，TBA 66.6μmol/L，余正常。

【方药】生黄芪60g，茯苓45g，猪苓10g，泽泻12g，防己12g，桂枝3g，半边莲30g，陈皮12g，茵陈30g，垂盆草30g，金钱草30g，鸡内金20g，炒牵牛子9g，玉米须30g，冬瓜皮30g，马鞭草30g，赤小豆30g，醋鳖甲20g（先煎），生牡蛎30g（先煎）。14剂，日1剂，水煎服，日二服。

三诊（2024年5月11日）　腹部膨隆明显减轻，上腹部胀气感，纳可，小便量2000～2100ml，大便1日1次，颜色正常，双下肢肿明显减轻，睡眠可。舌稍淡暗，苔薄腻，脉沉稍涩。

【辅助检查】（2024年5月8日）肝功：ALB 37.5g/L，GLB 54.5g/L，AST 52.7U/L，GGT 106.4U/L，ALP 135.5U/L，TBIL 20.2μmol/L，DBIL 5.5μmol/L，IDBIL 14.7μmol/L，TBA 40.3μmol/L，余正常；电解质正常。

【方药】生黄芪60g，茯苓60g，猪苓10g，泽泻12g，防己12g，桂枝3g，半边莲30g，陈皮12g，茵陈30g，垂盆草30g，金钱草30g，鸡内金20g，炒牵牛子12g，玉米须30g，冬瓜皮30g，马鞭草30g，赤小豆30g，醋鳖甲20g（先煎），生牡蛎30g（先煎），大腹皮15g，白芍10g，炒王不留行10g。14剂，日1剂，水煎服，日二服。

四诊（2024年5月29日）　腹部膨隆明显减轻，上腹部胀气感明显，纳可，小便量2500ml左右，大便1日1次，颜色正常，双下肢肿明显减轻，睡眠可。舌稍淡暗，苔薄腻，脉沉稍涩。

【辅助检查】（2024年5月25日）腹部B超：肝硬化，胆囊壁增厚，胆囊结石，胆囊腔内陈旧性胆汁，腹水8.9cm。

【方药】生黄芪60g，茯苓60g，猪苓10g，泽泻12g，防己12g，桂枝3g，半边莲30g，陈皮12g，茵陈30g，垂盆草30g，金钱草30g，鸡内金20g，炒牵牛子15g，玉米须30g，冬瓜皮30g，马鞭草30g，醋鳖甲20g（先煎），生牡蛎30g（先煎），赤芍30g，炒莱菔子60g。35剂，日1剂，水煎服，日二服。

五诊（2024年7月5日） 下腹部膨隆不明显，上腹部不胀，纳可，小便量2600～2700ml，大便1日1次，颜色正常，双下肢不肿，睡眠可。舌稍淡暗，苔薄腻，脉沉稍涩。

【辅助检查】（2024年7月2日）肝功：GLB 42.2g/L，AST 43.3U/L，GGT 125.7U/L，ALP 128.9U/L，TBIL 21.4μmol/L，DBIL 6.8μmol/L，IDBIL 14.6μmol/L，TBA 46μmol/L，余正常；腹部B超：肝硬化，胆囊壁增厚，胆囊结石，腹水2.6cm。

【方药】生黄芪60g，茯苓45g，猪苓10g，泽泻12g，桂枝3g，半边莲30g，陈皮12g，炒牵牛子12g，茵陈30g，垂盆草30g，金钱草30g，鸡内金20g，冬瓜皮30g，马鞭草30g，醋鳖甲20g（先煎），生牡蛎30g（先煎），赤芍30g，水红花子15g。

【按语】患者此次发病约10天，结合临床症状、体征及舌脉，辨证属气虚水停兼湿热内蕴证，故用生黄芪60g以补气利水消肿。对于气虚水停者，黄芪用量至少要60g以上方能取效。患者腹部膨隆，双下肢水肿，水湿内停，故取五苓散之义，选茯苓、猪苓健脾利湿，通利小便；泽泻甘淡渗湿，功善利水渗湿消肿；桂枝辛散温通，甘温助阳，温化水湿。患者大量腹水，加之双腿肿，恐利水之力不足，加峻下逐水之牵牛子通利二便，以排泄水湿；防己、玉米须、冬瓜皮、半边莲利水渗湿，加强利水消肿之功。半边莲利尿作用持久，但用量一般需在30g以上。因兼湿热内蕴，故用茵陈、垂盆草、金钱草三药清利湿热。三药均入肝胆经，茵陈除善清肝胆湿热外，还因味淡利水为治脾胃二家湿热之专药；垂盆草清凉甘淡渗利，善清热解毒，利水湿力较强，水肿兼热者常用；金钱草甘淡渗利，微寒能清，还可利尿通淋。三药均有一定的利水之力，有助于水湿的清利。患者肝硬化病来已久，久病入络，加之舌质暗红，有血瘀之象，故加马鞭草活血散瘀，亦能利水，可收双功。水湿停于中焦，中焦气机不畅，故加陈皮，因其辛香行散，苦燥温化，可调气机升降而理气健脾调中；加炒鸡内金运脾健胃，强化脾胃功能。纵观全方，行气利水为主，清热利湿为辅，以求首先减少腹水，减轻患者痛苦。

二诊腹部膨隆稍减轻，腹胀减轻，双下肢肿减轻，尿量增加，但对于大量腹水的患者，仍需要增加利水之力，故增加茯苓及牵牛子用量，加赤小豆加强利水之功。患者肝硬化多年，在利水的同时要兼顾病之本，故加鳖甲、生牡蛎软坚散结以治本。

三诊腹部膨隆明显减轻，尿量增加，双下肢肿明显减轻，效不更方，继续增加茯苓及牵牛子用量，加强利水之力。水停中焦，湿阻气滞，故加大腹皮行气宽中、行水消肿。王不留行能走血分，其性行而不住，故可通经，又利小便。另加白芍养血柔肝体。四诊：腹部B超显示腹水已经减少至8.9cm，患者上腹部胀气感明显，故原方减赤小豆、大腹皮、白芍、王不留行，重用炒莱菔子下气宽中，消胀满。水渐消，需要增加治本之药，故加"赤芍药散邪，行血中之滞""行血，破瘀，散血块"，使标本兼顾。五诊：患者腹部膨隆不明显，双下肢不肿，腹部B超显示腹水仅有2.6cm，故减防己、玉米须，减少茯苓用量，另加水红花子活血利水，同时加强散血消瘀消积之力。

患者以大量腹水就诊，治疗应该分阶段进行，急则治其标，减少腹水，减轻患者痛苦；其次，在利水同时要针对主病进行治疗；再者，在腹水基本控制的同时巩固疗效，防止腹水复发。此外强调，腹水早期，体质尚好、耐受攻伐的患者可以使用峻下逐水药或加大利尿药物剂量，以尽快取效，改善患者症状；如患者体质偏虚，不耐攻伐，尽量补虚与利水同时进行，利水药物剂量也不宜过大，缓图疗效，以平稳取效。在治疗过程中，还应注意兼夹证，如兼湿热、血瘀等，临床应配合清热利湿、活血化瘀等药物。此外要时时不忘顾护脾胃。臌胀本属复杂疾病，临床治疗过程中要仔细斟酌各个环节方能取得好的临床疗效。

❀病案5　刘某，女，67岁，2022年4月20日初诊。

【主诉】腹部高度膨隆伴下肢肿2周余。

【现病史】2012年发现肝纤维化，定期检查。2019年因出现乏力、恶心症状在某医院检查确诊肝硬化，住院治疗，肝穿刺未明确诊断。后因反复出现腹水在某医院住院治疗数次。2周前出现腹部高度膨隆，下肢肿，于某医院住院治疗，建议腹腔抽取积液治疗，患者拒绝，药物治疗无明显疗效后出院。出院诊断：肝硬化失代偿期，门脉高压，腹水，脾大，低蛋白血症，胆汁淤积症。2022年4月20日来我院就诊，目前服用立普妥、甘草酸二胺肠溶胶囊、腺苷蛋氨酸、维生素B。刻下症：身目淡黄染，乏力，肝区隐痛，腹胀明显，腹部高度膨隆，双下肢肿明显，口干，纳差，大便黏滞不顺畅，小便黄，尿量2000ml左右，睡眠欠佳，不实。

【既往史】重症肌无力、垂体性尿崩症、高血压、周围动脉粥样硬化症、高脂血症、脐疝术后、阑尾切除术后、乳腺良性肿物切除术后。

【舌脉】舌绛红，无苔，明显裂纹，舌下脉络迂曲，脉沉细。

【辅助检查】血常规：PLT 92×10^9/L，余正常；肝功：ALB 32.8g/L，TBIL 43.8μmol/L，DBIL 16.5μmol/L，余正常；血氨：69μmol/L；凝血功能：PT 14.9s，PTA 66%，余正常；抗核抗体：1∶40；腹部B超：肝硬化，门脉增宽，脾大（长12.4cm，厚3.7cm），脐静脉开放，肝多发囊肿，胆囊壁增厚，腹盆腔积液10.6cm。

【中医诊断】臌胀。肝肾阴虚水停，络损成积。

【西医诊断】肝硬化失代偿期，门脉高压，腹水，脾大，低蛋白血症，胆汁淤积症。

【治法】滋养肝肾利水，软坚散结。

【方药】生地黄20g，麦冬10g，北沙参10g，当归10g，枸杞子20g，茯苓30g，猪苓15g，泽泻12g，滑石10g，醋鳖甲20g（先煎），醋龟甲（先煎）10g，生牡蛎30g（先煎），茵陈30g，垂盆草30g，白芍30g，柏子仁20g。7剂，每日1剂，水煎服，日二服。

二诊（2022年4月27日） 身目淡黄染，口干，乏力，肝区隐痛不适改善，腹胀如前，腹部高度膨隆，双下肢肿明显，纳稍改善，大便黏滞不顺畅，小便黄，尿量2200ml左右，睡眠欠佳，不实。舌稍绛红，无苔，大量裂纹，舌下脉络迂曲，脉沉细。

【方药】生地黄20g，麦冬10g，北沙参10g，当归10g，枸杞子20g，茯苓30g，猪苓15g，泽泻12g，滑石10g，醋鳖甲20g（先煎），醋龟甲10g（先煎），生牡蛎30g（先煎），茵陈30g，垂盆草30g，白芍30g，柏子仁20g，香附10g，郁金10g，玉米须30g，车前子20g（包煎）。7剂，每日1剂，水煎服，日二服。

三诊（2022年5月5日） 身目淡黄染，口干，乏力，肝区隐痛明显减轻，腹胀稍减，腹部高度膨隆，双下肢肿明显，纳改善，大便不黏滞，小便黄，尿量2600ml左右，睡眠改善。舌稍绛红，无苔，大量裂纹，舌下脉络迂曲，脉沉细。

【方药】生地黄20g，麦冬10g，北沙参10g，当归10g，枸杞子20g，茯苓30g，猪苓15g，泽泻12g，醋鳖甲20g（先煎），醋龟甲10g（先煎），生牡蛎30g（先煎），茵陈30g，垂盆草30g，白芍30g，柏子仁20g，玉米须30g，石斛15g，马鞭草30g。7剂，每日1剂，水煎服，日二服。

四诊（2022年5月11日） 身目淡黄染，口干稍减，乏力，肝区无隐痛，胃脘胀满，腹胀稍减，腹部膨隆稍减，双下肢肿稍减，纳可，大便稍顺畅，小便黄，尿量2600ml左右，睡眠不实。舌红，无苔，裂纹，舌下脉络迂曲，脉沉细。

【方药】生地黄20g，麦冬10g，北沙参10g，当归10g，枸杞子20g，茯苓60g，猪苓15g，泽泻12g，醋鳖甲20g（先煎），醋龟甲10g（先煎），生牡蛎30g（先煎），茵陈30g，垂盆草30g，白芍30g，柏子仁20g，玉米须30g，石斛15g，马鞭草30g，大腹皮15g，莱菔子30g。14剂，每日1剂，水煎服，日二服。

五诊（2022年5月27日） 身目淡黄染，口干减轻，乏力，胃脘胀满减轻，腹胀减轻，腹部膨隆减轻，双下肢肿减轻，纳可，大便尚顺畅，小便黄，尿量3000ml左右，睡眠不实。舌红，无苔，裂纹减少，舌下脉络迂曲，脉沉细。

【辅助检查】（2022年5月24日）血常规：PLT 88×10^9/L，余正常；生化：K 3.42mmol/L，NA 150.2mmol/L，ALB 31.2g/L，TBIL 43.7μmol/L，DBIL 18.6μmol/L，余正常；甲胎蛋白正常；凝血功能：PT 14s，INR 1.22，TT 17.3s，余正常；血氨 50μmol/L；腹部B超：肝硬化，门脉稍宽，脾大（长12.3cm，厚4.4cm），脐静脉开放，肝多发囊肿，胆囊壁稍厚，腹盆腔积液7.6cm。

【方药】生地黄20g，麦冬10g，北沙参10g，当归10g，枸杞子20g，茯苓60g，猪苓15g，泽泻12g，醋鳖甲20g（先煎），醋龟甲10g（先煎），生牡蛎30g（先煎），茵陈30g，垂盆草30g，白芍30g，柏子仁20g，玉米须30g，石斛15g，马鞭草30g，大腹皮20g，赤小豆30g，红景天15g。21剂，每日1剂，水煎服，日二服。

六诊（2022年6月23日） 身目淡黄染，胃脘胀满消失，口干心烦，腹胀，腹部膨隆，双下肢肿减轻，纳可，大便可，小便黄，尿量3000ml左右，睡眠欠佳，不实。舌红，少苔，裂纹减少，舌下脉络迂曲，脉沉细。

【辅助检查】（2022年6月23日）血常规：81×10⁹/L，余正常；肝功：ALB 34.6g/L，UA 362μmol/L，TBIL 38.9μmol/L，DBIL 13.9μmol/L；血氨53μmol/L。（2022年6月26日）腹部核磁：DWI序列肝右叶斑片状稍高信号及肝左叶散在稍高信号，性质待定，需鉴别炎症、纤维化或合并肿瘤的可能。肝硬化，脾大，脐静脉曲张，腹腔积液，胆囊壁水肿，胃壁水肿，考虑门脉高压所致，肝脏多发囊肿，腹膜后稍大淋巴结。

【方药】 生地黄20g，麦冬10g，北沙参10g，当归10g，枸杞子20g，茯苓60g，猪苓15g，泽泻12g，醋鳖甲20g（先煎），醋龟甲10g（先煎），生牡蛎30g（先煎），茵陈30g，垂盆草30g，白芍30g，柏子仁20g，玉米须30g，石斛15g，马鞭草30g，大腹皮20g，赤小豆30g，红景天15g，淡竹叶10g，知母10g。14剂，每日1剂，水煎服，日二服。

七至二十诊（2022年6月30至2023年1月20日） 病情相对稳定。

【辅助检查】（2022年9月22日）血常规：95×10⁹/L，余正常。凝血功能：PT 14.6s，PTA 68%，INR 1.27，FDP 8.2μg/ml；肿瘤标志物正常；肝肾功：TBIL 44.7μmol/L，DBIL 16.1μmol/L，ALB 32.5g/L，NA 149.4mmol/L，CL 111.5mmol/L，余正常；血氨正常。（2022年11月30日）腹部B超：肝硬化，门脉稍宽，脾大（长12.0cm，厚3.5cm），脐静脉开放，肝多发囊肿，胆囊壁稍厚，腹盆腔积液6.3cm；肝肾功：ALB 34.3g/L，TBIL 45.8μmol/L，DBIL 17.9μmol/L，NA 153.1mmol/L，CL 113.7mmol/L；血氨35μmol/L。

二十一诊（2023年2月6日） 患者感染新型冠状病毒，康复后再次出现腹部高度膨隆，腹胀明显，颜面肿，眼睑肿，整个下肢高度浮肿，怕风，纳差，乏力，小便稍黄，大便不顺畅，尿量2800ml左右，睡眠欠佳。舌红，苔少，根部薄腻，裂纹减少，舌下脉络迂曲，脉沉细。

【辅助检查】（2023年2月3日）生化：ALB 30.1g/L，TBIL 42.3μmol/L，DBIL 15.7μmol/L，Ca 2.03mmol/L，余正常；血常规：PLT 114×10⁹/L，余正常；凝血功能：PT 14.2s，INR 1.24，FDP 22.1μg/ml；血氨正常；腹部B超：肝硬化，

门脉增宽，脾大（长12.0cm，厚3.5cm），脐静脉开放，肝多发囊肿，胆囊壁增厚，腹盆腔积液11.2cm。

【方药】生黄芪60g，生地黄30g，醋鳖甲30g（先煎），生牡蛎30g（先煎），茯苓30g，茯苓皮30g，猪苓15g，泽泻12g，防己12g，生白术15g，冬瓜皮30g，炒白牵牛子15g，炒黑牵牛子15g，玉米须30g，茵陈30g，垂盆草30g，水红花子30g，云芝20g，大腹皮15g，马鞭草20g，柏子仁20g。14剂，每日1剂，水煎服，日二服。

二十二诊（2023年2月22日） 腹部高度膨隆改善，腹胀减轻，颜面及眼睑浮肿减轻，下肢浮肿改善，纳一般，小便稍黄，大便稍顺畅，尿量4500ml左右，因夜尿睡眠欠佳。舌红，苔薄腻，裂纹，舌下脉络迂曲，脉沉细。

【辅助检查】（2023年2日15日）腹部B超：腹盆腔积液 8.3cm。（2023年2月21日）腹盆腔CT：脐疝修补术后，肝右叶片状低密度影，肝硬化，门脉高压，脾大（大致同前），腹盆腔积液，肝多发囊肿，腹腔及腹膜后多发小淋巴结。

【方药】生黄芪60g，生地黄20g，醋鳖甲30g（先煎），生牡蛎30g（先煎），茯苓30g，茯苓皮30g，猪苓15g，泽泻12g，防己12g，生白术15g，冬瓜皮30g，炒白牵牛子12g，炒黑牵牛子12g，玉米须30g，茵陈30g，垂盆草30g，水红花子30g，云芝20g，马鞭草30g，柏子仁20g。14剂，每日1剂，水煎服，日二服。

二十三诊（2023年3月8日） 情况平稳，尿量4200ml左右，守方续服。

二十四诊（2023年3月30日） 腹部膨隆及腹胀明显改善，颜面及眼睑肿明显减轻，下肢浮肿明显改善，纳可，小便稍黄，大便顺畅，尿量4200ml左右，因夜尿睡眠欠佳。舌红，苔薄腻，裂纹，舌下脉络迂曲，脉沉细。

【辅助检查】（2023年3月28日）腹部B超：肝硬化，门脉增宽1.4cm，脐静脉开放，肝多发囊肿，脾大（长12.9cm，厚4.2cm），腹水6.0cm；生化：AST 36U/L，ALB 33.4g/L，TBIL 30.2μmol/L，DBIL 10.3μmol/L，余正常；肿瘤标志物正常；血氨66μmol/L；凝血功能：PT 14.6s，PTA 68%，INR 1.3，余正常；血常规：PLT 109×10^9/L，余正常。

【方药】生黄芪60g，生地黄20g，醋鳖甲30g（先煎），生牡蛎30g（先煎），茯苓30g，茯苓皮30g，猪苓15g，泽泻12g，防己12g，生白术15g，冬瓜皮30g，炒白牵牛子9g，炒黑牵牛子9g，玉米须30g，茵陈30g，垂盆草30g，水红花子30g，云芝20g，马鞭草30g，柏子仁20g，半边莲30g。14剂，每日1剂，水煎服，日二服。

二十五诊至三十诊（2023年4月13日至2023年6月22日） 病情相对平稳，腹部稍膨隆，稍腹胀，颜面及眼睑不肿，双下肢不肿，纳可，小便稍黄，尿量3500ml左右，大便顺畅，睡眠一般。舌红，苔薄腻，裂纹，舌下脉络迂曲，脉沉细。

【辅助检查】（2023年5月31日）血常规：PLT 88×10^9/L，余正常；凝血功能：PT 14.6s，PTA 68%，FDP 14μg/ml，余正常；肿瘤标志物正常；血氨正常；肝功：TBIL 37.5μmol/L，DBIL 12.6μmol/L，ALB 33.3g/L，余正常。（2023年6月16日）腹部B超：肝硬化，门静脉增宽1.5cm，脾大（长13cm，厚5.7cm），脐静脉开放，肝多发囊肿，腹腔积液5.5cm。

【方药】生黄芪60g，生地黄20g，醋鳖甲30g（先煎），生牡蛎30g（先煎），茯苓60g，猪苓15g，泽泻12g，生白术15g，冬瓜皮30g，炒白牵牛子12g，炒黑牵牛子12g，玉米须30g，茵陈30g，垂盆草30g，水红花子30g，云芝20g，马鞭草30g，柏子仁20g，半边莲30g。14剂，每日1剂，水煎服，日二服。

随诊 又治疗3个月，腹部膨隆消失，双腿肿消失，纳可，二便可，睡眠可。

【辅助检查】（2023年9月21日）肝肾功：ALB 37.6g/L，TBIL 24.1μmol/L，DBIL 10.3μmol/L，UA 450μmol/L，余正常；血氨50μmol/L；肿瘤标志物正常；凝血功能：PT 13.2s，余正常；血常规：LY 19.6%，PLT 94×10^9/L，余正常；ANA 1∶80；免疫功能：IgG 22.57g/L，IgA 4.64g/L；血沉25mm/h；腹部B超：肝硬化门脉稍宽，脾大（长14.6cm，厚5.5cm），脾静脉开放，肝多发囊肿，无腹腔积液。后患者持续在我院治疗，中间检查多次，腹腔均无积液，目前病情稳定。（2024年1月3日）B超肝脏弥漫性病变，门脉增宽，脾大，（长14.2cm，厚5.4cm），脐静脉开放，肝多发囊肿，腹腔无积液。（2024年3月23日）腹部B超：肝弥漫性病变，门脉增宽，脾大（长12cm，厚5.0cm），脐静脉开放，肝多发囊肿，腹、盆腔未见积液。患者至今仍在我院门诊治疗，随访至2024年6月未见出现腹腔积液。

【按语】患者2019年确诊肝硬化，因肝硬化腹水多次应用利尿剂治疗，耗损阴液，加之病久，损及于肾，故此临床症状及体征明显表现为肝肾阴虚水停之证，临床可用猪苓汤加减治疗以养阴清热利水。猪苓归肾、膀胱经，专以淡渗利水；以泽泻、茯苓之甘淡，益猪苓利水渗湿之力，且泽泻性寒兼可泄热，茯苓尚可健脾以助运湿；滑石甘寒，利水、清热两彰其功。患者口干，肝区隐痛，舌绛红无苔，明显裂纹，伤津之象明显，故用一贯煎加减来滋阴疏肝，重用生地黄滋阴养血、补益肝肾，内寓滋水涵木之意。当归、枸杞子、白芍养血滋阴柔肝，北沙参、麦冬滋养肺胃，养阴生津，意在佐金平木，扶土制木。患者病本在肝硬化，故用鳖甲、龟甲、生牡蛎滋阴软坚散结以治本；身目稍黄染，大便黏滞不爽，尚有湿热未清，故加茵陈、垂盆草清热利湿；睡眠不实，故加柏子仁养心安神。

二诊肝区隐痛稍减，腹部膨隆及腹胀如前，故加玉米须、车前子加强清热利水之力；香附、郁金行气解郁，活血止痛，郁金还可利胆退黄。三诊肝区痛明显减轻，故去香附、郁金，中病即止，以防久用耗气伤阴。尿量稍增加，但瘀象、伤阴仍明显，去掉滑石，加石斛生津益胃，养阴清热；马鞭草活血散瘀利水，以收双效。四诊出现胃脘胀满，尿量无明显变化，故增加茯苓用量以加强利水之力，加莱菔子降气除胀，大腹皮以行气宽中、行水消肿。五诊尿量可达3000ml，腹胀减轻，腹部膨隆减轻，仍乏力，腹部B超显示腹腔积液7.6cm，故去莱菔子，加赤小豆利水消肿，红景天益气活血抗疲劳。六诊胃脘胀满消失，出现心烦，故加淡竹叶、知母清热泻火除烦，知母亦可滋阴润燥。七至二十诊患者病情相对稳定，腹盆腔积液降至6.3cm。

二十一诊患者感染新型冠状病毒，恢复后病情再次加重，结合病因及四诊情况，用防己黄芪汤合四苓散加减。防己祛风行水，黄芪益气固表利水，大剂量黄芪利水之力更强，两者相合，益气祛风，健脾利湿。四苓散功专淡渗利水，主治水湿内停，小便不利。患者水肿明显，故用黑、白牵牛子泻水通便，冬瓜皮、玉米须利水消肿。患者有瘀象，故加马鞭草、水红花子活血利水消肿。恐水停气滞，反不利消肿，故加大腹皮行气宽中、行水消肿。患者病本在肝硬化，瘀滞之象明显，故加醋鳖甲、生牡蛎软坚散结，恐大量利水再次伤阴，加大量生地黄养阴生津。黄疸持续不退，故加茵陈、垂盆草、云芝健脾利湿退黄；睡眠欠佳，故加柏子仁养心安神。

二十二诊尿量明显增加，颜面及眼睑肿改善，腹部膨隆改善，腹胀减轻，下肢肿改善，腹部B超腹盆腔积液8.3cm，故减少牵牛子用量，去大腹皮，守方续服。

二十四诊腹部膨隆及腹胀明显改善，颜面及眼睑肿明显减轻，下肢肿明显减轻，腹部B超显示腹盆腔积液6.0cm，故再次减少牵牛子用量，加半边莲加强持续利水之力。

二十五至三十诊患者病情平稳，腹部B超显示腹腔积液5.5cm。2个月腹水下降较慢，故又增加牵牛子用量；双下肢不肿，去茯苓皮增加茯苓淡渗利水之力。守方续服至2023年9月患者腹部B超检查无腹腔积液。后持续治疗至2024年6月，检查均未出现腹腔积液。

纵观该患者的治疗，可谓一波三折。患者来诊时肝肾阴虚水停明显，属肝硬化顽固性腹水，经过近9个月的治疗病情相对平稳。2023年2月患者感染新型冠状病毒，恢复后病情反复，腹水明显加重，同时伴颜面、眼睑及下肢明显浮肿，又经过7月余的治疗浮肿及腹水才消失。治疗持续近16个月，难度可见一斑。在整个临床治疗的过程中，除利水消肿外，应重视肝肾阴虚、阴津损伤的情况，利水过程中要时时顾护阴液。但滋阴药滋腻甘润有助湿之碍，利水过度又会伤阴，药物配伍平衡更显重要，如此才可使滋腻而不助湿，利水而不伤阴。在辨证的同时，也应重视辨病，因此利水同时也要软坚散结而治病之本，同时还要兼顾寒热虚实，方能取得较好的临床疗效。在此过程中，药物剂量的选取也是十分重要的，重剂起沉疴，病重药轻即使辨证准确也难取效。当然，本例患者的取效也得益于患者对医生的信任及坚持服用汤药，多方面因素共同发挥作用，终得良效。

第七章
非酒精性脂肪性肝病

一、概述

非酒精性脂肪性肝病（non-alcoholic fatty liver disease，NAFLD）是遗传易感个体营养过剩和胰岛素抵抗（insulin resistance，IR）引起的慢性进展性肝病，疾病谱包括非酒精性脂肪肝（non-alcoholic fatty liver，NAFL）、非酒精性脂肪性肝炎（non-alcoholic steatohepatitis，NASH）及其相关纤维化和肝硬化。随着肥胖和2型糖尿病（type2 diabetes mellitus，T2DM）的流行，全球NAFLD患病率和发病率不断增高，尤以我国为严重。NAFLD与代谢综合征（metabolic syndrome，MetS）和T2DM互为因果，共同促进动脉硬化性心血管病（cardiovascular disease，CVD）、慢性肾脏病（chronic kidney disease，CKD）、肝脏失代偿及肝细胞癌（hepatocellular carcinoma，HCC）等恶性肿瘤的发生。NAFLD已成为我国日益严峻的公共卫生问题。

（一）西医病因病理

肝脏是机体调节能量和糖脂代谢的中枢器官，能量密集型饮食和久坐少动生活方式及其催生的肥胖、MetS、T2DM是NAFLD的主要危险因素，脂肪组织和肝脏对过剩营养素的抵抗能力决定了NAFLD的发生和进展。脂肪组织功能障碍及其相关IR和低度炎症反应引起肝脏甘油三酯（triglyceride，TG）合成增多及其氧化利用和转运减少，导致肝脏脂肪沉积；肠道菌群紊乱、糖脂毒性等附加打击通过诱发线粒体功能障碍、内质网应激、脂质过氧化损伤等机制导致肝脏炎症损伤和星状细胞活化，从而引起相关脂肪性肝炎及肝纤维化和HCC的发病。脂肪沉积的肝脏还可通过IR、糖脂代谢改变、氧化应激和炎症损伤参与MetS和T2DM的发病，从而形成恶性循环。此外，肌肉衰减综合征（肌少症）、甲状腺功能减退症、睡眠呼吸暂停综合征、多囊卵巢综合征、全垂体功能减退症等也参与NAFLD的发病。

诊断NAFLD的显著肝脂肪变性指5%及以上肝细胞大泡或大泡为主的脂肪变性，同时存在肝细胞气球样变和肝脏炎症时诊断为NASH。

（二）临床表现

多数NAFLD的患者因偶然发现的肝酶升高（ALT、AST）就诊。NAFLD的症状包括疲劳和右上腹隐隐不适。肝功能检查中，ALT水平通常高于AST，转氨酶往往只有轻微的升高（1.5～2倍高于正常高限）。研究发现，许多已经发展为严重纤维化甚至肝硬化的NAFLD患者的肝酶是正常的，提示本病的患病率很可能比之前估计的高。

（三）西医诊断

诊断NAFLD基于以下3个标准：①影像学诊断脂肪肝和/或肝活检发现≥5%肝细胞大泡性脂肪变性；②存在1项及以上代谢综合征组分（下表）；③排除过量饮酒（每周乙醇摄入量男性≥210g，女性≥140g）、营养不良、肝豆状核变性等可能导致脂肪肝的其他原因。

术语	工作定义
超重/肥胖	$BMI \geq 24.0kg/m^2$，或腰围≥90cm（男性）和85cm（女性），或体脂肪含量和体脂百分比超标
动脉血压增高/高血压病	动脉血压≥130/85mmHg，或在接受降血压药物治疗
糖尿病前期或2型糖尿病	空腹血糖≥6.1mmol/L，或糖负荷后2h血糖≥7.8mmol/L或HbA1c≥5.7%，或2型糖尿病史，或HOMA-IR≥2.5
血液TG增高	空腹血清TG≥1.70mmol/L，或正在接受降血脂药物治疗
血液高密度脂蛋白胆固醇下降	血清高密度脂蛋白≤1.0mmol/L（男性）和1.3mmol/L（女性），或正在应用降血脂药物治疗

注：BMI：体质量指数；HOMA-IR：胰岛素计算稳态模型IR指数；HbA1c：糖化血红蛋白；TG：甘油三酯；1mmHg=0.133kPa

超声显像是影像学诊断脂肪肝及筛查和监测HCC的首选方法。瞬时弹性成像检测的CAP/UAP和LSM可以用于慢性肝病患者脂肪肝和肝纤维化的无创诊断与评估。磁共振技术质子密度脂肪分数MRI-PDFFF可以准确评估肝脏脂肪含量及其变化。

（四）西医治疗

NAFLD的治疗需要多学科协作，治疗对策为减少体质量和腰围、改善IR、防治MetS和T2DM、缓解NASH和逆转纤维化。所有NAFLD患者都需通过健康宣教改变不良生活方式，并存代谢心血管危险因素和肝损伤时需要应用相关药物干预。减重呈剂量依赖方式改善NAFLD患者代谢紊乱和肝损伤，减肥药、调脂药、降压药、降糖药、抗血小板聚集药的选择需兼顾心血管、肾脏和肝脏获益，并关注肥胖-代谢相关肿瘤的预防。即使患者已发生肝硬化也应强化代谢心血管危险因素及其相关疾病的药物治疗。符合相关手术指征的 NAFLD患者可以考虑代谢手术和肝移植手术。

1.改变生活方式

NAFLD患者需要通过健康宣教改变不良生活方式，结构化的饮食和运动处方是治疗NAFLD的基石。减轻体质量是治疗NAFLD患者代谢紊乱和肝损伤的重要方法，BMI正常的患者通常也需要有一定程度的体质量下降。NAFLD患者应该坚持能量负平衡饮食治疗，限制超加工食品、高饱和脂肪食物、高糖或高果糖食物、含糖饮料和果汁的摄入，并增加蔬菜和全谷类等高纤维素食物及富含不饱和脂肪酸食物的摄入。NAFLD患者应该尽可能增加体力活动，个性化运动处方可以增加体育锻炼的安全性和治疗效果。应该避免包括不规则进食、软饮料、吸烟、饮酒，以及久坐和缺乏运动的不良行为。

2.药物治疗

NAFLD患者并存的肥胖、T2DM、血脂紊乱、高血压、CVD应该由相应的专科医师或全科医师规范治疗。BMI ≥ 28kg/m^{2}的NAFLD患者可以应用减肥药物，治疗T2DM 时应优先选择有减重作用的降血糖药物。NAFLD患者T2DM的治疗优先选择二甲双胍、吡格列酮、SGLT-2 抑制剂、GLP-1 受体激动剂等对肝脏有潜在获益的药物。NAFLD患者动脉硬化性血脂紊乱治疗首选他汀类药物，但失代偿期肝硬化等严重肝病患者应该谨慎使用或暂停他汀类药物。NAFLD患者高血压病的治疗用药首选 ACEI或ARB，合并临床显著门静脉高压时可以联用非选择性 β 受体阻滞剂。肝活检确诊的NASH及非创伤性试验提示肝脏炎症损伤和/或纤维化风险的NAFLD患者可以选用1种肝损伤治疗药物长期治疗。

3.手术治疗

符合减重代谢手术标准的非硬化性NAFLD患者可以考虑应用代谢手术治疗NASH和纤维化。NASH导致的失代偿期肝硬化、慢加急性肝衰竭、HCC患者可以考虑肝脏移植手术。

（五）中医辨证论治

1.肝郁脾虚证

【临床表现】右胁肋胀满或走窜作痛，每因烦恼郁怒诱发。或腹胀，或便溏，或腹痛欲泻，或倦怠乏力，或抑郁烦闷，或善太息。舌淡，边有齿痕苔薄白或腻，脉弦或弦细。

【治法】疏肝健脾。

【方药】逍遥散加减。

【加减化裁】肝区痛甚者，加香附、川楝子、延胡索、旋覆花、郁金、茜草等行气止痛；乏力气短者，加黄芪、党参、太子参益气健脾；食少纳呆者，加山楂、鸡内金、炒谷麦芽健脾消积；烦躁易怒者，加丹皮、栀子等清肝泻火。

2.湿浊内停证

【临床表现】右胁肋不适或胀满，或形体肥胖，或周身困重，或倦怠乏力，或胸脘痞满，或头晕，或恶心，食欲不振。舌淡红，苔白腻，脉弦滑。

【治法】祛湿化浊。

【方药】胃苓汤加减。

【加减化裁】周身困重，倦怠乏力明显者，加黄芪、党参、柴胡、草果、绞股蓝、焦山楂等益气化浊；偏热者，去桂枝，加车前子、滑石、茵陈、虎杖等清热利湿；胸脘痞闷重者，加瓜蒌皮、苏梗、枳实、郁金、藿香、佩兰等宽胸理气；呕恶者，加姜半夏、藿香、竹茹等降逆止呕。

3.湿热蕴结证

【临床表现】右胁肋胀痛。或口黏，或口干口苦，或恶心呕吐，或胸脘痞满，或周身困重，或食少纳呆，或大便黏滞不爽。舌质红，苔黄腻，脉濡数或滑数。

【治法】清热化湿。

【方药】三仁汤合茵陈五苓散加减。

【加减化裁】湿热偏盛者，可加黄连、黄芩、虎杖、龙胆、栀子等加强清热利湿之功；恶心呕吐者，加枳实、竹茹等降逆止呕。

4.痰瘀互结证

【临床表现】右胁下痞块或右胁肋刺痛，或纳呆厌油，或胸脘痞闷，或面色晦滞。舌淡黯，边有瘀斑，苔腻，脉弦滑或涩。

【治法】活血化瘀，化痰散结。

【方药】膈下逐瘀汤合二陈汤加减。

【加减化裁】面色晦暗、胁肋刺痛等瘀血征象明显者，可加郁金、蒲黄、莪术、乳香等行气破血。

二、姚乃礼辨治经验

（一）对疾病的认识

姚乃礼教授认为脾虚为非酒精性脂肪性肝病的基本病机，是脂肪肝发生和转归的根本动因。脾气亏虚，不能耐受肝的相乘，肝气乘虚而入，土虚木乘，导致肝脾不调。脾虚健运失职，不能输布水谷精微，水精不能布散而停滞体内，形成痰浊，日久产生湿、痰、瘀等诸多病理产物。

（二）辨治思路

根据非酒精性脂肪性肝病的病因病机，结合临床经验，分为脾虚不运、肝脾不调、痰浊瘀滞3个基本证候论治。三者既是一个动态变化的过程，也是联系紧密、互相影响的要素。临证中要分清主要矛盾和次要矛盾，分清疾病所处的阶段，急则治其标，缓则治其本，认清脾虚、湿、痰、瘀等实邪的主次，治疗中有的放矢，提高临床疗效。

1.脾虚不运证

【临床表现】右胁肋胀满，倦怠乏力，腹胀，便溏。舌淡胖大，边有齿痕，苔薄白或薄腻，脉细或弦细。

【治法】健脾益气。

【方药】四君子汤合六君子汤、香砂六君子汤加减。

【方解】人参甘温益气，健脾养胃；党参甘平益气养血；若兼有气阴虚，可用太子参，但对于舌苔厚腻者，有滋腻之嫌，切勿用之。白术苦温，健脾燥湿，视病情而用，大便干者用生白术，大便软者用炒白术，大便溏者用焦白术。茯苓健脾渗湿；炙甘草益气和中，调和诸药。

【临床应用】脾虚明显者，加黄芪、山药、薏苡仁、黄精等健脾之品；肝气郁滞者，加柴胡、香附、枳壳、郁金理气行滞；脾阳不足者，加桂枝、干姜、肉桂等温阳之品。

2.肝脾不调证

【临床表现】右胁肋胀满或走窜作痛，每因烦恼郁怒诱发，腹胀，便溏，腹痛欲泻，倦怠乏力，抑郁烦闷，善太息。舌淡，苔薄白或腻，脉弦或弦细。

【治法】调和肝脾。

【方药】逍遥散加减。

【方解】柴胡疏肝解郁，使肝气得以条达；白芍养血敛阴，柔肝缓急；当归养血和血；归、芍与柴胡同用，补肝体而助肝用，使血和则肝和，血充则肝柔；木郁则土衰，肝病易于传脾，以白术、茯苓、甘草健脾益气，不但实土以抑木，且使营血生化有源；薄荷疏散郁遏之气，透达肝经郁热；煨姜降逆和中，辛散达郁。

【临床应用】逍遥散理气之功偏弱，肝脾不调兼气滞明显加炒枳实、炒枳壳、木香、川楝子、厚朴、厚朴花、香附理气行滞。调气时亦应重视调血，加入丹参、赤芍、莪术等和血之品。

3.痰浊瘀滞证

【临床表现】右胁肋胀满、胀痛或刺痛，疼痛位置多固定不移，周身困重，胸脘痞闷。舌淡红，或暗红，或有瘀斑，或舌下脉络迂曲，苔白腻，脉弦滑或涩。

【治法】祛湿化浊，活血化瘀。

【方药】湿浊者，化湿去浊；痰核者，化痰散结；瘀血者，行瘀散结。舌苔厚腻为主，治疗以化湿为先，养阴药有滋腻之嫌，不宜选用。特别是老年人舌苔厚腻者，多属于陈年积垢，治疗中应加大化湿之力，治疗时间也相对较长。常用平胃散、二陈汤为基础方，酌加豆蔻、草豆蔻、车前子、大腹皮、紫苏梗等。对于日久湿邪入里化热，舌苔多见黄腻苔，治疗中加用清热之品，如茵陈、黄芩、黄连、栀子、虎杖、苦杏仁、连翘、半枝莲等，可选甘露消毒丹、三仁汤、藿朴夏苓汤。对于舌暗有瘀斑、瘀点者，多为痰瘀互结，邪入血分，治疗则以化痰散瘀、软坚散结为主，常用丹参、莪术、山楂、牡蛎、夏枯草、浙贝母、鳖甲等。

【临床应用】若正值暑天，可加六一散；若兼食积者，酌加神曲、焦山楂、焦麦芽、焦槟榔、鸡内金、炒莱菔子等。

（三）经验方——调肝化浊汤

【组成】赤芍15g，白芍15g，白术15~20g，当归12~15g，丹参15~30g，泽泻15~20g，茯苓15~20g，莪术6~10g，焦山楂15~30g，陈皮10~12g，甘草6g。

具体方解及临床应用等详见本书第二章之"精拟验方，研制成药"。

三、病案实录

❀ 病案1　范某，男，58岁。2022年4月28日初诊。

【主诉】肝功异常3年伴右胁隐痛半年余。

【现病史】2019年体检ALT 149U/L，AST 94U/L，GGT 205U/L，GLU 17.49mmol/L。某医院诊断为脂肪肝。口服水飞蓟、双环醇治疗3月余，肝功能恢复正常。2021年9月无明显诱因出现右胁隐痛，乏力，体检示ALT 132U/L，AST 93U/L，GGT 110U/L，TG 3.2mmol/L，口服双环醇、水飞蓟、中成药等药物治疗后肝功指标逐渐下降。2022年2月15日复查示ALT 38U/L，AST 45U/L，GGT 82U/L，TG 2.8mmol/L。刻下症：右胁隐痛不适，乏力，腹胀，口干苦，咽痒，耳鸣，后背痛，腰痛，偶有反酸烧心，胃胀，小便可，伴泡沫，偶有排尿困难，夜寐不安，易醒，醒后难寐，白天嗜睡。近期未查肝功能。

【舌脉】舌暗胖，苔薄白，脉左沉细滑，右沉滑，尺不及。

【既往史】高血压病5年；高脂血症5年，未治疗；糖尿病3年余，口服二甲双胍治疗；高尿酸血症3年余；抑郁症5年，口服西酞普兰治疗。

【个人史】吸烟30年，已戒烟。偶有饮酒，已戒酒。

【辅助检查】（2021年12月6日）腹部超声：脂肪肝、肾囊肿。

【中医诊断】胁痛。脾运不行，肝失柔达，浊邪内滞。

【西医诊断】非酒精性脂肪性肝病。

【治法】健脾调肝，化浊祛脂。

【方药】当归15g，赤芍15g，川芎10g，茯苓20g，麸炒白术20g，泽泻15g，太子参30g，黄芪30g，茵陈20g，黄连片6g，浙贝母20g，地黄30g，醋莪术10g，丹参15g，焦山楂15g，荷叶60g（煎汤代水）。14剂，每日1剂，水煎服，日二服。

二诊（2022年5月12日）　偶有右胁闷痛不适，乏力，情绪急躁，腹胀缓解，无嗳气，口干苦，眼干涩，耳鸣声高，食欲可，大便头干后黏，不畅，小便泡沫，睡眠易醒。（2022年5月10日）肝功：ALT 75U/L，AST 45U/L，GGT 85U/L，TG 3.73mmol/L，HDL-C 0.82mmol/L，UA 471umol/L。舌暗胖，中裂纹，苔白滑微黄，左沉滑，右弦。

【方药】当归15g，赤芍15g，川芎10g，茯苓20g，麸炒白术20g，泽泻15g，太子参30g，茵陈20g，醋莪术10g，丹参15g，焦山楂15g，地黄30g，牡丹皮12g，焦栀子12g，苦参15g，荷叶60g（煎汤代水）。14剂，每日1剂，水煎服，日二服。

三诊（2022年5月26日）　右胁闷痛不适，深呼气及改变姿势时明显，近日腹胀明显，矢气频，多梦，夜间梦话，精神改善，大便可。舌暗裂纹，苔黄腻，舌下脉络暗，脉弦细而涩。

【方药】当归15g，赤芍12g，白芍12g，丹参15g，醋莪术12g，龙骨30g（先煎），牡蛎30g（先煎），茵陈30g，垂盆草15g，旋覆花12g（包煎），牡丹皮15g，太子参20g，茯苓20g，泽泻15g，麸炒苍术15g，姜厚朴15g，荷叶60g（煎汤代水）。14剂，每日1剂，水煎服，日二服。

四诊（2022年6月9日）　右胁闷痛明显好转，腹胀减轻，睡眠好转，余症皆减轻，纳可，小便色黄，大便成形偏软。舌胖大，质暗淡，苔根黄白腻，边齿痕，脉沉细弦，尺弱。

【方药】当归15g，赤芍15g，白芍15g，丹参20g，醋莪术12g，龙骨30g（先煎），牡蛎30g（先煎），茵陈30g，垂盆草20g，牡丹皮15g，太子参30g，茯苓20g，泽泻15g，麸炒苍术15g，姜厚朴15g，钩藤15g（后下），盐车前子30g（包煎），煅赭石30g（先煎），荷叶100g（煎汤代水）。14剂，每日1剂，水煎服，日二服。

【按语】胁痛病证，临床较多见，症状简明，病情却较复杂，可以出现于多种疾病中。因此，需要辨病结合辨证。治疗方法亦是多种多样的，扼其要领，有理可寻。

本案患者为中老年男性，半年来右胁隐痛不适，乏力，腹胀，口干苦，咽痒，耳鸣，后背痛，腰痛，偶有反酸烧心，胃胀，小便可，伴泡沫，偶有排尿困难，夜寐不安，易醒，醒后难寐，白天嗜睡。舌暗，苔薄白，脉左沉细滑，右沉滑，尺不及。诊断为非酒精性脂肪肝，且患者素有三高病史。脉症合参，证属脾运不行，肝失柔达，浊邪内滞。治宜健脾调肝，化浊祛脂。以调肝化浊汤为基础方加减。加川芎活血祛瘀，行气开郁止痛；加黄芪、太子参健脾益气；加茵陈清热利湿；加生地黄、黄连滋阴养血清热；加浙贝母化痰祛浊；并以大剂量荷叶煎汤代水煮众药，升清阳，降浊阴。

二诊胁痛有所好转，偶有右胁闷痛不适，腹胀缓解，但仍乏力，情绪急躁易怒，口干苦，眼干涩，耳鸣，大便不畅，小便泡沫，睡眠易醒。舌暗胖，中裂纹，苔白滑微黄，左沉滑，右弦。怒易气逆，气郁又易化火，肝之疏泄失常，脾失健运，有伤阴化火之势，故去黄芪、浙贝母、黄连，加丹皮、栀子、苦参，柔肝泄热，截断化火生风之源。

三诊右胁闷痛不适，深呼气及改变姿势时明显，腹胀明显，矢气频，多梦，夜间梦话连篇，精神改善，大便可。舌暗裂纹，苔黄腻，舌下静脉暗，脉弦细而涩。故去生地黄以免滋腻碍胃，去栀子、苦参以免苦寒伤胃，去山楂、白术。加垂盆草清热利湿降酶；旋覆花降气通络；苍术、厚朴化湿；龙骨、牡蛎平肝潜阳，镇静安神。

四诊胁痛明显好转，腹胀减轻，睡眠好转，余症皆减轻。舌胖大，质暗淡，苔根黄白腻，边齿痕，脉沉细弦，尺弱。仍宗原意加减巩固疗效。

临床中叮嘱患者调整饮食和生活习惯，进食宜清淡，少食膏滋厚味甜腻之品，少食动物脂肪与内脏，严格控制饮酒，坚持进行有氧运动，适当控制体重，劳逸结合，避免过度紧张劳累。

❀病案2　沈某，男，54岁。2023年11月9日初诊。

【主诉】发现脂肪肝3年余。

【现病史】患者3年前体检发现脂肪肝，肝功正常，平素不饮酒，2023年8月30日体检提示重度脂肪肝，肝功能异常，遂运动和控制饮食减重，2个月减轻3kg。刻下症：乏力困倦，懒言，口干口苦，时有口气重，善太息，偶腹胀腹痛，时有心悸，足部皮肤时有瘙痒，畏寒，手足凉，大便每日2次，成形，质黏，小便调，眠可，偶2：00～3：00时醒，体胖，腹围大。

【舌脉】舌暗稍淡，苔薄黄，舌下静脉迂曲。脉沉细弦。

【既往史】高脂血症，高尿酸血症。

【辅助检查】（2023年8月30日）生化：ALT 49U/L，AST 28U/L，GGT 59U/L，UA 570umol/L，TG 5.59mmol/L，CHO 5.8mmol/L，LDL 3.53mmol/L；腹部超声：重度脂肪肝。

【中医诊断】肝癖。肝郁脾虚，湿浊内蕴。

【西医诊断】非酒精性脂肪性肝炎。

【治法】健脾调肝，化浊行瘀。

【方药】太子参20g，黄芪15g，茯苓15g，白术15g，茵陈20g，丹参15g，莪术10g，当归15g，黄芩12g，木香10g，黄连5g，炒鸡内金15g，泽泻12g，蝉蜕6g，甘草10g，苦参15g。28剂，每日1剂，水煎服，日二服。

二诊（2023年12月21日）　无腹胀腹痛，口干口苦，乏力困倦，纳眠可，时有2：00～3：00醒，大便每日2次，成形，质黏，善太息，畏寒，手足凉。舌淡苔白腻，脉沉细。

【方药】党参20g，茯苓30g，白术15g，茵陈20g，垂盆草15g，丹参15g，莪术10g，草豆蔻15g，土茯苓30g，桂枝10g，泽泻15g，荷叶12g，苦参15g，黄芩12g，浙贝母20g，龙骨30g（先煎），牡蛎30g（先煎），郁金15g。14剂，每日1剂，水煎服，日二服。

三诊（2024年1月11日）　药后口干口苦、乏力困倦好转，时有2：00～3：00醒，大便调，无皮肤瘙痒，手足冷。（2024年1月6日）生化ALT 28U/L，AST 24U/L，GGT 45U/L，UA 440umol/L，TG 3.65mmol/L，CHO 5.23mmol/L，LDL 3.02mmol/L。舌尖红，苔白微黄腻，脉左沉细弦，右沉细。

【方药】党参20g，茯苓30g，白术15g，茵陈20g，垂盆草15g，丹参15g，莪术10g，泽泻15g，荷叶12g，苦参15g，黄芩12g，龙骨30g（先煎），牡蛎30g（先煎），北柴胡12g，醋香附15g，鸡血藤30g，土茯苓30g。14剂，每日1剂，水煎服，日二服。嘱患者注意调整饮食和生活习惯。

【按语】中医学根据非酒精性脂肪性肝病的临床表现、病因病机，将其归于"肝癖""胁痛""积聚"等范畴，姚乃礼教授认为，非酒精性脂肪性肝病应以"肝癖"作为病名。一者，《诸病源候论》专设"癖病诸候"，对癖病进行了分类及描述。如"癖候"曰："癖者，谓僻侧在于两胁之间，有时而痛是也。""癖结候"曰："此由饮水聚停不散，复因饮食相搏，致使结积在于胁下，时有弦亘起，或胀痛，或喘息，短气，故云癖结。""癖食不消候"曰："此由饮水结聚在于膀胱，遇冷热气相搏，因而作癖。癖者，冷气也。冷气久乘于脾，脾得湿冷，则不能消谷，故令食不消。""饮癖候"曰："饮癖者，由饮水过多，在于胁下不散，又遇冷气相触而痛，即呼为饮癖也。其状：胁下弦急，时有水声。痰癖者，由饮水未散，在于胸腑之间，因遇寒热之气相搏，沉滞而成痰也。痰又停聚流移于胁肋之间，有时而痛，即谓之痰癖。"《太平圣惠方·癖气》言："癖者，本因蓄积而生，不离阴阳之气，结聚而成也，此由饮水停聚不散。"《古代汉语词典》对"癖"的解释是"水浆停滞不散，遇寒积聚成块，塞于两胁之间曰癖"。二者，非酒精性脂肪性肝病包括单纯性肝脂肪变、脂肪性肝炎、肝纤维化、肝硬化，《诸病源候论·癖病诸候》亦有久癖候的记载，曰："久癖，谓因饮水过多，水气壅滞，遇寒热气相搏，便成癖。在于两肋下，经久不瘥，乃结聚成形，弦亘而起，按之乃水鸣，积有岁年，故云久癖。"由此可见，"肝癖"一词较能概括该病演变的整个过程。从以上论述可以看出，"癖病"或"肝癖"无论是疾病部位，病机表现还是临床症状都符合脂肪性肝病的病因病机和表现，以"胁痛""痞满""肝胀""积聚""痰浊"等命名本病比较宽泛，因为许多疾病都有这些症状或证候，缺乏特异性。所以将非酒精性脂肪性肝病命名为"肝癖"能反映该病的特点，较为贴切，是符合文献记载及临床实践的。

　　本案患者为重度非酒精性脂肪性肝炎，且合并高脂血症、高尿酸血症。患者体丰，脉沉细弦，舌暗稍淡，舌下静脉瘀滞乃气滞血瘀之明征，苔腻为湿重。脉症合参，为肝癖之肝郁脾虚、湿浊内蕴证。脾运不行，肝失柔达，浊邪内滞，以致气血运行不畅。脾气虚则水谷精微的消化、吸收和输布失司，以致肝脏脂肪过多而积聚，积块增大而质地充实。治宜健脾调肝，化浊祛脂。待湿浊祛，气血通，则诸病自愈。方以太子参、黄芪、茯苓、白术、甘草补脾益气，扶助肝脾升降出入之气机，改善失常的传化功能；茵陈、黄连、黄芩清利肝胆湿热，消除内停之湿浊，运化积聚过多之脂肪；木香、鸡内金理气助运化；莪术辛苦而温，入肝、脾二经，为化瘀软坚之要药，能破气中之血。王好古言其虽为泻剂，亦能益气。故可疏通气血恢复脾运，且与丹参相合，具有抗肝纤维化的作用；合当归活血化瘀以疏通气血；泽泻、苦参泄浊降脂降尿酸；蝉蜕祛风止痒。二诊诸症好转，易太子参、黄芪为党参，去当归、木香、黄连、鸡内金、蝉蜕，加垂盆草、草豆蔻、土茯苓清利湿热泄浊；桂枝温通经络；荷叶升清降浊；浙贝母、郁金开郁散结；龙骨、牡蛎平肝潜阳，镇静安神。三诊诸症渐平，尿酸已降，仍手足冷，去草豆蔻、桂枝、浙贝母、郁金，加柴胡、香附解郁，鸡血藤活血通络。

病案3 刘某，男，29岁。2011年1月29日初诊。

【**主诉**】间断胁肋胀痛半年余。

【**现病史**】患者于2011年无明显诱因出现右胁胀痛，就诊于黑龙江某医院，经检查诊断为脂肪肝，肝功能异常。腹部超声：肝内脂肪沉积，胆囊壁欠光滑。（2011年10月19日）生化：ALT 65.8U/L，AST 30.2U/L，GGT 143U/L，ALB 52.8g/L，CHO 6.20mmol/L，TG 2.02mmol/L。间断服用保肝降酶的中成药，症状和检查指标无明显改善，为求进一步治疗来我院就诊。刻下症：两胁肋胀痛，劳累或受凉后加重，胃脘隐痛，纳后腹胀，嗳气反酸，纳食可，双目干涩，时有往来寒热，大便不成形，日行2~3次，排便时伴肛门下坠感。

【**舌脉**】舌暗红，苔白腻，脉弦细。

【**既往史**】体健。

【**个人史**】烟酒史10年，偶有大量饮酒，每日吸烟10支左右。

【**中医诊断**】胁痛。肝胃不和，湿热内蕴证。

【**西医诊断**】非酒精性脂肪性肝病，高脂血症，肝功能异常。

【**治法**】疏肝和胃，清化湿热。

【**方药**】柴胡舒肝散加减。

全当归20g，赤芍15g，白芍15g，柴胡12g，枳壳12g，法半夏12g，厚朴花12g，茵陈30g，虎杖15g，炒薏苡仁30g，车前子30g（包煎），丹参20g，莪术10g，焦山楂30g，夏枯草15g，甘草6g。14剂，每日1剂，水煎服，日二服。

二诊（2012年1月12日） 胁肋胀痛减轻，腹胀基本消失，出现睾丸坠疼，就诊于当地医院，诊断为精索曲张，附睾囊肿。刻下症：胁肋仍有胀痛，劳累后加重，双目干涩，嗳气，胃脘隐痛，矢气多，睾丸坠疼，小便频，有不尽感，大便日行2~3次，眠可。舌暗红，苔白腻，脉弦滑。治以养血柔肝、清利湿热为法。

【方药】全当归15g，赤芍15g，白芍15g，枸杞子15g，制苍术12g，黄柏12g，茵陈30g，垂盆草15g，败酱草15g，丹参30g，莪术10g，乌药12g，荔枝核20g，厚朴花12g，夏枯草15g，甘草6g。28剂，每日1剂，水煎服，日二服。

三诊（2012年2月16日） 服药后症情好转，间断胁肋胀痛，胃脘隐痛，时有嗳气，反酸，纳可，大便溏，日2次，尿频，尿不尽感，睾丸疼痛，乏力，头疼，记忆力减退，目干涩，潮热。舌暗红，苔薄白，脉沉细。（2012年5月9日）生化：ALT 49U/L，AST 44U/L，GGT 77U/L，ALB 45g/L，CHO 5.4mmol/L，TG 1.5mmol/L。治以调补肝肾、清利湿热和胃为法。

【方药】当归芍药散合六味地黄丸、缩泉丸加减。

全当归20g，赤芍15g，白芍15g，茯苓20g，炒白术15g，法半夏12g，苏梗12g，乌药15g，益智仁15g，枸杞子15g，生地黄20g，泽泻12g，山药15g，茵陈30g，败酱草20g，黄柏15g，甘草6g。14剂，每日1剂，水煎服，日二服。

配合服用知柏地黄丸。

四诊（2012年3月6日） 胃脘不适已明显减轻，小便时有费力。舌暗红，边有齿痕，苔薄微黄，脉左沉细，右细弦。治以调肝益肾散结为法。

【方药】以上方加入暖肝煎。

全当归20g，赤芍15g，白芍15g，枸杞子15g，茯苓20g，巴戟天12g，肉桂3g，乌药15g，益智仁20g，丹参20g，莪术10g，厚朴花12g，橘核15g，川楝子12g，黄芪20g，茵陈15g，炙甘草10g。14剂，每日1剂，水煎服，日二服。

配合服用知柏地黄丸。

五诊（2012年3月24日） 胃脘隐痛及右胁疼痛基本消失，尿频、不尽感较前好转，自觉脘胀，反酸，乏力，偶有胁肋胀痛，纳可，眠差，小腹不适，腰酸背痛，大便干，日1次。舌暗红，苔薄黄腻，中有裂纹，脉左弦细，右弱。（2012年3月22日）生化：ALT 40U/L，AST 20U/L，GGT 81U/L；腹部超声：肝脏右叶最大斜径14.4cm，被膜整齐，实质回声均匀细腻增强，肝内管系显示清晰，门静脉主干内径1.0cm，脾厚3.5cm，实质回声均匀；超声诊断：脂肪肝（轻度），胆囊壁欠光滑；前列腺常规检查：卵磷脂小体（++），红细胞6~10/HP，白细胞满视野。治以疏肝和胃、清化湿热、兼以益肾为法。

【方药】全当归20g，赤芍15g，白芍15g，柴胡10g，枳壳15g，厚朴花15g，黄柏12g，苍术12g，萆薢12g，石菖蒲12g，乌药15g，土茯苓30g，生地黄24g，败酱草30g，生龙骨30g（先煎），生牡蛎30g（先煎），甘草10g。14剂，每日1剂，水煎服，日二服。

【按语】本案乃脂肪肝合并附睾。患者为青年男性，工作压力较大，自我调节失宜，情志抑郁，肝气不舒，乘脾犯胃。脾运失职，津液不布，湿浊痰饮之邪内停，蕴久化热，留滞于肝，酿成斯疾。据症舌脉，病机为肝胃不和，湿热内蕴。治以柴胡疏肝散合清化湿热之品。湿热相合，病涉三焦，可上至头目，下至二阴。二诊时患者出现睾丸坠痛等湿热下注的表现，加入二妙散祛除下焦湿热。前阴亦为肝经所主，肝肾同源，肝藏血，肾藏精，精血相互滋生与转化，肝血不足，累及肾精，不能充养脑髓，而见记忆力下降，故三诊时治以当归芍药散、六味地黄丸为基础调补肝肾。膀胱气化不利，故见尿频，尿不尽。膀胱的气化需要肾阳的温煦，故加用乌药、益智仁，两药合用称缩泉丸，有温肾缩尿之功。在四诊时加入肉桂以助膀胱气化。五诊时前列腺常规检查提示白细胞满视野，乃膀胱气化不行，湿浊下注所致，加用萆薢分清饮温肾利湿，分清化浊。

整个治疗过程中，姚乃礼教授虽然根据患者病情变化对处方作较大调整，但是始终抓住养血柔肝、清化湿热的治法进行，并适当将辨证与辨病论治相结合，终获良效。

❀ 病案4 王某，男，68岁。2013年1月30日初诊。

【主诉】右胁肋胀痛1月余。

【现病史】患者于2012年12月无明显诱因出现右胁肋胀痛，症状持续不解，遂就诊于我院门诊。刻下症：右胁肋部胀痛，时有胃脘部堵闷，口干不欲饮，大便溏，日行1~2次，小便泡沫多。形体肥胖，双鱼际稍红。否认饮酒史。

【舌脉】舌暗红，苔薄黄。脉弦细滑。

【既往史】十二指肠溃疡，慢性非萎缩性胃炎。

【辅助检查】（2013年1月23日）生化：ALT 54U/L，AST 38.2U/L，UA 539umol/L，CHO 7.97mmol/L，TG 2.77mmol/L，HDL–C 1.32mmol/L，LDL–C 5.05mmol/L；腹部超声：肝脏增大，右肝斜径19.0cm，内部回声增强，肝内管道显示不清，后方回声衰减，肝内未见占位病变，门脉不宽；超声诊断：肝脏增大，脂肪肝，胆囊息肉，双肾实质回声增强，请结合临床。

【中医诊断】胁痛。肝脾不调，浊邪内滞。

【西医诊断】非酒精性脂肪性肝病，肝功能异常，高脂血症，胆囊息肉，高尿酸血症。

【治法】调和肝脾，清化湿浊。

【方药】当归芍药散合四君子汤加减。

全当归20g，赤芍15g，白芍15g，泽泻12g，茯苓20g，炒白术15g，太子参20g，丹参20g，莪术10g，郁金12g，厚朴花15g，鸡内金15g，焦山楂30g，荷叶30g，茵陈15g，垂盆草20g，甘草6g。14剂，每日1剂，水煎服，日二服。

【调摄护理】

（1）调整生活习惯。工作上要劳逸结合，避免过度劳累，生活上要作息规律。

（2）饮食清淡。忌酒，减少动物脂肪或内脏的摄入，多食粗粮及膳食物纤维。

（3）坚持运动。根据自身体力情况、运动经历选择相应的运动方法和运动时间进行锻炼，可选择快走、跑步、散步、游泳、骑自行车、打太极拳等，持之以恒。

二诊（2013年2月20日） 服用上方后胁肋胀痛程度明显减轻，疼痛次数明显减少。刻下右胁肋仍有胀痛，纳眠可，小便泡沫多，大便较前略成形，日行2~3次，夜间口干不欲饮。舌淡暗，齿痕，脉左沉细弦，右弦滑。继以调和肝脾、清化湿浊为法。

【方药】全当归20g，赤芍15g，白芍15g，泽泻12g，茯苓20g，炒白术15g，太子参30g，丹参20g，莪术10g，厚朴花15g，鸡内金15g，焦山楂30g，茵陈20g，垂盆草20g，木香10g，川连6g，炙甘草6g。28剂，每日1剂，水煎服，日二服。

三诊（2013年5月13日）　经向患者本人电话随访，胁痛症状消失。复查生化：ALT 15U/L，AST 19.6U/L，TG 2.31mmol/L，CHO 6.02mmol/L，HDL-C 0.97mmol/L，LDL-C 3.65mmol/L，UA 466umol/L；腹部超声：胆囊息肉，余未见异常。

【按语】非酒精性脂肪性肝病涉及肝脾两脏，或因脾虚木乘，脾运不行，浊邪留滞，影响肝之疏泄；或因肝失疏泄，克伐脾土，以致脾运失职，浊邪瘀滞。无论肝脾孰先孰后，肝脾不调、浊邪瘀滞为其基本病机。该患者为老年男性，既往十二指肠溃疡、浅表性胃炎病史，脾胃素虚，脾胃运化功能失职，饮食中的水谷精微不能化生气血，反成湿浊之邪停滞于肝，影响肝之疏泄，肝脾不和，酿成斯疾，而精神情绪及饮食失节均为重要影响因素，故调和肝脾助其运化为基本治疗原则，治以当归芍药散加减。对于该患者来说，脾失健运是疾病发生与转归的病机关键，故治疗上重视健运脾胃，加用太子参、炒白术、茯苓、炙甘草健脾运脾。山楂与荷叶为姚教授治疗脂肪性肝病合并高脂血症的常用对药。现代药理学研究证明，山楂中所含的脂肪酸能够促进脂肪的消化，又有降血脂、降低血清胆固醇及甘油三酯的作用；荷叶有减肥、降脂、降糖、抗氧化的作用，荷叶单方或复方煎剂在临床减肥降脂方面应用较为广泛。

❀病案5　奎某，女，59岁。2013年3月6日初诊。

【主诉】食欲不振2月。

【现病史】患者于2013年1月在某医院行肌腱术后活动不便，情绪不畅，出现短期内体重增加2.5kg，且食欲不振，检查提示转氨酶异常（具体不详），腹部B超提示脂肪肝，予水飞蓟宾、护肝片口服。2013年2月25日复查示ALT 68U/L，AST 61U/L，症状亦未见好转，为求中药治疗前来就诊。刻下症：食欲不振，厌食油腻，情绪易波动，胸闷，善太息，形体适中，精神尚可，眠可，时有噩梦，二便调。

【舌脉】舌暗红，齿痕，苔黄略腻，脉细弦，左脉沉细。

【既往史】慢性萎缩性胃炎。

【中医诊断】纳呆。肝脾不调，气滞湿阻。

【西医诊断】非酒精性脂肪性肝病，肝功能异常。

【治法】调和肝脾，理气化湿。

【方药】逍遥散加减。

全当归20g，赤芍15g，白芍15g，茯苓20g，炒白术15g，柴胡10g，枳壳12g，郁金12g，合欢花15g，瓜蒌皮15g，薤白12g，焦山楂30g，鸡内金15g，炒莱菔子15g，茵陈20g，垂盆草15g，炙甘草6g。14剂，每日1剂，水煎服，日二服。

二诊（2013年3月21日） 经向患者本人电话随访，患者服药后食欲基本恢复，情绪渐平稳，胸闷减轻。复查ALT 23U/L，AST 36U/L。

【按语】本案以纳呆为主诉就诊，其病在肝，乃肝失条达、胃失和降、湿浊之邪内滞引起。肝易失于条达，多用疏肝理气之剂以畅其条达之性，但应注意辛燥之品易伤肝阴，若过用，易致疏泄太过而化火伤阴以生变证。因肝体阴而用阳，故疏肝不可过用香燥。姚乃礼教授认为慢性病毒性肝炎、肝硬化、脂肪肝等慢性肝病为肝体肝用皆病，肝阴受损，肝气失于条达，此时若再投以辛香理气之品，会加重伤阴，阴伤之后又有化热生风之虞，无疑是雪上加霜，故在治疗上述肝病时多用调肝之法而不拘泥于疏肝。若辨证属于肝气郁滞，纯粹为肝用失宜，方考虑疏肝理气。选药时忌刚用柔，慎用峻猛之品，避免香燥，多选用轻柔和缓之品，比如合欢花、郁金等理气不伤阴之药物。同时佐以芍药，防止伤阴之弊。方中用逍遥散调和肝脾；加焦山楂、鸡内金、炒莱菔子消食开胃；加茵陈、垂盆草利湿清热，保肝降酶；患者胸闷，加瓜蒌皮、薤白宽胸散结。全方共奏调和肝脾、理气化湿之功。

疏肝理气是临床上的常用治法之一，主要用于肝气郁结者。用之得当，效果立竿见影；用之不当，弊端甚多。因为疏肝理气的药物大多辛香燥烈，容易耗伤肝阴，肝为刚脏，以血为体，以气为用，肝阴受损，气机更难条达。《中风斠诠》指出："胁肋胀痛，脘腹搘撑，多是肝气不疏，刚木恣肆为病。

治标之法，每用香燥破气，轻病得之，往往有效。然燥必伤阴，液愈虚而气愈滞，势必渐发渐剧，而香药、气药不足恃矣。若脉虚舌燥，津液已伤者，则行气之药，尤为鸩毒。"姚乃礼教授治病常以调肝之法调其本，合疏肝柔肝于一体，既遂其条达之性，又无辛燥伤阴之弊。

第八章
酒精性肝病

一、概述

酒精性肝病（alcoholicliverdisease，ALD）是长期大量饮酒导致的肝脏疾病。初期通常表现为单纯性脂肪肝，进而可发展成酒精性肝炎、肝纤维化和肝硬化。严重酗酒时可诱发广泛肝细胞坏死，甚至肝功能衰竭。

（一）西医病因病理

饮酒量、饮酒年限、酒精饮料品种、饮酒方式、性别、种族、肥胖、肝炎病毒感染、遗传因素、营养状况等均可能影响ALD的发展。

酒精性肝损伤的发病机制尚不完全清楚。酒精具有直接的肝毒性，酒精摄入启动了很多导致肝损伤的代谢反应。最初人们认为营养不良是酒精性肝损伤的主要原因，后来认为酒精在肝内代谢，产生具有肝毒性的乙醛-蛋白分子结合物，减少了促进脂肪生成和抑制脂肪酸氧化的物质，从而引起肝损伤。内毒素、氧化应激、免疫活化、炎症因子的释放促进肝损伤。小肠细胞及肝细胞复杂的相互作用对酒精介导的肝损伤至关重要。TNF-a和肠源性内毒素血症启动了肝细胞凋亡和坏死、星状细胞活化、胶原蛋白产生，是导致肝纤维化的关键步骤。长期饮酒导致肝纤维化，引起肝组织结构紊乱。

酒精性肝病病理学改变主要为大泡性或大泡性为主伴小泡性的混合性肝细胞脂肪变性。

（二）临床表现

临床症状为非特异性，可无症状，或有右上腹胀痛、食欲不振、乏力、体质量减轻、黄疸等。随着病情加重，可有神经精神症状、蜘蛛痣、肝掌等表现。

（三）西医诊断依据

除临床表现外应参考以下诊断标准。

1.有长期饮酒史

一般＞5年，折合酒精量男性≥40g/d，女性≥20g/d；或2周内有大量饮酒史，折合酒精量＞80g/d。

$$酒精量（g）=饮酒量（ml）×酒精含量（\%）×0.8。$$

2.血液指标

血清天冬氨酸转氨酶（AST）、丙氨酸氨基转移酶（ALT）、γ-谷氨酰转肽酶（GGT）、血清总胆红素（TBIL）、凝血酶原时间（PT）及平均红细胞容积（MCV）等指标升高。其中AST/ALT＞2、GGT升高、MCV升高为ALD的特点。禁酒后这些指标可明显下降，通常4周内基本恢复正常（但GGT恢复较慢），有助于诊断。

3.肝脏成像技术

（1）超声显像诊断：具备以下3项腹部超声表现中的2项者为弥漫性脂肪肝：①肝脏近场回声弥漫性增强，回声强于肾脏；②肝脏远场回声逐渐衰减；③肝内管道结构显示不清。

（2）CT诊断：弥漫性肝脏密度降低，肝/脾CT值≤1.0。肝/脾CT比值可用于判断ALD的严重程度，0.7＜肝/脾CT值≤1.0者为轻度，0.5＜肝/脾CT值≤0.7者为中度，肝/脾CT值≤0.5者为重度。

4.其他

排除嗜肝病毒现症感染及药物、中毒性肝损伤和自身免疫性肝病等。

符合上述第1、2项和第4项并有临床表现者，或符合上述第1、2、3项和第4项者，可诊断ALD；仅符合第1、2项和第4项，可疑诊ALD；符合第1项，同时有病毒性肝炎现症感染证据者，可诊断为ALD伴病毒性肝炎。

（四）西医治疗

1.评估标准

有多种方法可用于评价ALD的严重程度及近期存活率，主要包括Child-Pμgh分级、凝血酶原时间-胆红素判别函数（Maddrey判别函数）及终末期肝病模型（MELD）积分等，其中Maddrey判别函数［=4.6×PT（s）差值+TBIL （mg/dl）］有较高价值。得分＞32分表示有很高的30天病死率。

2.治疗

治疗原则为戒酒和营养支持，减轻ALD的严重程度；改善已存在的继发性营养不良；对症治疗酒精性肝硬化及其并发症。

戒酒是治疗ALD的最重要和首要的措施，戒酒过程中应注意防治戒断综合征。在戒酒的基础上，为患者提供高蛋白、低脂饮食，并补充多种维生素，加强营养支持。

（1）戒酒：完全戒酒是酒精性肝病最主要和最基本的治疗措施。戒酒可改善预后及肝损伤、降低门静脉压力、延缓纤维化进程、提高所有阶段酒精性肝病患者的生存率。主动戒酒比较困难者可给予巴氯芬口服。酒精依赖者戒酒过程中要及时预防和治疗酒精戒断综合征（可用安定类镇静治疗）。

（2）营养支持：酒精性肝病患者需要良好的营养支持，应在戒酒的基础上提供高蛋白、低脂饮食，并注意补充维生素B、维生素C、维生素K及叶酸。酒精性肝硬化患者主要补充蛋白质热量的不足，重症酒精性肝炎患者应考虑夜间加餐（约700kcal/d），以增加骨骼肌容量，防止肌肉萎缩。

（3）药物治疗：①糖皮质激素可改善重症酒精性肝炎患者28天的生存率，但对90天及半年生存率改善效果不明显。②美他多辛可加速酒精从血清中清除，有助于改善酒精中毒症状、酒精依赖及行为异常，从而提高生存率。③S-腺苷蛋氨酸治疗可以改善酒精性肝病患者的临床症状和血清生物化学指标。多烯磷脂酰胆碱可防止组织学恶化。甘草酸制剂、水飞蓟素类和还原型谷胱甘肽等药物有不同程度的抗氧化、抗炎、保护肝细胞膜及细胞器等作用，临床应用可改善肝脏生物化学指标。双环醇治疗也可改善酒精性肝损伤。但不宜同时应用多种抗炎保肝药物，以免加重肝脏负担或因药物间相互作用而引起不良反应。④酒精性肝病患者肝脏常伴有肝纤维化的病理学改变，故应重视抗肝纤维化治疗。目前有多种抗肝纤维化中成药或方剂，应根据循证医学原理，按照新药临床研究规范进行大样本随机双盲临床试验，并重视肝组织学检查结果，以客观评估其疗效和安全性。⑤积极处理酒精性肝硬化的并发症（例如食管胃底静脉曲张破裂出血、自发性细菌性腹膜炎、肝性脑病和肝细胞肝癌等）。⑥严重酒精性肝硬化患者可考虑肝移植。早期肝移植可以提高患者的生存率，但要求患者肝移植前戒酒3~6个月，且无其他脏器的严重酒精性损害。

（五）中医辨证论治

1.肝胆湿热证

【临床表现】右胁肋部胀痛，口苦口干，脘腹胀满，恶心，大便黏滞不爽。舌质红，苔黄腻，脉滑数或濡数。

【治法】清利肝胆湿热。

【方药】龙胆泻肝汤或茵陈蒿汤加减。

【加减化裁】湿热重者，加虎杖、栀子、黄连、黄芩、金钱草等加强清热利湿之力；小便黄赤、大便秘结者，加大黄、黄柏通滞导积、清热除湿；呕恶者，加法半夏、竹茹以降逆止呕。

2.肝郁脾虚证

【临床表现】右胁肋部胀满或走窜疼痛，疼痛因情志喜怒而增减，易倦怠乏力，大便溏，或腹痛欲泻。舌淡边有齿痕苔薄白，脉弦或弦细。

【治法】疏肝健脾。

【方药】丹栀逍遥散加减。

【加减化裁】腹痛欲泻者，加白术、山药、薏苡仁健脾止泻，或合用痛泻要方；口干、目涩者，加北沙参、石斛、麦冬养阴；倦怠乏力明显者，加人参、黄芪、太子参、党参健脾益气。

3.脾虚痰湿证

【临床表现】倦怠乏力，胸脘痞满，头重如裹，身重肢倦，大便溏。舌体胖大质淡，边有齿痕，苔白腻。

【治法】健脾化湿。

【方药】参苓白术散合二陈汤加减。

【加减化裁】纳差者，加神曲、麦芽、山楂消食助运；畏寒者，加干姜、桂枝、吴茱萸温中健脾；倦怠乏力明显者，加黄芪、太子参健脾益气；胸膈满闷明显者，加枳实、薤白、佛手理气宽中。

4.肝肾阴虚证

【临床表现】右胁肋部隐隐作痛，绵绵不休，倦怠乏力，口干，烦热。舌红，少苔，脉弦细数。

【治法】滋补肝肾。

【方药】一贯煎加减。

【加减化裁】口干明显者，加石斛、玉竹、天花粉养阴生津；烦热明显者，加女贞子、墨旱莲、炒栀子、盐黄柏、盐知母清热除烦；乏力明显者，加太子参、西洋参、黄精益气养阴。

5.痰瘀互结证

【临床表现】右胁肋部刺痛，痛有定处，入夜尤甚，面色晦滞，胸脘痞闷。舌暗，边有瘀斑，苔白或白腻，脉弦滑或涩。

【治法】化痰祛瘀，软坚散结。

【方药】膈下逐瘀汤。

【加减化裁】疼痛明显者，加延胡索、川楝子、郁金理气止痛；瘀血日久化热者，加丹皮、栀子凉血清热；久瘀气虚者，加黄芪、党参以补气行血。

二、姚乃礼辨治经验

（一）对疾病的认识

姚乃礼教授指出，酒为湿热之邪，长期或过量饮酒可引起脾运不及，湿热壅塞中焦。湿热之邪一方面伤及脾胃，造成脾失健运、痰湿阻滞、气机不畅，进而致湿热瘀浊兼症发生；另一方面湿热影响肝之疏泄，导致肝经湿热、土虚木郁。脾之健运与肝之疏泄功能相互影响，渐成肝脾不调之证。进一步酒毒伤络，轻则出现肝络瘀滞，气血失和；重则瘀血成痞成积，或血溢脉外。由此可见，酒毒伤及肝脾，痰、湿、热、瘀阻滞，是本病发生和发展之关键，而脾失健运、肝失疏泄、肝脾不调是发病之根本。

（二）辨治思路

姚乃礼教授认为，治疗酒精性肝病应谨守肝脾不调的病机，结合疾病发展的不同阶段和证候特点分阶段辨证论治，并且强调戒酒为治疗第一要务。一方面选用葛花、葛根、枳椇子等解酒减毒；另一方面，结合酒毒性质，根据痰、湿、热、瘀、水的偏重采用不同的解酒方法。如痰湿酒毒，治以祛湿化痰解毒；热邪酒毒，治以清热解毒；瘀浊酒毒，治以化瘀解毒；水浊酒毒，治以利水解毒。区分酒毒性质综合辨治，多能效如桴鼓。酒精性脂肪肝、酒精性肝炎、酒精性肝纤维化和酒精性肝硬化是同一疾病的不同阶段，各阶段无明显界限。姚教授指出，在酒精性肝病治疗过程中，应遵循"未病先防，既病防变"原则，重视肝纤维化的治疗，特别是在肝纤维化向肝硬化转变的关键阶段。

1.肝脾不调证（初期）

【临床表现】有长期饮酒史，常见胁肋隐隐作痛、脘腹胀满，肝功能正常或轻度异常，或无明显症状，仅体检时发现肝功能轻度异常，或影像学诊断为脂肪肝。舌淡红，苔白，脉弦细。

【治法】调和肝脾，兼清利湿热。

【方药】在治疗时，姚乃礼教授选用柴胡疏肝解郁，使肝气得以条达；白芍养血敛阴，柔肝缓急；当归养血和血；白术、茯苓、甘草、黄芪健脾益气。枳壳理气解郁，与柴胡为伍，一升一降，加强疏畅气机之功，共奏升清降浊之效；与白芍配伍，又能理气和血，使气血调和。

【加减化裁】兼湿热者，加茵陈、垂盆草、金钱草、田基黄、虎杖清热利湿；热毒甚者，加栀子清热解毒。

2.湿热内蕴证（中期）

【临床表现】有长期饮酒史，多见胁肋部疼痛、脘腹胀满、乏力、恶心、纳呆、便溏，或身目黄染、小便黄少。检查可见 ALT、ALP、GGT升高，或血清胆红素升高。根据症状和体征，属于"酒疸""酒癖"范畴。舌红，苔黄或黄腻，脉弦滑或弦数。

【治法】清利湿热，解毒疏肝，兼化瘀通络。

【方药】在治疗时，姚乃礼教授选用茵陈清热利湿退黄；栀子清热泻火、通利三焦，引湿热自小便而去；大黄泄热逐瘀，通利大便，导瘀热由大便而下。

【加减化裁】热毒明显者，加黄芩、黄连、垂盆草、鸡骨草、半枝莲、虎杖、白花蛇舌草、北豆根；湿浊明显者，加苍术、滑石、肉豆蔻、清半夏、车前子；肝络瘀滞者，加丹参、莪术、桃仁化瘀通络。

3.正虚邪恋证（后期）

【临床表现】乏力，腹大胀满，绷急如鼓，胁下积块，按之坚硬，皮色苍黄，面色萎黄或黧黑，下肢浮肿，纳差，或尿少，齿衄，鼻衄，甚者吐血、呕血、便血；或五心烦热，头晕耳鸣，盗汗；或腰膝冷痛，畏寒肢冷。肝功能明显异常，血清胆红素升高，白蛋白、球蛋白比值倒置，血小板、白细胞减少，影像学有肝硬化表现。根据其症状、体征应属"酒臌"范畴。舌淡体胖，苔白或舌红，少苔。

【治法】扶正化瘀，软坚散结解毒。

【方药】黄芪、太子参、当归、白术、茯苓、白芍扶正；丹参、莪术、三棱、桃仁、赤芍活血化瘀；鳖甲、煅牡蛎、水红花子软坚散结；泽泻、猪苓、大腹皮、车前子、玉米须、益母草利水。

【加减化裁】此期多兼及于肾，肝脾肾俱损，气血、湿热、痰浊、酒毒互结，脉络瘀阻，血行不畅，津液内停。兼肝肾阴虚者，加北沙参、麦冬、生地黄、女贞子、墨旱莲；兼脾肾阳虚者，加桂枝、附子、熟地黄、干姜、枸杞子。

三、病案实录

❀ **病案1** 李某，男，69岁。2015年7月13日初诊。

【主诉】胁痛1个月。

【现病史】患者近1个月来出现右胁肋部隐痛，时有脘腹胀满、乏力、口苦、眠差、大便日一二行，溏结不调，小便黄。

【舌脉】舌质偏红，舌体胖大边有齿痕，苔黄腻，脉关弦滑。

【既往史】体健。

【个人史】平素喜饮白酒，饮酒史约30年，日均饮酒量150～200ml。

【辅助检查】生化: GGT 180U/L, ALT 26.8U/L, AST 32.6U/L, TG 2.83mmol/L, UA 452μmol/L；透明质酸201.94μg/L；病毒性肝病阴性；腹部B超：脂肪肝。

【中医诊断】酒疸。肝脾不调，湿热瘀阻。

【西医诊断】酒精性肝病。

【治法】调和肝脾，清利湿热。

【方药】茵陈30g，栀子10g，葛花15g，茯苓15g，法半夏12g，苍术15g，柴胡10g，枳壳12g，当归15g，白芍20g，赤芍12g，白花蛇舌草15g，半枝莲15g，虎杖15g，鸡内金15g，炙甘草6g。14剂，每日1剂，水煎服，日二服。

【注意事项】禁酒，加强运动。

二诊（2015年7月27日） 胁肋疼痛、脘腹胀满减轻，口苦缓解，仍感疲乏无力，大便偏稀，纳可，眠差。舌质偏红，舌体胖大，边有齿痕，苔薄腻微黄，脉关弦滑。

【方药】茵陈30g，栀子10g，生黄芪15g，葛花15g，茯苓20g，法半夏12g，炒白术15g，柴胡10g，当归15g，白芍20g，赤芍12g，白花蛇舌草15g，半枝莲15g，虎杖15g，鸡内金15g，莪术10g，枳壳12g，炙甘草6g。14剂，每日1剂，水煎服，日二服。

三诊（2015年8月10日） 服药后胁肋疼痛、脘腹胀满基本消失，口苦好转，乏力减轻，纳可，大便日一或二行，基本成形，眠差。舌质偏红，舌体胖大边有齿痕，苔薄腻，脉关弦。生化：GGT 51U/L，ALT 16.2U/L，AST 20.8U/L，TG 0.79mmol/L，尿酸402μmol/L。

【方药】茵陈30g，栀子10g，葛花15g，茯苓20g，法半夏12g，炒白术15g，柴胡10g，枳壳12g，当归15g，白芍20g，赤芍12g，黄芪15g，鸡内金15g，莪术10g，丹参15g，石菖蒲12g，远志15g，炙甘草6g。28剂，每日1剂，水煎服，日二服。

继续调治1个月后，患者胁肋疼痛、脘腹胀满、口苦消失，乏力减轻，睡眠改善，复查肝纤维化指标正常。

【按语】酒精性肝病是长期大量饮酒所致的肝脏疾病，包括酒精性脂肪肝、酒精性肝炎、酒精性肝纤维化和酒精性肝硬化。肝脏为酒精氧化的主要场所，在一系列酶作用下，酒精氧化为乙醛，对肝细胞产生明显毒性，可使肝细胞代谢发生紊乱、变性和坏死。

此案患者长期嗜酒，酒为湿热之邪，湿热壅塞中焦，一方面伤及脾胃，造成脾失健运，气机不畅；另一方面影响肝之疏泄。脾之健运与肝之疏泄相互影响，渐成肝脾不调之证。肝络失和，疏泄失职，故胁肋隐痛；气机阻滞于中焦，则脘腹胀满；湿热蕴结肝经，则口苦；湿热下注膀胱，则小便黄；湿热上蒸，则舌偏红，苔黄腻，脉关弦滑。姚乃礼教授在治疗酒精性肝病时强调脾失健运、肝失疏泄、肝脾不调是发病的根本，戒酒为治疗的第一要务。方中茵陈、栀子、白花蛇舌草、半枝莲、虎杖清热利湿解毒，柴胡、白芍、枳壳、当归、赤芍疏肝解郁，活血理气；茯苓、苍术健脾利湿；葛花为豆科植物葛或粉葛的干燥花，始载于《名医别录》，具有解酒醒脾的作用，是最具代表性的解酒药物之一。现代药理研究表明，葛花对于治疗酒精性肝损伤具有显著疗效。

二诊患者胁肋疼痛、脘腹胀满减轻，口苦缓解，仍感疲乏无力，考虑肝纤维化指标升高，故加入黄芪、莪术健脾益气、化瘀通络。三诊加丹参15g、石菖蒲12g、远志15g，以增强化瘀安神之功。

✿ **病案2** 刘某，男，56岁。2023年9月25日初诊。

【主诉】乏力1月余。

【现病史】患者1个月前一次醉酒后出现倦怠乏力，至当地医院检查发现谷氨酰转肽酶升高，腹部B超提示脂肪肝，肝实质回声增粗，脾轻度增大。刻下症：倦怠乏力，口苦口黏，腰部酸痛，易急，无胁肋部疼痛，大便黏滞不爽，小便偏黄，纳眠可。

【舌脉】舌质红，边有齿痕，苔黄厚腻。脉左关弦滑右弦细。

【既往史】冠心病心脏支架术后。

【个人史】饮酒史20余年，每周饮白酒3~4次，每次250~500ml。

【辅助检查】（2023年9月20日）生化：GGT 395U/L，ALT 30U/L，AST 42U/L，TBIL 27.7μmol/L，UA 656μmol/L，TG 6.56mmol/L；乙肝、丙肝阴性。

【中医诊断】酒疸。肝胆湿热，脾肾不足。

【西医诊断】酒精性肝病。

【治法】清利肝胆湿热，健脾益肾。

【方药】葛花30g，枳椇子15g，茵陈30g，金钱草30g，垂盆草30g，虎杖12g，牡蛎30g（先煎），醋鸡内金15g，醋鳖甲30g（先煎），黄芪30g，黄芩10g，柴胡15g，白芍30g，枳壳12g，炒决明子30g，土茯苓20g，泽泻30g。21剂，每日1剂，水煎服，日二服。

二诊（2023年10月16日）口苦减轻，倦怠乏力略减，大便黏滞减轻，胸前皮肤时有刺痒，纳可。舌红边有齿痕，苔黄厚腻，脉左关弦右弦细。

【方药】葛花30g，枳椇子15g，茵陈30g，金钱草30g，垂盆草30g，虎杖12g，牡蛎30g（先煎），醋鸡内金15g，醋鳖甲30g（先煎），黄芪30g，黄芩10g，柴胡15g，白芍30g，枳壳12g，炒决明子30g，土茯苓20g，泽泻30g，赤芍15g，白鲜皮15g，威灵仙30g。21剂，每日1剂，水煎服，日二服。

三诊（2023年11月6日）服药后情绪稳定，无皮肤刺痒，无口苦，有口气，大便不成形，咽部有痰。舌淡红，边有齿痕，苔白腻，脉左关弦右弦细。

【方药】茵陈30g，金钱草30g，垂盆草30g，牡蛎30g（先煎），鸡内金

20g，醋鳖甲30g（先煎），黄芪30g，党参20g，黄芩8g，柴胡12g，白芍15g，枳壳12g，炒决明子30g，土茯苓20g，泽泻30g，马鞭草30g，瓜蒌20g，法半夏12g，黄连6g。28剂，每日1剂，水煎服，日二服。

四诊（2023年12月11日） 服药后诸症平稳，体力较前改善，口气明显减轻，时腰部酸痛，大便可，小便可，纳眠可。舌淡红，齿痕减，苔薄腻，脉弦细。

【方药】茵陈30g，金钱草30g，垂盆草30g，牡蛎30g（先煎），鸡内金20g，醋鳖甲30g（先煎），黄芪30g，党参20g，黄芩8g，柴胡12g，白芍15g，枳壳12g，炒决明子30g，土茯苓20g，泽泻30g，马鞭草30g，桑寄生15g。28剂，每日1剂，水煎服，日二服。

五诊（2024年1月26日） 体力善可，偶腰部酸痛，纳眠可，二便调，近3个月体重下降7.5kg。舌淡红，有齿痕，苔薄腻，脉弦细。（2024年1月20日）生化：GGT 96U/L，ALT 28U/L，AST 24U/L，TBIL 18.9μmol/L，UA 414μmol/L；腹部B超：肝实质回声略增粗，脾大小正常。

【方药】茵陈30g，金钱草30g，牡蛎30g（先煎），醋鸡内金15g，醋鳖甲30g（先煎），黄芪50g，白芍15g，炒决明子30g，土茯苓20g，泽泻30g，党参片20g，枸杞子20g，桑寄生15g，醋莪术9g，麸炒白术20g，茯苓20g，当归20g，酒苁蓉15g，制巴戟天10g，焦栀子8g。28剂，每日1剂，水煎服，日二服。

【按语】此案患者为中年男性，长期嗜酒，酒毒内侵，湿热之邪侵淫肝胆，脾胃健运失司，肝胆湿热蕴结肝经，肝络失和，疏泄失职，则口苦口黏；湿热下注膀胱，则大便黏滞，小便黄；酒毒之火耗伤肝阴，下及肾精，且患者正值"丈夫七八，肝气衰，筋不能动，八八天癸竭，精少，肾藏衰，形体皆极"，肝脾肾不足，则倦怠乏力；腰为肾府，肾主骨髓，充养腰部，肾之精气不足，骨髓不充，腰脊失养，则腰部酸痛；舌红、苔黄厚腻均为肝胆湿热的表现。本案病位在肝胆，涉及脾肾。四诊合参，诊为酒疸，证属肝胆湿热、脾肾不足，治以清利肝胆湿热、健脾益肾。方中葛花性善发散宣透，可引湿热从肌肉而出；枳椇子甘淡，渗泄利尿，可引湿热从小便而出。古代文献记载，葛花能"解酒毒"，枳椇子能"败酒味"。两者配伍，散渗结合，分消湿浊，因势利导，可使酒湿邪气排出体外。且枳椇子性较和缓，不易伤正，又可避免伤阴耗液。两药配伍，相得益彰，相互为用，可增强解酒毒之效。动物实验结果表明，葛花、枳椇子配伍使用对醉酒小鼠的效果优于单独应用，且以葛花、枳椇子2∶1配伍对酒精性肝损伤大鼠肝细胞的保护作用最强。茵陈、垂盆草、金钱草、虎杖清利肝胆湿热；柴胡、白芍、枳壳合四逆散之意以疏肝理气，养血柔肝；黄芩清热泻火；黄芪健运脾胃；牡蛎、鳖甲软坚散结，鳖甲兼顾护肝肾之阴；考虑患者血脂、尿酸较高，加入决明子、土茯苓、泽泻利湿化浊。二诊患者皮肤有刺痒，加入白鲜皮、赤芍清热凉血、祛风解毒。三诊患者咽部有痰，口气，加入瓜蒌、法半夏、黄连，合小陷胸汤之意以清热化痰；加入党参健运脾胃。此后，方随症减，患者诸症渐平，舌苔渐退，湿热已去，故减少清热利湿之品，以防苦寒败胃。脾为后天之本，肾为先天之本，脾肾之间存在先天促后天、后天滋先天的密切关系，故继续加强扶正补益之功，以白术、茯苓健运脾胃；当归、莪术养血活血；桑寄生、酒苁蓉、巴戟天、枸杞子补益肝肾，益精填髓。叮嘱患者严格控制饮酒；调整饮食和生活习惯，进食宜清淡，少食膏滋厚味甜腻之品，少食动物脂肪与内脏；坚持进行有氧运动；适当控制体重；劳逸结合，避免过度紧张劳累。治疗期间，患者体重减轻，肝功能指标明显下降，脂肪肝及肝纤维化均得到改善，显示了中医药在酒精性肝病治疗中的优势。

第九章
药物性肝损伤

一、概述

药物性肝损伤（drug-induced liver injury，DILI）是指由化学药品、生物制品、中成药等按处方药或非处方药管理的药品，中药材、天然药物、保健品、膳食补充剂等产品或其代谢产物、辅料，以及污染物、杂质等导致的肝损伤。

（一）西医病因病理

据报道，可导致肝损伤的药物至少有1000种，由于原发疾病的流行病学状况、处方和用药习惯、人群异质性等不同，各国或各地区导致肝损伤的药物存在差异。在欧美国家，非甾体抗炎药（NSAIDs）、抗感染药物（如阿莫西林、克拉维酸钾等）、草药和膳食补充剂（HDS）等是最常见的致DILI原因。在亚洲，传统中药（TCM）、抗结核药物、抗感染药物等是DILI最主要的致病因素。我国引起肝损伤的最常见的药物包括TCM/HDS、抗结核药物、抗肿瘤药物、免疫调节剂等。

DILI的组织学表现复杂多样，几乎涵盖肝脏病理改变的全部范畴。因受损的靶细胞多样，如肝细胞、胆管上皮细胞、肝窦和肝内静脉系统的血管内皮细胞等，组织学上可呈现炎症坏死、胆汁淤积、肝细胞脂肪变和脂肪性肝炎样改变、血管炎和血管病变、不同程度的肝纤维化乃至肝硬化、肝脏肿瘤等各种急、慢性类型的病变。DILI发生时，受损的靶细胞类别在很大程度上决定其临床表型为常见的肝细胞损伤型、胆汁淤积型、混合型，还是以血管损伤等为表现的特殊临床表现。

（二）临床表现

DILI的临床表现无特异性，与其他各种急、慢性肝病类似。急性起病的肝细胞损伤型患者，轻者可无任何症状；重者则可出现黄疸，如全身皮肤和（或）巩膜黄染、尿色加深等，伴或不伴不同程度的乏力、食欲减退、厌油、肝区胀痛、上腹不适等非特异性消化道症状。胆汁淤积明显者可出现黄疸、大便颜色变浅、瘙痒等表现。进展为急性或亚急性肝衰竭（ALF/SALF）者则可出现黄疸、凝血功能障碍、腹水、肝性脑病等相关表现。特殊表型患者可呈现不同的临床表现，如药物超敏反应综合征（DRESS）患者可出现发热、皮疹等肝外症状。

（三）西医诊断依据

1.疑似DILI患者的发现

完整肝脏生化指标的定期监测是及时发现疑似DILI患者的重要措施，尤其是对于服用已知具有肝毒性药物的患者，或DILI高风险人群。出现下述情况，临床上应怀疑DILI的可能性。

（1）基线肝酶正常的患者，用药后出现ALT、AST、ALP、TBIL等显著升高，达到诊断急性DILI的肝脏生化阈值。

（2）有基础肝病基线肝酶异常的患者，用药后出现肝酶较可获得的基线平均水平升高超过1倍，或反映肝脏功能受损的指标显著恶化而无法用基础肝病解释。

（3）用药后出现明显肝病相关症状。

（4）不明原因肝损伤或肝病，尤其是已排除其他常见病因。

2.病史采集

详细、完整的包括可疑药物应用史在内的病史采集对评估因果关系，最终建立DILI诊断至关重要。准确的可疑药物暴露史、DILI事件的发生和演变及与药物暴露或停药的时效关系、既往肝损伤或肝病史、用于排除其他肝损伤病因的实验室检查等病程信息至关重要。通常，DILI事件发生于、暴露于某一特定可疑药物的6个月内，但也有例外。

3.诊断原则

由于缺乏特异性诊断生物标志物，DILI的诊断目前仍基于详细病史采集、临床症状和体征、血清生化、影像学、组织学等的排他性策略。根据药品不良反应/事件关联性评价的原则，建立诊断最终很大程度上依赖于：①药物暴露或停药与肝脏生化改变有明确、合理的时效关系；②肝损伤的临床和（或）病理表现（型）与可疑药物已知的肝毒性一致；③停药或减少剂量后肝损伤显著改善或恢复正常；④再次用药后肝损伤再次出现；⑤排除肝损伤的其他病因和基础肝病的活动或复发，且无法用其他合并用药/治疗手段、原发疾病进展来解释。

4.鉴别诊断

疑似DILI患者排除其他病因的鉴别诊断策略，可根据肝损伤的临床类型或表型优先排查表现为相同肝损伤类型的其他常见肝病。必要时，应考虑肝活检以获得有利于鉴别诊断的重要信息。

疑似肝细胞损伤型或混合型者，可首先排查ALT显著升高的常见病因：①急性甲型、乙型、丙型、戊型等各种病毒性肝炎需常规排除；②AIH需常规排除；③非嗜肝病毒感染［巨细胞病毒（CMV）、EB病毒（EBV）等］、缺血性肝损伤、急性布–加综合征、Wilson病等少见病因，视患者具体情况选择排查。

疑似胆汁淤积型者，可首先排查ALP/GGT显著升高的常见病因：①排除胆道疾病或病变，可选择常规影像学检查；②排除原发性胆汁性胆管炎（PBC）；③排除胆总管结石、原发性硬化性胆管炎（PSC）或胰胆管恶性肿瘤等，可行ERCP或MRCP，视患者具体情况选择。

下述情况建议肝活检：①其他竞争性病因无法排除，尤其是AIH仍无法排除。②停用可疑药物后肝酶仍持续升高；或肝细胞损伤型患者的ALT峰值在发病后30~60天，胆汁淤积型患者的ALP峰值在180天内，未下降＞50%。③持续肝酶升高超过180天，怀疑存在慢性肝病和慢性DILI。④疑似慢性肝病基础上的DILI，病因无法甄别。⑤肝移植、骨髓移植等器官移植后出现的肝损伤。

（四）西医治疗

DILI的治疗目标应包括：①促进肝损伤尽早恢复；②防止肝损伤的重症化或慢性化，避免ALF或慢性DILI，甚至肝硬化等终点事件发生，最终降低由此导致的全因或肝脏相关死亡风险；③减少DILI事件对原发疾病治疗的影响。下述基本治疗原则有助于临床医师采取合理的治疗和管理措施。

1.及时停用可疑药物

及时停用可疑肝损伤药物，尽量避免再次使用可疑或同类药物，是针对肝损伤病因的最主要措施，也是DILI最基本的治疗原则。

2.合理的药物治疗选择

除给予必要的对症支持治疗外，应结合目前的循证医学证据，合理选择治疗药物。DILI治疗中涉及的常用药物包括如下几种。

（1）N-乙酰半胱氨酸（NAC）：NAC是唯一FDA批准用于治疗对乙酰氨基酚（APAP）引起的固有型DILI的解毒药物。

（2）糖皮质激素：糖皮质激素在DILI治疗中的常规应用，尚缺乏高级别循证医学证据支持。

（3）肝损伤治疗药物：不同于国外，国内临床实践中广泛应用的治疗各种病因造成的肝酶升高的药物种类繁多。无论作用机制如何，整体上可归为两大类，一类以降低ALT和（或）AST为主，另一类以降低ALP和（或）GGT为主。异甘草酸镁是目前唯一具有急性DILI适应证的药物。双环醇是首个开展治疗急性DILI适应证注册研究的口服药物。因此，对于ALT显著升高的急性肝细胞损伤型或混合型DILI患者，推荐异甘草酸镁或双环醇治疗。鉴于肝损伤治疗药物多具有良好的安全性，对于不伴黄疸的轻-中度肝细胞损伤型和混合型DILI患者，可合理使用甘草酸二铵、复方甘草酸苷等其他甘草酸类、水飞蓟素类、谷胱甘肽、多烯磷脂酰胆碱等口服或静脉注射药物，以及国内广泛应用的中成药，如护肝片、五灵胶囊（丸）等，以降低ALT水平。胆汁淤积型DILI患者，尤其是严重或恢复缓慢的胆汁淤积型或混合型DILI患者可使用熊去氧胆酸或S-腺苷蛋氨酸，以降低ALP水平。

目前无证据显示2种或以上肝损伤治疗药物的联合应用有更好的疗效，因此，不推荐2种或以上以降低ALT为主的肝损伤治疗药物联合应用。尽管缺乏证据，但对于混合型DILI，选择一种以降低ALT为主的药物，同时选择另一种改善胆汁淤积表现的药物，是可接受的。

（五）中医辨证论治

1.湿热黄疸证

【临床表现】皮肤和巩膜黄染，小便黄，皮肤瘙痒，大便颜色变浅，乏力，食欲不振，恶心，厌油腻，胃脘不适，胁肋部疼痛，脘腹胀满。舌红，苔黄腻或黄厚腻，脉弦滑。

【治法】清热利湿退黄。

【方药】茵陈蒿汤加减。

【加减化裁】湿热明显者，加垂盆草、鸡骨草、虎杖、金钱草、败酱草、田基黄；热甚者，加黄芩、黄连、龙胆；湿热下注者，加通草、车前草、淡竹叶。

2.肝郁脾虚证

【临床表现】胁肋部胀满、胀闷或隐隐作痛，乏力，或无症状的肝脏生化指标轻度异常。舌淡红，苔白，脉弦细。

【治法】疏肝健脾。

【方药】逍遥散加减。

【加减化裁】脾虚明显者，加黄芪、党参、人参健脾益气；兼阴虚者，加太子参、北沙参、麦冬益气养阴；兼阳虚者，加干姜、桂枝、附子温运脾阳。

3.寒湿瘀阻证

【临床表现】胁肋部隐隐不适，神疲体乏，畏寒肢冷。舌暗或紫，苔白，脉涩。

【治法】温化寒湿、活血化瘀。

【方药】附子理中汤合血府逐瘀汤加减。

【加减化裁】脾虚明显者，加黄芪、山药、薏苡仁健脾利湿；湿邪明显者，加猪苓、泽泻、茯苓淡渗利湿；身目发黄而晦暗者，加茵陈、金钱草利湿退黄。

4.气滞血瘀证

【临床表现】胁肋部胀痛或刺痛，面色晦暗，胸闷脘痞。舌暗或紫，苔薄白，脉弦细。

【治法】疏肝理气，活血化瘀。

【方药】四逆散合血府逐瘀汤加减。

【加减化裁】胁肋部疼痛明显者，加延胡索、川楝子、青皮以理气止痛；气郁化火伤阴者，加北沙参、石斛、栀子、丹皮清热养阴；肝气犯胃，胃失和降而恶心呕吐者，加法半夏、竹茹和胃降逆。

5.肝肾阴虚证

【临床表现】胁肋部隐隐作痛，乏力，口干，心中烦热，头晕。舌红，少苔，脉弦细数。

【治法】滋补肝肾。

【方药】一贯煎加减。

【加减化裁】心中烦热者，加炒栀子、酸枣仁以清热安神；口干甚者，加石斛、玉竹以养阴生津；头晕者，加女贞子、墨旱莲、黄精、菊花以益肾清肝。

二、姚乃礼辨治经验

（一）对疾病的认识

姚乃礼教授认为本病乃药毒之邪侵袭机体所致。药毒之邪性似湿热，或先损脾胃而后伤肝胆，或先碍肝胆进而损伤脾胃，或肝胆脾胃同时受损，影响肝胆的疏泄及脾胃的运化而生本病，以湿热毒邪搏结、肝脾功能失调为主要的病机特点。临床治疗中重视辨病辨证相结合，根据客观的理化指标及病程长短综合分析，进行分阶段治疗。急性期以标实为主，多发生在疾病初期，临床上肝功能指标显著升高，湿毒热盛，弥漫三焦，治疗上重用清热化湿解毒之品，以迅速清除体内药毒为关键，邪去则正安；缓解期以本虚为主，多发生在疾病中后期，肝功能指标往往升高不明显，治疗上多以调和肝脾、扶正为主，兼除湿热毒邪。但是无论疾病在哪个阶段，一定要重视湿热毒邪这一致病因素。

另外，临床上还存在一类经过西医保肝降酶治疗后肝功能仍轻度异常的患者。这些患者多为肿瘤化疗后，或服用抗结核药物治疗，病机特点是正气受损，肝脾不调。其中，部分患者基本情况较差，正气不足，使用化疗或抗痨药之后，药毒之邪侵袭，更加影响脾胃之运化，水湿内停，湿毒热盛，熏蒸肝胆，影响肝之疏泄。除此之外，还有部分患者药毒之邪直接损伤肝脏，肝失疏泄，乘侮脾土。《金匮要略》云："见肝之病，知肝传脾。"对于这类患者的治疗，姚乃礼教授在辨证的基础上尤重调和肝脾，或疏肝健脾，或补脾泻肝，或柔肝健脾以治之。

（二）辨治思路

1.湿热内蕴证

【临床表现】乏力，食欲不振，恶心，厌油腻，胃脘不适，胁肋部疼痛，脘腹胀满，部分患者可出现皮肤和巩膜黄染、小便黄、皮肤瘙痒、大便颜色变浅。也有部分患者会出现无症状的肝脏生化指标异常。舌红，苔黄腻，脉弦滑。

【治法】清热利湿，解毒退黄。

【方药】在治疗时，姚乃礼教授选用茵陈、垂盆草、金钱草、虎杖、鸡骨草、田基黄清热利湿退黄；栀子清热泻火，通利三焦；大黄泄热逐瘀；通草、车前子清热渗湿。

【临床应用】清热利湿、解毒退黄药物性多苦寒，苦泄寒清而利湿、利胆退黄，临床运用时注意顾护脾胃，防止苦寒败胃。

2.肝脾不调证

【临床表现】胁肋部胀满、胀闷或隐隐作痛，乏力，或无症状的肝脏生化指标轻度异常。舌淡红，苔白，脉弦细。

【治法】调和肝脾，扶正祛邪。

【方药】在治疗时，姚乃礼教授选用柴胡、香附、枳壳疏肝理气；白芍养血柔肝；赤芍清热凉血；当归补血活血；茯苓、白术健脾利湿；太子参健脾益气。

【临床应用】根据兼脾气虚、肝肾不足、湿热等情况，分别兼以补气健脾、疏肝健脾、补脾泻肝、柔肝健脾、滋补肝肾、清利湿热、清热凉血等药物。

三、病案实录

病案1 张某，女，51岁。2013年4月3日初诊。

【主诉】乏力伴胃脘胀满6月余

【现病史】患者于2012年11月行乳腺癌术后5次化疗，化疗后出现乏力、胃脘胀满、双下肢皮疹，未予重视，后症状逐渐加重，于2012年12月就诊于某医院，辅助检查提示ALT 800U/L，AST 619U/L，遂被收住院系统检查并治疗。住院期间排除病毒性肝病、脂肪肝、自身免疫性肝病后，根据用药史、症状、体征及辅助检查诊断为药物性肝损伤，住院期间给予保肝降酶治疗，但肝功能始终难以恢复正常。2013年1月13日出院，2024年1月21日复查ALT 238U/，AST 270U/L，ALP 176U/L，GGT 384U/L，TBIL 24.08μmol/L，DBIL 13μmol/L，Alb 41.8g/L。腹部超声提示肝脏大小正常，实质回声均匀，肝内可见多个无回声，最大直径1.5cm，肝内血管走行正常，肝内胆管未见扩张，门静脉宽1.2cm，提示肝多发囊肿。刻下症：乏力，纳后胃脘胀满不适，进食油腻食物后明显，食欲差，两胁肋无不适，晨起口苦，夜间口干，入睡难，小便调，大便日1行，偏干。

【舌脉】舌淡暗，胖大，有齿痕，中有裂纹，苔白略腻，脉右细弦，左沉细。

【既往史】乳腺癌5年，经过手术治疗，化疗5次；轻度贫血；痔疮病史。

【辅助检查】（2013年3月29日）生化：ALT 179U/L，AST 180U/L，ALP 117U/L，GGT 132U/L，TBIL 9.5μmol/L，DBIL 2.1μmol/L，Alb 42.8g/L；全血细胞分析：RBC 3.01×10^{12}/L，WBC 1.82×10^9/L，HGB 79.2g/L。

【中医诊断】虚劳。肝脾不调，气血亏虚。

【西医诊断】药物性肝损伤，肝囊肿，乳腺原位癌术后，贫血。

【治法】调补肝脾，益气养血。

【方药】归芍四君子汤加减。

太子参30g，生白术30g，仙鹤草30g，垂盆草30g，黄芪15g，全当归15g，茯苓15g，茵陈20g，赤芍15g，白芍15g，鸡内金15g，生谷芽15g，生麦芽15g，阿胶珠12g，苏梗12g，川连10g，焦槟榔10g，炙甘草10g。14剂，每日1剂，水煎服，日二服。

二诊（2013年4月17日）服药后自觉乏力减轻，胃脘胀满明显缓解。现腰酸，后背及下肢出现瘀斑，食欲可，大便不畅，便稍干。舌淡暗，有瘀斑，苔薄白，根微黄腻，脉左沉细，右弦细。（2013年4月16日）生化：ALT 58U/L，AST 87U/L，ALP 103U/L，GGT 123U/L，TBIL 5.84μmol/L，DBIL 2.23μmol/L，Alb 40.07g/L；全血细胞分析WBC 1.75×10^9/L，RBC C3.59×10^{12}/L，HGB 87g/L。继服调补肝脾，益气养血之剂。

【方药】太子参30g，生白术30g，仙鹤草30g，垂盆草30g，黄芪15g，全当归15g，茯苓15g，茵陈20g，赤芍15g，白芍15g，鸡内金15g，生谷芽15g，生麦芽15g，阿胶珠12g，生地黄24g，川连10g，炙甘草10g，焦栀子10g，丹参20g，金毛狗脊15g。14剂，每日1剂，水煎服，日二服。

三诊（2013年5月28日） 间断服用上方14剂，胃脘不适基本消失，乏力减轻，眠差，入睡困难，时有咽干，食欲可，小便黄，大便日行1次，不成形，大便表面带有鲜血。舌淡暗胖大，苔薄白，脉沉细右稍弦。（2013年5月28日）生化：ALT 62U/L，AST 58U/L，ALP 92U/L，GGT 57U/L，TBIL 7.26μmol/L，DBIL 5.90μmol/L，AlB 40.70g/L；全血细胞分析：WBC 1.84×10^9/L，RBC 3.42×10^{12}/L，HGB 86g/L。治以调肝健脾、养血安神为法，酌加凉血止血之品。

【方药】全当归20g，云苓20g，炒白术20g，党参20g，生黄芪20g，茵陈20g，仙鹤草20g，赤芍15g，白芍15g，生地黄15g，地榆炭15g，木香10g，远志10g，炙甘草10g，酸枣仁30g，煅牡蛎30g（先煎），鳖甲45g（先煎），阿胶珠12g，棕榈炭12g。14剂，每日1剂，水煎服，日二服。

配合服用地榆槐角丸。

服用上方14剂，2013年6月27日电话随访，复查ALT 28U/L，AST 15U/L。

【按语】本案患者年过七七，又经过乳腺癌手术及5次化疗之伤损，脾胃虚弱，气血生化乏源，加之痔疾，便血时作而加重血虚。患者乏力，懒言，面色苍白，唇、舌、甲色淡无华，血常规提示轻度贫血、白细胞减少，均为气血亏虚之象。《素问·八正神明论》云："血气者，人之神，不可不谨养。"患者气血亏虚，不能濡养五脏六腑、四肢百骸，而致机体整体功能衰退。正气不足，药毒入侵，损伤肝脏，影响肝失疏泄，进而影响脾胃气机升降，而见纳后胃脘胀满，进食油腻食物后明显。正如《血证论》指出："木之性主于疏泄，食气入胃，全赖肝木之气以疏泄之，而水谷乃化。设肝之清阳不升，则不能疏泄水谷，渗泄中满之症，在所不免。"据症、舌、脉，姚乃礼认为该患者属肝脾不调、气血亏虚证。治以调补肝脾、益气养血为法，使用归芍四君子汤加减，以补益肺脾之气。《灵枢·营卫生会》说"中焦亦并胃中，此所受气者，泌糟粕，蒸津液，化其精微，上注于肺脉，乃化而为血"，即脾主运化水谷，生成精微，再经过肺气的作用，才可使精微物质生成血液。黄芪补肺气、党参补脾气，为益气养血之首选。但党参使用时偏于温燥，太子参性甘、微苦，性平和，为补气药中清补之品，患者晨起口苦，故以太子参代替党参。当归入肝而养肝血，辛香苦温，气味偏阳，与和阴敛阳的芍药同用，养血柔肝，补而不滞。白术、茯苓入脾经，益气健脾，当归、赤芍、白芍、白术、茯苓五药相合，起到治肝实脾之效。佐以仙鹤草与阿胶珠补血止血。仙鹤草收敛止血，又名脱力草，可以补虚，现代研究表明其有收缩血管、促进血小板的生成、加速凝血的作用。阿胶珠是将阿胶用蛤粉炒成珠，既保留了阿胶养血补血之力，又降低阿胶滋腻碍胃之性。两者为补血止血的对药，临床上血虚出血的患者较为常用。生麦芽、生谷芽、鸡内金与健脾益气药相配合，促进脾之运化，使动而不息，运化不止，又可防止补气养血药之壅滞碍胃。由于脾胃虚弱，运化失职，湿浊内滞，蕴久化热，加之药毒侵袭，加重湿热，患者晨起口苦、转氨酶升高，即为湿热内蕴之表现，故加用茵陈、垂盆草清热利湿解毒，保肝降酶。由于辨证准确，施治得当，故诊疗后病情好转，疗效可靠。之后根据症情变化适当加减。二诊时见后背以及下肢对称性瘀斑，加入生地黄、丹参、焦栀子以滋阴凉血。三诊时改用党参加强益气；并用远志、酸枣仁安神；配合鳖甲、牡蛎软坚散结；患者便血，予地榆炭与棕榈炭配合清热收涩止血；配合阿胶珠、仙鹤草，共奏止血之功。通过以上分析可见，对于本案患者的治疗，姚乃礼教授紧紧抓住患者乳腺癌术后肝脾不调、气血两虚的特点，以辨证为本，治以归芍四君子汤加减，以调和肝脾、益气养血为法，配合清化湿热，治疗2个月，患者症情明显好转，肝功能基本恢复正常，在整个治疗过程中充分体现中医辨证论治，方随证立，药随症变，圆活机变的治疗思路。

　　姚乃礼教授指出，药物性肝损伤停药后即可恢复，但本案病情迁延，且病变较重，盖因久病重病在前，癌毒伤损，正气已虚，肝脾失调难复，故药毒之害亦甚。本案之辨治当针对基本病机，坚持调和肝脾的治疗原则，并根据症情变化适当加减，这样既体现坚持基本治则以治其本，又针对具体变化以顾其标，标本兼顾，终获良效。

❀ **病案2**　刘某，女，55岁。2012年11月29日初诊。

【**主诉**】右胁肋胀痛2月余。

【**现病史**】患者于2012年9月服用抗真菌药物治疗灰指甲，月余出现右胁肋胀痛，在外院诊断为药物性肝损伤、贫血、白细胞减少症，给予水飞蓟宾葡甲胺片治疗。服药3周后复查生化示ALT 130U/L，AST 45U/L，抗核抗体弱阳性；腹部超声提示弥漫性肝损伤。为求中药治疗就诊于我院门诊。刻下症：右胁肋胀痛，乏力，口苦，时有头晕，食欲差，纳可，睡眠差，大便干，排便困难，大便呈球状。

【舌脉】舌暗，苔黄厚腻，脉沉细弦。

【既往史】子宫全切术，贫血，白细胞减少症。

【中医诊断】胁痛。肝脾不调，湿热内蕴。

【西医诊断】药物性肝损伤，贫血，白细胞减少症，子宫全切术后。

【治法】健脾柔肝，清利湿热。

【方药】逍遥散加减。

全当归20g，赤芍15g，白芍15g，云苓20g，生白术30g，柴胡10g，茵陈30g，虎杖15g，垂盆草20g，丹参20g，太子参20g，阿胶珠12g，生地黄20g，生龙骨30g（先煎），生牡蛎30g（先煎），炙甘草10g。14剂，每日1剂，水煎服，日二服。

二诊（2012年12月10日）　胁肋胀痛缓解，但遇劳加重，神疲乏力，潮热阵作，伴有微汗，纳眠可，大便干，排便费力。舌质偏红，少苔，脉左关弦滑，右沉细。治拟滋阴柔肝健脾、清利湿热。

【方药】逍遥散合一贯煎加减。

全当归20g，赤芍15g，白芍15g，茯苓20g，生白术45g，生地黄24g，北沙参12g，枸杞子15g，麦冬15g，石斛12g，川楝子10g，茵陈20g，虎杖15g，焦槟榔10g，阿胶10g（烊化），丹参20g，炙甘草10g。14剂，每日1剂，水煎服，日二服。

随访（2012年12月26日）　基本痊愈。右胁肋胀痛明显缓解，偶尔发生。复查肝功：ALT 29U/L，AST 21U/L。

【按语】本案为抗真菌药物引起药物性肝损伤。患者曾行子宫切除术，损伤气血、脾胃。《脾胃论》中指出："人以脾胃元气为本""元气之充足，皆由脾胃之气无所伤，而后能滋养元气""肠胃之气既伤，而元气亦不能充，而诸病之所由生也"。患者脾胃虚弱，正气不足，药毒侵袭，损伤肝脏，肝失疏泄，脾运失职，湿浊之邪内停化热而滋生湿热，故见口苦、舌苔黄厚腻等湿热内蕴之象。可见本病的外因为药毒侵袭，内因为肝脾不调、湿热内蕴。对此，治疗上一方面以逍遥散加减调和肝脾，另一方面以茵陈、虎杖、垂盆草清利湿热。二诊时患者右胁肋胀痛，潮热阵作，舌质偏红，少苔，右脉沉细，皆为肝肾阴虚之象。且患者年过七七，肝肾已虚，故治疗上合用一贯煎等，辅以滋阴养血之品进行治疗。处方用药，结合患者具体情况，切中病机，故效如桴鼓。

第十章
自身免疫性肝炎

一、概述

自身免疫性肝炎（autoimmune hepatitis，AIH）是一种由针对肝细胞的自身免疫反应所介导的肝脏实质炎症，以血清自身抗体阳性、高免疫球蛋白G和/或γ-球蛋白血症、肝组织学上存在界面性肝炎为特点，如不治疗常可导致肝硬化、肝功能衰竭。

（一）西医病因病理

自身免疫性肝炎患者细胞介导的免疫攻击直接作用于肝细胞，导致肝损伤进行性加重。自身免疫反应具有基因易感性，但环境因素（如化学物质或病毒）可激活这种损伤的肝特异性。例如，自限性急性甲型、乙型或丙型肝炎患者可能因为基因易感性或易感体质进展为自身免疫性肝炎。

（二）临床表现

多数AIH患者无明显症状或仅出现乏力等非特异性症状。大部分AIH患者隐匿起病，少部分患者为急性发作，其中部分为慢性AIH的急性加重，甚至发展为急性肝功能衰竭。约1/3的患者初诊即为肝硬化表现。

（三）西医诊断

明确自身免疫性肝炎的诊断需排除遗传性疾病、病毒性肝炎、药物肝毒性和酒精引起其他肝疾病，诊断标准包括高球蛋白血症、自身抗体和典型的组织学特征。当临床表现不典型时使用诊断评分系统帮助诊断，典型病例一般不需要使用评分系统。支持诊断的因素包括女性，转氨酶升高为主，球蛋白水平升高，抗核抗体、抗平滑肌抗体、抗LKM1和其他自身抗体阳性，合并其他自身免疫性疾病，典型的组织学特征（界板性肝炎、浆细胞、玫瑰样花结），HLADR3或DR4标志物及对治疗有反应。不支持诊断的因素主要包括碱性磷酸酶升高为主、抗线粒体抗体阳性、病毒性肝炎标志物阳性、肝毒性药物服药史或过度饮酒史、胆管损伤的组织学证据、或非典型组织学特征（如脂肪浸润、铁负荷过量和病毒包涵体）。

（四）西医治疗

AIH如不进行临床干预，可迅速进展为肝硬化或终末期肝病。目前主要采用非特异性免疫抑制作为AIH的标准治疗方案，如泼尼松（龙）联合硫唑嘌呤（AZA）治疗或泼尼松（龙）单药治疗。上述方案能显著改善大多数中重度AIH患者的肝生化指标，并延长生存期。但至少有10%~15%的患者对标准治疗方案应答不佳。另有部分患者因不能耐受药物副作用或停药复发。AIH的总体治疗目标是获得并维持肝组织学缓解、防止进展为肝硬化和/或肝功能衰竭，进而提高患者的生存期和生活质量。生化缓解定义为血清氨基转移酶（ALT和AST）及IgG水平均恢复正常。肝组织学缓解定义为肝内炎症消失或轻微（Ishak评分系统HAI＜4分或Scheuer分级系统G≤1）。

所有活动性AIH患者均应接受免疫抑制治疗，并根据疾病活动度调整治疗方案和药物剂量。

（1）建议中度以上炎症活动的AIH患者［血清氨基转移酶水平＞3×正常值上限（ULN）、IgG＞1.5×ULN和/或中重度界面性肝炎］接受免疫抑制治疗。急性表现（ALT或AST＞10×ULN）或重症AIH患者［伴国际标准化比率（INR）＞1.5］应及时启动免疫抑制治疗，以免进展至肝功能衰竭。

（2）对于轻微炎症活动（血清氨基转移酶水平＜3×ULN、IgG＜1.5×ULN和/或轻度界面性肝炎）的老年（＞65岁）患者需平衡免疫抑制治疗的益处和风险，作个体化处理。暂不启动免疫抑制治疗者须严密观察，如患者出现明显的临床症状，或出现明显炎症活动，可进行治疗。AIH患者进展至急性肝功能衰竭或终末期肝病时，应考虑行肝移植术。

（五）中医辨证论治

1.肝气郁结

【临床表现】胁痛以胀痛为主，走窜不定，疼痛每因情志而增减，胸闷气短，饮食减少，时欲太息，嗳气频作，苔薄，脉弦。

【治法】疏肝解郁，理气止痛。

【方药】柴胡疏肝散加减。

【组成】柴胡、枳壳、白芍、川芎、甘草、香附5g。

【加减化裁】若气郁化火者，加金铃子散、左金丸、丹皮、栀子；肝脾失调，胁痛肠鸣腹泻者，加茯苓、白术；胃失和降而呕者，加旋覆花、生姜等。

2.肝胃失和，阴血受损

【临床表现】胸胁胀痛，寒热往来或见骨蒸潮热，头痛目眩，口燥咽干，神疲纳少，大便时干时溏。妇人可见月经不调，经来腹痛，乳房作胀。苔薄白，质淡，脉弦细。

【治法】疏肝和胃，养血健脾。

【方药】逍遥散加减。

【组成】柴胡、白术、白芍、当归、茯苓、炙甘草、薄荷。

3.瘀血停着

【临床表现】胁痛如刺，痛处固定不移，入夜尤甚，胁肋下见痞块，舌质紫暗，脉沉涩。

【治法】祛瘀通络。

【方药】复元活血汤加减。

【组成】柴胡、瓜蒌、当归、红花、炙草、桃仁、大黄。

【加减化裁】若胁下癥块，正气未衰者，加三棱、莪术，口服鳖甲煎丸。

4.肝胆湿热

【临床表现】胁痛口苦，胸闷纳呆，恶心呕吐，厌油腻之品，小便短赤，大便干结，舌苔黄腻，脉弦滑。

【治法】清热利湿。

【方药】龙胆泻肝汤加减。

【组成】龙胆、泽泻、木通、当归、柴胡、黄芩、车前子。

【加减化裁】若发热黄疸者，加茵陈、黄柏。

5.肝经实火

【临床表现】胁肋胀痛掣痛，牵引少腹，兼见情绪急躁易怒，头目眩晕且伴热胀感，口苦咽干，渴喜冷饮，心中烦热，时欲泛恶，小便灼热，赤涩不畅，大便秘结，苔黄，脉弦数。

【治法】清肝泻火，凉血解毒。

【方药】栀子清肝汤加减。

【组成】栀子、丹皮、柴胡、牛蒡子、白芍、茯苓、川芎、甘草。

6.肝阴不足

【临床表现】胁肋隐痛，悠悠不休，遇劳加重，口干咽燥，心中烦躁，头晕目眩，或见潮热，舌红少苔，脉弦细数。

【治法】养阴柔肝。

【方药】一贯煎加减。

【组成】沙参、麦冬、生地黄、枸杞、当归、川楝。

【加减化裁】若心烦甚者，加酸枣仁、丹参；头晕甚者加桑椹、女贞子。

7.肝肾两虚

【临床表现】胸胁隐隐作痛，喜按，兼见两颊潮红，头晕耳鸣，听力减退，腰脊酸软，遗精早泄，舌质淡红，脉弦细。

【治法】滋补肝肾。

【方药】左归饮加减。

【组成】熟地、山药、枸杞、杜仲、菟丝子、附子、肉桂。

二、姚乃礼辨治经验

（一）对疾病的认识

AIH根据临床表现可归属于中医学"胁痛""黄疸""臌胀""肝着""积聚"等范畴。本病的好发人群为女性，尤其为处于绝经期的女性。中医学认为，女性绝经期前后机体功能由盛转衰，出现冲任不足、气血亏虚、阴阳失调等一系列生理病理改变。叶天士《临症指南医案》曰："女子以肝为先天。"女子属阴，以血为本，有经、带、胎、产之生理特点，肝气易郁滞，肝血易亏虚，而致肝功能异常的病变。气血不和，肝脾失调是AIH发病的根本因素，多因肝血不足，复因情志郁结，饮食失调，劳逸失度，而致脾失健运，气血生化乏源，湿热内生，壅于肝胆，侵袭肝络，脉络瘀阻，日久耗伤阴精，以致阴虚血亏，兼及于肾。故其基本病机为肝脾失调，湿热毒聚，肝络受损，兼及于肾。

需要注意的是，本病之毒邪与病毒性肝炎、脂肪性肝炎、酒精性肝炎、药物性肝炎等有所不同，属于免疫功能失常导致的免疫复合物，因此清除此类产物即为解毒，是治疗的重点。

（二）辨治思路

本病临床常见的症状和体征主要有乏力、胁痛、黄疸、低热、关节酸痛、皮疹、口目干燥等，尤其是病情活动阶段症状表现明显，但也有无明显症状者。姚乃礼教授认为治疗要点有四：其一，解毒为本病的治疗关键，对于湿热毒邪宜尽早应用解毒清热之品，如茵陈、金钱草、败酱草、垂盆草、白花蛇舌草、金银花、连翘等，可有效截断毒邪的病势，取得疗效。其二，柔肝体，助肝用，以调和气血。其三，扶正为基础。有些看法指出，自身免疫性肝炎为免疫亢进，不可再服用黄芪、党参、北沙参、黄精等补益类中药，因此类药物可增强机体免疫功能，甚至引发功能亢进，加重病情。对此，姚乃礼教授指出，只要是在中医基础理论的指导下，经过详细辨证后，确定符合虚证，即可大胆使用，不必受限于西医学思维的影响。在病情相对稳定、肝功能正常、湿热毒邪渐退的情况下，可应用健脾及补益气血药物。有些补益药（如黄芪）对免疫功能有双向调节的作用，有些药物可以调节免疫功能，所以不必顾忌扶正药的使用。其四，自身免疫性肝炎不同于其他慢性肝病，不易早期发现，明确诊断时多为疾病中后期，常伴有肝纤维化或肝硬化，故活血软坚通络要在早期介入，以防止病情进展。

实验研究证明，中草药具有多种免疫调节作用。例如，桃仁、当归、川芎、赤芍、丹参、益母草、虻虫、大黄、水蛭、龙胆、石见穿、连翘等具有抑制免疫反应的作用；生地黄、玄参、桃仁、红花、川芎、益母草、地龙、赤芍、丹皮、莪术、大黄、金银花、连翘、青蒿、甘草等具有消除免疫复合物的作用；黄芪、人参、灵芝、五味子、沙参、玉竹、麦冬、生地黄、女贞子、枸杞子、茯苓、鸡血藤、穿心莲、山豆根、白花蛇舌草、黄连、金银花、草河车、野菊花等有增强网状内皮细胞吞噬功能的作用。以上为本病治疗提供了理论依据。

（三）经验方——调免方

【方药】茵陈20g，垂盆草20g，醋鸡内金15g，赤芍12g，白芍12g，当归

15g，黄芪20g，太子参15g，茯苓20g，白术15g，甘草9g，生地黄20g，柴胡12g，香附10g，郁金15g，生牡蛎30g（先煎）。

具体方解及临床应用等详见本书第二章之"精拟验方，研制成药"。

如疾病进展至肝纤维化、肝硬化、肝衰竭等阶段，可参考本书相应章节辨治。

三、病案实录

❀ **病案1** 王某，女，44岁。2023年3月6日初诊。

【**主诉**】发现自身免疫性肝炎10余年。

【**现病史**】患者2012年于外院确诊免疫性肝炎，行肝穿刺提示轻度慢性肝损伤，结合临床考虑自身免疫性肝炎，患者长期服用熊去氧胆酸、双环醇、六味五灵片、大黄利胆颗粒。刻下症：两胁隐痛不适，位置不固定，偶口苦，颜面痤疮，脑鸣，咽部不适，纳可，白发多，间断腰痛，大便溏，日2行，小便可，眠浅易醒。

【**舌脉**】舌暗红，有瘀斑，苔薄黄腻，脉沉滑。

【**辅助检查**】（2023年2月24日）生化：GGT 122U/L，UA 363μmol/L，TC 6.2mmol/L；血常规：WBC 3.61×10^9/L，PLT 322×10^9/L；B超：肝实质弥漫性损害，早期肝硬化，肝右叶稍高回声，胆囊壁毛糙；肝弹性检测：LSM 11.2kPa，CAP 218dB/m。

【**中医诊断**】肝着。肝郁脾虚，湿热毒聚，肝络受损。

【**西医诊断**】自身免疫性肝炎，肝硬化。

【**治法**】清热利湿解毒，健脾调肝和络。

【**方药**】茵陈50g，垂盆草30g，甘草9g，金钱草30g，炒鸡内金20g，赤芍10g，白芍20g，醋鳖甲20g（先煎），牡蛎30g（先煎），泽兰9g，黄芪20g，浙贝母20g，山药15g，荷叶30g。21剂，日1剂，水煎服。

二诊（2023年3月31日） 两胁隐痛不适，位置不固定，偶口苦，颜面痤疮，脑鸣改善，咽部不适，白发多，间断腰痛，大便溏，日1行，小便可，眠浅易醒，舌暗红有瘀斑，苔薄黄腻，脉沉滑。

【**方药**】原方加柏子仁20g。21剂。

三诊（2023年4月21日）（2023年4月18日）生化：GGT 132U/L，TBA

12.8μmol/L，余正常。两胁隐痛不适，位置不固定，偶口苦，颜面痤疮，脑鸣明显改善，咽部不适，白发多，间断腰痛，大便溏，日1行，小便可，睡眠改善，舌稍暗红，瘀斑减轻，苔薄黄腻，脉沉滑。

【方药】前方加醋香附10g、郁金12g。28剂。

四诊（2023年5月22日） 右胁不适，位置不固定，偶左胁痛，偶口苦，颜面痤疮明显改善，无脑鸣，咽部偶不适，白发多，间断腰痛，二便调，睡眠改善，舌稍暗红，瘀斑明显减轻，苔薄，脉沉滑。

【方药】茵陈30g，垂盆草30g，甘草10g，金钱草30g，炒鸡内金20g，白芍30g，醋鳖甲20g（先煎），黄芪15g，浙贝母20g，荷叶30g，牡蛎30g（先煎），醋香附10g，郁金12g，丹参9g，化橘红9g，姜黄9g。28剂。

五诊（2023年6月16日）（2023年6月12日）肝功：GGT 122U/L。右胁不适，位置不固定，右侧后背不适，左胁不痛，偶口苦，咽部偶不适，白发多，间断腰痛，二便调，眠可，舌稍暗红，苔薄，脉沉。

【方药】前方加五味子6g、败酱草15g，去姜黄。28剂。

六诊（2023年7月17日）（2023年7月13日）肝功：AST 37U/L，GGT 126U/L；B超：肝实质回声增粗，肝内高回声结节；肝弹性检测：LSM 8.23kPa。偶右胁不适，位置不固定，偶后背不适，偶口苦，左胁不痛，咽部偶不适，晨起有痰，白发多，间断腰痛，二便调，眠不实，舌稍暗红，苔薄，脉沉。

【方药】上方加琥珀3g、醋龟甲6g（先煎），去丹参。28剂。

七诊（2023年8月28日） 1周前感冒，发热，咳嗽，有痰，鼻塞，咽干不适，偶右胁不适，位置不固定，偶后背不适，偶口苦，白发多，间断腰痛，二便调，眠可，舌稍暗红，苔薄，脉沉。（2023年8月25日）肝功：ALT 50U/L，AST 55U/L，GGT 141U/L。

【方药】茵陈30g，垂盆草30g，甘草12g，金钱草30g，炒鸡内金20g，白芍30g，醋鳖甲30g（先煎），黄芪10g，浙贝母20g，荷叶30g，醋香附10g，郁金15g，五味子9g，败酱草10g，化橘红10g，姜黄10g，麦冬10g。28剂。

八诊（2023年10月8日）（2023年9月20日）肝功：GGT 115.4。无发热，偶咳嗽黄痰，咽部偶不适，无口苦，偶右胁不适，位置不固定，偶后背不适，善太息，白发多，间断腰痛，大便溏，日1行，小便可，梦多易醒，舌稍暗红，苔薄，脉沉。

【方药】前方加龟甲10g（先煎）、莪术6g、赤芍15g，去姜黄、麦冬。28剂。

九诊（2023年11月10日）（2023年11月8日）肝功：GGT 143U/L。偶两胁不适，位置不固定，偶后背不适，善太息缓解，二便调，眠可，白发多，间断腰痛，舌稍暗红，苔薄腻，脉沉细滑。

【方药】茵陈60g，垂盆草30g，甘草12g，金钱草30g，炒鸡内金20g，白芍30g，醋鳖甲20g（先煎），浙贝母20g，荷叶30g，郁金15g，败酱草15g，赤芍15g，莪术6g，醋龟甲10g（先煎），牡蛎30g（先煎），党参10g。28剂。

十诊（2023年12月8日）（2023年12月6日）肝功：GGT 141U/L。偶右胁不适，位置不固定，偶后背不适，二便调，白发多，间断腰痛，舌稍暗红，苔薄，脉沉细滑。

【方药】前方赤芍加至30g，去党参、郁金、龟甲。28剂。

十一诊（2024年1月10日）（2024年1月4日）肝功：GGT 124U/L，甲胎蛋白正常，血常规正常；B超：肝实质回声增粗，肝内高回声结节，考虑良性；肝弹性检测：LSM 7.13kPa。偶右胁不适，位置不固定，偶后背不适，二便调，白发多，无腰痛，舌稍暗红，苔薄，脉沉。

【方药】上方加泽兰9g、红景天30g。28剂。

十二诊（2024年2月23日）（2024年2月22日）肝功：GGT 136U/L，ALP 186U/L。偶右胁不适，位置不固定，偶后背不适，腹胀，二便调，白发多，无腰痛，舌稍暗红，苔薄，脉沉。

【方药】前方茵陈减至30g，加金银花6g、大腹皮10g、麦芽20g，去泽兰。28剂。

十三诊（2024年4月1日）（2024年3月29日）肝功：GGT 99，血常规正常。偶右胁不适，位置不固定，无后背不适，腹胀缓解，舌稍暗红，苔薄，脉沉。

【方药】前方加丝瓜络6g、连翘10g，去化橘红、大腹皮。28剂。

十四诊（2024年4月28日）（2024年4月25日）肝功：GGT 69U/L；B超：肝实质回声增粗，肝内高回声结节，考虑良性；肝弹性检测：LSM 6.65kPa。偶右胁不适，位置不固定，余症平，舌稍暗红，苔薄，脉沉。

【方药】茵陈30g，垂盆草30g，甘草12g，金钱草30g，炒鸡内金20g，白芍25g，醋鳖甲20g（先煎），浙贝母20g，荷叶30g，赤芍30g，莪术6g，牡蛎30g（先煎），红景天30g，金银花6g，连翘10g，五味子9g，化橘红10g，生山楂15g。28剂。

【按语】本案已明确诊断为自身免疫性肝炎，且已至早期肝硬化阶段，辨证属肝郁脾虚，湿热毒聚，肝络受损。治宜清热利湿解毒，健脾调肝和络。方用调免方加减，以大队清热利湿解毒药茵陈、垂盆草、金钱草清热利湿解毒，截断病势；荷叶升清泄浊，调和阴阳二气；黄芪、山药健脾益气；赤芍、白芍养血活血柔肝，缓急止痛；泽兰活血化瘀；鸡内金、浙贝母、鳖甲、牡蛎软坚散结通肝络；甘草和中，并能抗变态反应。

二诊脑鸣改善，余症同前，原方加柏子仁养心安神。三诊睡眠改善，胁痛仍未缓解，故加醋香附、郁金，以疏肝解郁，行气通络止痛。四诊胁痛及颜面痤疮、脑鸣、睡眠等均明显改善，二便调，舌稍暗红，瘀斑明显减轻。湿热渐清，故将茵陈减至30g，白芍加至30g，加丹参、姜黄，增强活血化瘀之力，化橘红理气化痰散结，去赤芍。五诊症同前，GGT始终不降，加五味子降酶，败酱草清热解毒，去姜黄。六诊诸症减轻，肝弹性检测硬度值由11.3kPa降至8.23kPa，但GGT大致同前，眠不实，上方加琥珀镇静安神，醋龟甲软坚散结，去丹参。

七诊患者罹患感冒，肝功能指标较前升高，加麦冬润肺养阴，姜黄活血化瘀行气；去龟甲、牡蛎，以防滋腻碍胃，不利表邪清除。八诊外感已愈，肝功能较前好转，上方复加龟甲软坚散结，莪术、赤芍活血化瘀通肝络，去姜黄、麦冬。九诊善太息缓解，GGT复升高，加大茵陈用量至60g，以增强清热解毒降酶之力；加党参健脾益气，防清热药伤正；去香附、五味子、化橘红。

十诊GGT大致同前，上方赤芍加至30g，以增强活血之力，去党参、龟甲以防滋腻碍胃，去郁金。十一诊GGT较前有所下降，肝弹性值亦降低，上方加泽兰、红景天活血行水。十二诊GGT、ALP居高不下，腹胀，茵陈减至30g，加金银花清热解毒，大腹皮、麦芽行气消食除胀，去泽兰。十三诊ALP正常，GGT终于降至100U/L以内，腹胀缓解，上方加连翘增强清热解毒之力，加丝瓜络活血通络，去大腹皮、化橘红。十四诊GGT降至69U/L，肝弹性检测硬度值已正常，诸症悉平，宗原意加减巩固治疗。

本病治疗中需要注意密切关注患者肝功能指标，如肝功能指标反弹，则表明或因外感，或因补益药物应用不当，应及时调整处方。本案患者病程较久，病情复杂，GGT持续居高难下，根据病情变化及检验值调整用药，始终抓住病机，以清热利湿解毒、健脾调肝和络的治法坚持治疗，经治1年有余，终获佳效。

❀ 病案2 林某，女，55岁。2024年5月8日初诊。

【主诉】确诊自身免疫性肝炎2年。

【现病史】患者2022年因肝功异常于某医院住院，肝穿刺提示考虑自身免疫性肝炎，病变程度相当于G3-4S2，确诊自身免疫性肝炎，口服激素治疗，目前服用激素5mg，甘草酸二铵，定期检查。（2024年4月20日）肝功：ALT 48.3U/L，AST 61.3U/L，TBIL 19.4μmol/L，IDBIL 16.5μmol/L。刻下症：口干口苦，眠浅易醒，余无明显不适。

【舌脉】舌红苔薄少，微黄腻，中裂纹。脉左弦细滑，右沉细。

【中医诊断】肝着。肝郁脾虚，湿热毒聚，肝络受损，兼及于肾。

【西医诊断】自身免疫性肝炎。

【治法】清热利湿解毒，健脾调肝和络，兼以益肾。

【方药】茵陈30g，垂盆草30g，白芍30g，金钱草30g，醋鸡内金15g，泽兰9g，化橘红15g，北败酱草15g，金银花6g，麦芽30g，荷叶30g，柏子仁15g，地黄15g，红景天10g，甘草9g。14剂，日1剂，水煎服。

建议监测血压及血钾。

二诊（2024年5月27日）（2024年5月18日）肝功：AST 38.7U/L，GGT 34.2U/L，IDBIL 12.1μmol/ml。口干口苦减轻，睡眠较前好转，大便略干，舌红苔薄少量裂纹，脉左弦细滑，右沉细。

【方药】前方加白术30g、炒冬瓜子30g，去化橘红、柏子仁。14剂。

三诊（2024年6月12日）（2024年6月11日）肝功正常。近日进食不慎后反酸，余无明显不适，舌红苔薄，少量裂纹。脉左弦细滑，右沉细。

【方药】前方加煅瓦楞子15g、浙贝母20g，去金钱草、鸡内金，14剂。

四诊（2024年6月26日）反酸明显减轻，口干，余无明显不适，舌红苔薄少量裂纹，脉左弦细滑，右沉细。

【方药】前方加醋五味子6g，去瓦楞子、败酱草。14剂。

五诊（2024年7月10日）（2024年7月9日）肝功正常。口干，余无明显不适，舌红苔薄少量裂纹，脉左弦细滑，右沉细。

【方药】上方加知母12g，去金银花。14剂。

【按语】本案患者为绝经后女性，长期口服激素治疗。激素为纯阳之品，易致肝血不足，肝失条达，郁久则化火生热，故见口苦而干；肝气不舒，克伐脾土，脾运不行，湿热内蕴，而见苔黄腻；病程日久，影响心神，而见眠浅易醒。证属肝郁脾虚，湿热毒聚，肝络受损，兼及于肾。治宜清热利湿解毒，健脾调肝和络，兼以益肾。以调免方加减治疗，大队清热利湿解毒药茵陈、垂盆草、金钱草、败酱草、金银花清热利湿解毒，截断病势；荷叶升清泄浊，调和阴阳二气；生地黄、白芍滋阴补肾柔肝体；红景天、泽兰益气活血；麦芽醒脾消食助运；化橘红行气开胃化痰；鸡内金软坚通肝络；柏子仁养心安神；甘草和中，抗变态反应。二诊肝功有所好转，口干口苦减轻，睡眠较前好转，大便略干，故去柏子仁、化橘红，加冬瓜子清肺利湿化痰，润肠通便；加白术健脾益气，兼能通便。三诊肝功已恢复正常，诸症已平，但进食不慎后反酸，故加煅瓦楞子、浙贝母消痰制酸，去金钱草、鸡内金。四诊反酸明显减轻，口干，故去瓦楞子、败酱草，加醋五味子益气生津。五诊肝功正常，口干减轻，余无不适，故加知母滋阴润燥，去金银花。

本案治疗要点在于先以大队清热利湿解毒药清热利湿解毒，截断病势，待病情缓解，肝功恢复正常，逐渐减少清热利湿解毒药，以免伤正。通过辨证论治，调整五脏六腑的功能来治疗本病，既可调节自身免疫功能，缓解病情，又可解除激素的不良反应。

第十一章
原发性胆汁性胆管炎

一、概述

原发性胆汁性胆管炎（PBC，旧称原发性胆汁性肝硬化）是一种慢性自身免疫性肝内胆汁淤积性疾病。

（一）西医病因病理

PBC病因和发病机制尚未完全阐明，可能与遗传因素或遗传因素与环境因素相互作用所导致的免疫紊乱有关。

（二）临床表现

PBC早期多无明显临床症状。约1/3患者可长期无任何临床症状，部分患者可逐渐出现乏力、皮肤瘙痒等。随着疾病进展，可出现胆汁淤积及肝硬化相关的并发症和临床表现。合并其他自身免疫性疾病者，可有相应的临床症状。

（三）西医诊断

PBC的诊断需依据生物化学、免疫学、影像学及组织学检查进行综合评估。满足以下3条标准中的2条即可诊断：①存在胆汁淤积的生物化学证据（主要是ALP和GGT升高），且影像学检查排除肝外或肝内大胆管梗阻；②AMA/AMA-M2阳性，或其他PBC特异性自身抗体（抗gp210抗体、抗sp100抗体）阳性；③组织学上有非化脓性破坏性胆管炎和小胆管破坏的证据。

临床可分四期。

（1）临床前期：AMA阳性，但生物化学指标无明显异常。

（2）无症状期：生物化学指标异常，但没有明显临床症状。

（3）症状期：出现乏力、皮肤瘙痒等症状。

（4）失代偿期：出现消化道出血、腹水、肝性脑病等临床表现。

（四）西医治疗

1.一线治疗

熊去氧胆酸（UCDA）是治疗PBC的一线药物，多项随机对照试验和荟萃分析证明UCDA［13～15mg/（kg·d）］可以改善PBC患者生化学指标、延缓疾病进程，并延长无肝移植生存期。

2.二线治疗

对于UCDA生化应答不佳的患者长期预后差、生存率低，需考虑二线治疗。目前PBC的二线治疗药物主要包括奥贝胆酸、贝特类药物及布地奈德等。

3.肝移植

PBC进展至肝硬化失代偿期（腹腔积液、食管胃静脉曲张破裂出血或肝性脑病）可考虑行肝移植。另外，严重的顽固性瘙痒也是肝移植的特殊指征。PBC患者肝移植后长期生存率高。

（五）中医辨证论治

1.风郁气滞

【临床表现】多见于早期，以皮肤瘙痒为主，并可见皮肤粗糙，或脱屑，胸胁发闷，甚则胀痛，不欲饮食，善太息或神情默默，舌苔薄白，脉弦或弦浮。女性尚可见乳房胀痛，月经不调。

【治法】疏肝祛风，理气解郁。

【方药】逍遥散合消风散加减。

【组成】柴胡、郁金、白芍、当归、川芎、丹参、茯苓、白术、僵蚕各12g，防风、薄荷、荆芥穗、蝉衣、羌活。

【加减化裁】皮肤痒甚，酌加乌梢蛇、蜈蚣、浮萍、地肤子等。

2.湿热蕴结

【临床表现】目黄、身黄，黄色不甚鲜明，伴见口淡不渴，头身困重，胸脘痞满，厌油腻，不欲食，腹胀便溏，小便黄，皮肤也可见黄色瘤，血清胆红素升高，转氨酶可有轻度异常，血脂增多，舌苔微黄厚腻，脉濡缓或稍数。

【治法】利湿化浊，疏肝清热。

【方药】茵陈五苓散合二金汤加减。

【组成】茵陈、柴胡、郁金、猪苓、茯苓、白术、海金沙、鸡内金、山楂、泽泻、厚朴。

【加减化裁】若见恶心呕吐，宜酌加法夏、陈皮、竹茹；若食滞不化，大便尚通，加枳实、神曲、莱菔子；若腹胀较甚，加大腹皮、广木香；若皮肤瘙痒甚，加土茯苓、白鲜皮、地肤子。

3.脾阳不振

【临床表现】多见于本病晚期，以身目萎黄或黄中带白为主，并可见脘胁胀闷或痛，纳食减少，神疲畏寒，大便溏泻，次散增多，舌淡苔白滑。血清胆红素升高，ALT异常，A/G倒置。

【治法】湿中健脾，化湿解郁。

【方药】茵陈术附汤合(《外台》)茯苓饮加减。

【组成】茵陈、党参、白术、茯苓、苍术、广木香、柴胡、泽泻、木瓜、熟附片、干姜。

【加减化裁】若见短气、心悸、失眠，可加茜草、参三七、地榆；若见胁下痞块、疼痛，可加醋鳖甲、醋牡蛎、益母草、莪术；若皮肤瘙痒，可加地龙、浮萍；若易感冒，可加黄芪、防风；若面浮肢肿，小便短少，可去木瓜，加猪苓、冬瓜皮、大腹皮。

4.湿滞血瘀

【临床表现】多见于本病晚期，以身目萎黄、胁下痞块为主，痞块坚硬不移，胁肋窜痛或胀痛，腹胀，痞闷，纳差，便溏，舌质暗，苔白腻，脉弦细或涩。血清胆红素高，ALT异常，A/G倒置。

【治法】辛开苦降，活血化瘀。

【方药】痞气丸加减。

【组成】醋鳖甲、醋牡蛎、黄连、干姜、厚朴、卷柏、苍术、虎杖、党参、茯苓、三棱、莪术、丹参。

【加减化裁】若腹胀或腹痛甚，可去黄连，加川楝、香附、乌药；若见小便不利、肢肿，可加益母草、猪苓、车前草、大腹皮；若见肝掌、蜘蛛痣、齿衄、鼻衄，可加益母草、参三七、花蕊石、茜草。

二、姚乃礼辨治经验

（一）对疾病的认识

中医学中没有原发性胆汁性胆管炎的病名及相关描述。根据病情发展，症状、体征会有较大的变化，早期常见右胁不适或胀痛、乏力、皮肤瘙痒等，可归属于"胁痛""虚劳"等范畴；进一步发展可出现黄疸，属于"黄疸"范畴；再进一步发展为肝纤维化、肝硬化，甚至出现腹水等，属于"积聚""臌胀"等范畴。

本病多发于围绝经期女性。《素问·阴阳应象大论》曰："年四十而阴气自半也，起居衰矣。"《灵枢·天年》载："五十岁，肝气始衰。"阴阳失衡，易伤情志，致使肝气郁结，肝失疏泄，气机失于舒畅条达，木郁乘土，脾失运化，水谷不化，精微不生，湿热内蕴，而见乏力、胁痛、腹胀等症，多为早期见症；中期水湿内停，湿郁化热，熏灼肝胆，胆液外泄，上注眼目，泛溢肌肤，下注膀胱，可见身目黄染；熏蒸皮肤则瘙痒难止；热灼津液则可见口干咽干；脾气亏虚，气血生化乏源，无法充养肝血，肝血不足，肝体失养，而见双目干涩；肝气失于条达，肝血运行不畅，肝络受损，则可致瘀血阻络；肝肾同源，肝病日久累及肾脏，病程日久，耗伤阴液，致肝肾阴虚；晚期瘀血日久不化，湿热与瘀血相互蕴结，气血不通，酿生癥瘕，水液代谢障碍，水湿内停，可见积聚、鼓胀等。此为脾、肝、肾三脏虚损，而致气血功能紊乱，湿热内蕴，瘀血阻络。

（二）辨治思路

目前西医治疗上，熊去氧胆酸、奥贝胆酸是必用药物。在病情活动期应用糖皮质激素、硫唑嘌呤，但是应答率尚有提高空间，且对于严重阶段的患者尚无良策。中医药在调整免疫、保肝护肝、抗肝纤维化、避免激素的不良反应等方面具有优势，可弥补西药之不足。姚乃礼教授在临床施治过程中强调分期论治，将 PBC 分为早期、中期及晚期。对于早期患者，多采用疏肝解郁健脾等治法；中期则重在健脾利湿，化瘀通络；病情发展至晚期，则应注重使用健脾柔肝补肾，化瘀通络，行气利水。他强调本病的发生与自身免疫功能失调密切相关，调整气血阴阳、调理脾肾、扶助正气必不可少，但需注意配伍适当，避免出现不良反应。本篇治疗方面内容包括早期和中期，晚期治疗请参考肝硬化治疗。早中期证型如下。

1.肝郁脾虚，肝络失和

【临床表现】胁肋胀痛或刺痛，甚则引及肩背，疼痛每因情志变化而增减，腹胀，乏力，善太息，口苦口干，纳少，舌质暗，苔薄白，脉弦细。

【治法】柔肝健脾，解郁通络

【方药】四君子汤合逍遥散加减。

当归15g，赤芍15g，白芍15g，柴胡12g，枳壳15g，茯苓20g，白术15g，太子参20g，茵陈15g，黄芩12g，丹参15g，莪术10g，炙甘草6g。

【方解】当归、芍药、甘草养血柔肝，缓急止痛；太子参、茯苓、白术健脾利湿；柴胡、枳壳疏肝理气，解郁止痛；丹参、莪术活血通络止痛；茵陈、黄芩清利肝胆湿热。

【加减化裁】若胁痛甚，加延胡索以增强理气止痛之力；若气郁化火，加焦栀子、丹皮、夏枯草等；若脾虚明显，加黄芪；若气滞明显，加焦槟榔、鸡内金、木香等；若肝郁化火，耗伤阴津，症见胁肋隐痛不休、手足心热，可加黄精、北沙参；若发展至肝纤维化肝硬化，加鳖甲、龟甲、牡蛎；若恶心呕吐，可加半夏、陈皮、竹茹、旋覆花等。

2.肝脾不调，肝胆湿热

【临床表现】胁肋胀痛，口苦口黏，胸闷纳呆，或恶心呕吐，小便黄赤，大便不爽，或兼有身热恶寒，身目发黄，舌红，苔黄腻，脉弦滑。

【治法】疏肝利胆，清热利湿。

【方药】茵陈蒿汤加减。

【组成】茵陈40g，大黄3g，炒栀子10g，垂盆草30g，白芍30g，赤芍15g，甘草10g，山药20g，鸡内金20g，金钱草30g。

【方解】本方以大队清热利湿药茵陈、栀子、大黄、垂盆草、金钱草清利肝胆湿热，截断病势；山药健脾扶正，防清热利湿伤正；白芍、赤芍、甘草柔肝缓急止痛；鸡内金助运化谷。

【加减化裁】若兼见发热、黄疸者，加黄柏、黄芩；若胁痛明显，可加延胡索、郁金、川楝子；脾虚明显，加黄芪。

3.肝肾阴虚，肝络失养

【临床表现】胁肋隐痛，遇劳加重，口干眼干，皮肤瘙痒，心中烦热，齿衄鼻血，舌红少苔，脉细弦。

【治法】滋阴补肾，化瘀通络

【方药】一贯煎加减。

生地黄20g，枸杞子15g，北沙参15g，当归15g，白芍15g，赤芍15g，川楝子6g，白蒺藜10g，茵陈30g，金钱草30g，丹参15g，炙甘草10g。

【方解】生地黄、枸杞、北沙参滋补肝肾，养阴柔肝；当归、白芍、甘草滋阴养血，柔肝缓急；白蒺藜平肝解郁，祛风止痒；丹参、赤芍、川楝子活血通络止痛。

【加减化裁】若皮肤瘙痒明显，可加水牛角、蝉蜕、丹皮；若心神不宁，不寐者，可酌加酸枣仁、合欢皮；若头晕目眩，可加菊花、女贞子、熟地黄等；若阴虚火旺，可加黄柏、知母、地骨皮等。

三、病案实录

❀ 病案1　杨某，女，56岁。2011年4月7日初诊。

【主诉】胁肋部窜痛伴有胃脘胀痛2年余。

【现病史】患者于2009年无明显诱因出现胁肋部窜痛、胃脘部胀痛，就诊于当地医院，对症治疗后效果不明显。2010年于北京某医院诊断为原发性胆汁性胆管炎，予熊去氧胆酸治疗，自觉症状较前稍有好转。现为求中医治疗就诊于我院。刻下症：胁肋部窜痛，胃脘部胀痛，反酸，口干口苦，心烦，时有头痛，胸闷憋气，精神可，纳可眠差，入睡难，大便秘结，3~4日1行，小便调。

【舌脉】舌淡胖，裂纹，苔白腻，脉沉弦细，两尺无力，右沉弱。

【辅助检查】（2011年3月8日）WBC 3.55×10^9/L，Hb 146g/L，PLT 206×10^9/L，ALT 89.1U/L，AST 74.4U/L，ALP 191.2U/L，γ-GT 172.2U/L，TP 69.7g/L，ALB 35.4g/L，ANA阳性，AMA阳性，IgG 1680mg，IgA 194mg，IgM 108mg。

【中医诊断】胁痛。肝脾不调，浊邪瘀滞，肝络受损。

【西医诊断】原发性胆汁性胆管炎。

【治法】柔肝健脾和胃，化浊祛瘀。

【方药】逍遥散加减。

当归20g，赤芍15g，白芍15g，柴胡12g，茯苓20g，白术15g，太子参30g，茵陈30g，虎杖15g，黄芩12g，丹参30g，莪术10g，煅瓦楞子15g，煅牡蛎30g（先煎），焦槟榔10g，夏枯草12g，鸡内金12g，炙甘草6g。14剂，日1剂，分2次服。

二诊（2011年4月21日） 症状无明显变化。刻下胁肋窜痛，乳房胀痛，胃脘胀满，纳后明显，偶有恶心，双目干涩，视物模糊，口干口苦，心烦，纳眠可，大便干，2~3日1行。舌淡暗，裂纹，苔白腻，脉沉细。复查ANA阳性，AMA阳性（1：320），AMA-M2 100RU/ml；肝脏MRI示弥漫性肝损伤；肝门及腹膜后多发增大淋巴结，建议进一步检查；胆囊切除术后改变，胆囊窝异常信号，考虑为扩大的残端，建议B超随访。此次就诊，患者以肝胃气滞为甚，治以调和肝胃、化浊解瘀软坚、兼顾气阴为法。

【方药】柴胡疏肝合四君子汤加减。

柴胡12g，枳壳12g，焦槟榔12g，黄芪30g，太子参30g，茯苓20g，生白术15g，茵陈30g，虎杖15g，黄连10g，丹参30g，莪术10g，桃仁15g，浙贝母15g，煅牡蛎30g（先煎），鳖甲30g（先煎），甘草10g。14剂，日1剂，分2次服。

三诊（2011年5月5日） 病情好转。胁肋窜痛、乳房胀痛均减轻，恶心消失。现心烦，稍有口干口苦，双目干涩，视物模糊，纳可眠差，大便干，2~3日1行。舌淡暗，裂纹，苔白腻，不均匀，脉沉细。治以健脾柔肝、软坚解瘀为法。

【方药】逍遥散加减。

当归20g，赤芍15g，白芍15g，茯苓30g，生白术30g，柴胡12g，枳壳12g，苏梗12g，厚朴花10g，太子参20g，炙黄芪15g，丹参30g，莪术10g，茵陈30g，栀子12g，夏枯草15g，生龙骨30g，生牡蛎30g（先煎），鳖甲30g（先煎），甘草6g。14剂，日1剂，分2次服。

四诊（2011年8月4日） 近日左上腹及胃脘部隐痛，时有胀满，心烦，口干，稍有口苦，精神可，纳可眠差，二便调。舌暗红，有裂纹，苔白腻，脉左弦细、右细弱。复查ALT 20U/L，AST 24U/L，ALP 116U/L；腹部超声示腹腔淋巴结肿大。治以柔肝健脾、益气养阴、软坚化瘀为法。

【方药】逍遥散加减。

当归20g，白芍30g，茯苓30g，白术20g，太子参30g，黄芪20g，生地黄24g，女贞子15g，玄参15g，浙贝母15g，煅牡蛎30g（先煎），鳖甲45g（先煎），丹参30g，莪术10g，桃仁12g，木香10g，黄连10g，败酱草30g，甘草10g，14剂，日1剂，分2次服。

五诊（2011年8月25日） 左上腹隐痛减轻，心烦缓解。刻下气短，嗳气。舌淡暗，有裂纹，苔白腻，脉弦细。治法同上。

【方药】上方入夏枯草15g，山慈姑15g，豆蔻10g（后下），炒杏仁12g，钩藤15g（后下），去败酱草、木香、黄连、女贞子。14剂，日1剂，分2次服。

六诊（2011年9月22日） 左上腹隐痛进一步减轻，刻下胃脘胀满隐痛，嗳气，反酸，时有腹胀，头痛。舌淡暗，裂纹，苔白腻微黄，脉弦细。复查ALT 22U/L，AST 26U/L，ALP 123U/L；腹部超声示肝弥漫性病变；肝右叶内异常高回声，性质待定，建议增强CT；胆囊切除术后脾大；腹部CT未见肿大淋巴结，肾囊肿，副脾。治以疏肝健脾、理气化湿、化瘀和络为法。

【方药】逍遥散加减。

当归20g，赤芍15g，白芍15g，茯苓20g，生白术20g，太子参30g，炙黄芪30g，丹参20g，莪术10g，郁金12g，茵陈30g，焦栀子10g，豆蔻10g（后下），夏枯草12g，煅牡蛎30g（先煎），鳖甲45g（先煎），厚朴花12g，枳壳12g，炙甘草6g。14剂，日1剂，分2次服。

随访（2013年6月24日） 患者坚持以逍遥散合利胆活血散瘀软坚之剂调理，根据症状适当加减，但基本治法不变。自觉无明显不适。（2013年6月20日）生化：ALT 31U/L，AST 30U/L，ALP 124U/L，ALB 40g/L；血常规：WBC 3.74×10^9/L，RBC 4.56×10^{12}/L，HGB 143g/L，PLT 219×10^9/L；免疫：ANA阳性，AMA阳性（1∶160），AMA-M2 168RU/ml；腹部超声：肝回声增粗、不均，脾稍大（长4.1cm，厚9.5cm）。

【按语】本病病位虽在肝，然肝木与脾土关系十分密切，随着疾病的发展，或肝郁日久，乘侮脾土，或脾胃虚弱，土虚木乘。其病机转化、临床表现均与脾有关，肝郁脾虚，肝脾同病是病机的必然演变过程，贯穿于疾病发生发展的全过程，故治疗时重视调和肝脾，用逍遥散加减。纵观本案立法用药，始终以调和肝脾、化浊解瘀软坚为法，肝脾同治，气血并调，守方加减。逍遥散虽为常用之方、平和之药，但平淡之剂最为神奇，最终患者的症情明显好转，ALP降低，转氨酶正常，腹部淋巴结消失，脾脏缩小，生活质量亦明显提高。本案治疗近三年，在缓解和控制病情发展方面已见成效，当坚持治疗。

🪷 **病案2** 徐某，女，54岁。2017年9月28日初诊。

【主诉】发现PBC 2年。

【现病史】2016年于某医院诊断为PBC，（2016年8月16日）肝肾功：GGT 180U/L，ALT 45U/L，AST 50U/L。服用熊去氧胆酸等治疗，肝功能一直未恢复正常。刻下症：右胁胀闷不适，乏力，面黄暗，纳可，大便调，日1行，小便黄，眠可。

【既往史】高脂血症。

【舌脉】舌略红，边齿痕，苔薄黄腻，脉弦细滑。

【辅助检查】（2017年9月10日）肝肾功：GGT 150U/L，ALT 41U/L，AST 45U/L；B超：肝实质损害，肝右叶稍高回声。

【中医诊断】胁痛。肝脾不调，肝胆湿热。

【西医诊断】原发性胆汁性胆管炎。

【治法】疏肝利胆，清热利湿。

【方药】茵陈40g，大黄3g，炒栀子10g，垂盆草30g，白芍30g，甘草10g。14剂。

并予复方甘草酸苷每日3次，每次3片，熊去氧胆酸继服。

二诊（2017年10月11日） 右胁胀闷不适好转，乏力，面黄暗，纳可，大便调，小便黄好转，眠可。舌略红，边齿痕，苔薄黄腻，脉弦细滑。

【方药】茵陈50g，大黄3g，炒栀子10g，垂盆草30g，白芍30g，甘草10g，山药30g，鸡内金30g，金钱草30g。21剂。

三诊（2017年11月2日） 右胁胀闷不适好转，乏力及面黄暗好转，二便调。舌略红，边齿痕，苔薄黄腻，脉弦细滑。

【方药】茵陈40g，大黄3g，炒栀子10g，垂盆草30g，白芍30g，甘草10g，山药20g，鸡内金20g，金钱草30g。28剂。

四诊（2018年1月26日） 患者诉上方服后诸症缓解，分别于11月17日和12月18日于外院抄原方继续服用，共服56剂。刻下大便略溏，余无明显不适。舌略红，边齿痕，苔薄黄微腻，脉弦细滑。

【方药】茵陈40g，炒栀子10g，垂盆草30g，白芍30g，甘草10g，山药30g，鸡内金20g，金钱草30g，生薏苡仁30g。28剂。

五诊（2018年2月22日） 小便偏黄，舌略红，苔薄腻，脉弦细滑。上方茵陈加至50g，28剂。

六诊（2018年3月28日） 诸症平，舌略红，苔薄腻，脉弦细滑。上方加赤芍15g。28剂。

七诊（2018年4月25日） 诸症平，舌略红，苔薄腻，脉弦细。复查肝肾功能正常。

【方药】茵陈60g，炒栀子10g，垂盆草30g，白芍30g，甘草15g，山药40g，鸡内金20g，金钱草30g，生薏苡仁30g，赤芍15g，女贞子10g，墨旱莲10g。28剂。

【按语】本案患者初诊时为急性发作，处于PBC中期。此期多有肝脾不调、湿热内蕴的表现。患者绝经两年，因机体生理因素阴阳失衡，易伤情志，致使肝气郁结，肝失疏泄，气机失于舒畅条达，木郁乘土，脾失运化，水谷不化，精微不生，湿热内蕴，而见乏力、胁痛、面黄暗、小便黄等症，故治疗上予以疏肝健脾、清热利湿退黄，方用茵陈蒿汤加减，以茵陈、栀子、大黄、垂盆草清利肝胆湿热，截断病势；白芍、甘草柔肝缓急止痛。

二诊右胁胀闷不适好转，余症同前，加大茵陈剂量；并加金钱草以助清热利湿；鸡内金助运化谷；山药顾护脾胃，防清热利湿伤正。三诊右胁胀闷不适好转，乏力及面黄亦好转，减茵陈剂量，巩固治疗。四诊患者服药后诸症缓解，后于外院抄方56剂继服，诊时大便略溏，余无明显不适，故去大黄，加生薏苡仁增强健脾利湿之效。五诊小便偏黄，加大茵陈剂量。六诊诸症平，加赤芍活血凉血祛瘀。七诊时复查肝肾功能已降至正常，加入滋补肝肾之品女贞子、墨旱莲，既防燥热伤阴之弊，又可缓中补虚。

本案辨证精确，清热解毒贯穿始终，以茵陈、大黄、炒栀子、垂盆草、金钱草以清热解毒利湿，截断病势，抑制免疫功能。患者脾胃功能尚可，故只用一味山药平补肝脾肾，而取得佳效。待得病势得缓，考虑原发性胆汁性胆管炎患者更易出现阴虚证候，以滋补肝肾之品如女贞子、墨旱莲以缓图之。

第十二章
原发性肝癌

一、概述

原发性肝癌指原发于肝脏的恶性肿瘤，主要包括肝细胞癌（HCC）、肝内胆管癌（ICC）和混合型肝细胞癌–胆管癌（cHCC–CCA）3种病理学类型。本章所述肝癌主要指HCC。

（一）西医病因病理

在我国，HCC的最常见病因是乙型肝炎病毒和（或）丙型肝炎病毒感染、长期酗酒（酒精性肝病）、脂肪变性肝病、饮食中黄曲霉毒素B_1的暴露，以及其他各种原因引起的肝硬化及有肝癌家族史等。尽管引起肝癌的病因相对明确，但是导致肝癌发生、发展的确切机制和途径仍不明确。

肝癌的分化程度可以采用国际上常用的 Edmondson-Steiner 四级（Ⅰ～Ⅳ）分级法或WHO推荐的高中低分化。HCC的组织学类型常见有细梁型、粗梁型、假腺管型、团片型等；HCC的特殊组织学类型：有纤维板层型、硬化型、透明细胞型、富脂型、嫌色型、富中性粒细胞型、富淋巴细胞型和未分化型等。双表型HCC在临床、影像学、血清学、癌细胞形态和组织结构上均表现为典型的HCC特征，但免疫组化标记显示同时表达肝细胞性标志物和胆管上皮标志物。

MVI是指在显微镜下于内皮细胞衬覆的脉管腔内见到癌细胞巢团，肝癌以门静脉分支侵犯（含包膜内血管）最为多见。MVI病理分级分为M0～M2。M0：未发现MVI。M1（低危组）：≤5个MVI，且均发生于近癌旁肝组织（≤1 cm）。M2（高危组）：M2a定义为>5个近癌旁 MVI，且无远癌旁MVI；M2b定义为MVI发生于远癌旁肝组织（>1 cm）。MVI 是评估肝癌复发转移风险和选择治疗方案的重要参考依据。

（二）西医诊断

1.临床表现

（1）症状：包括腹痛、体重下降、乏力、腹部胀满、黄疸及恶心。

（2）体征：肝大是最常见的体征，见于50%~90%的患者。腹部杂音可见于6%~25%的患者，腹水可见于30%~60%的患者。脾大通常由门脉高压引起。体重下降和肌肉萎缩较为常见，特别是肿瘤较大或快速增长时。10%~50%的患者出现不明原因的发热。慢性肝病的体征也经常出现，包括黄疸、腹部静脉曲张、肝掌、男性乳房发育、睾丸萎缩、外周水肿。当HCC侵犯肝静脉时可继发Budd-Chiari综合征，表现为高张力腹水和肝大。

2.病史及体格检查

病史对于评估假定病因非常重要，包括肝炎或黄疸史、输血史或滥用静脉药物史。临床诊断应详细询问HCC或肝炎的家族史，询问包括职业描述在内的详细社会史，尤其是是否接触或服用致癌药物和避孕药。体格检查包括评估潜在肝病相关特征，如黄疸、腹水、外周水肿、蜘蛛痣、肝掌和体重下降。腹部评估包括肝大小、腹部包块或腹水、肝结节感和质感、脾大。另有对整体状态和社会心理状态的评估。

3.血清学检查

AFP是HCC的血清肿瘤标志物，然而仅约半数患者该项指标升高。小扁豆凝集素亲和型AFP（AFP-L3）检测被认为更具有特异性。对于表现出肝新生肿物或近期肝功能不全的患者，需检测癌胚抗原（CEA）、维生素B_{12}和铁蛋白、PⅣKA-2及抗线粒体抗体，进行标准的肝功能评估，包括凝血酶时间（PT）、部分凝血酶时间（APTT）、白蛋白、转氨酶、Y-谷胺酰转肽酶、碱性磷酸酶。血小板及白细胞计数的减少可能是门脉高压的表现，与脾大有关。需进行甲型、乙型和丙型肝炎病毒的血清学检查，如HBV或HCV阳性则需进一步进行HBV-DNA或HCV-RNA的计量检测。

4.影像学检查

超声显像具有便捷、实时、无创和无电离辐射等优势，是临床上最常用的肝脏影像学检查方法。常规灰阶超声显像可以早期、敏感地检出肝内占位性病变，鉴别其是囊性不是实性，初步判断良恶性。彩色多普勒血流成像可以观察病灶血供状况，辅助判断病灶良恶性，显示病灶与肝内重要血管的毗邻关系及有无肝内血管侵犯，也可以初步判断肝癌局部治疗后的疗效。超声造影检查可以实时动态观察肝肿瘤血流灌注的变化，鉴别诊断不同性质的肝脏肿瘤，术中应用可敏感检出隐匿性小病灶、实时引导局部治疗，术后评估肝癌局部治疗的疗效。CT和MRI动态增强CT、MRI扫描是肝脏超声和（或）血清AFP筛查异常者明确肝癌诊断的首选影像学检查方法。

5.病理诊断

HCC的病理证据可通过超声引导下肝肿块核心部活检，以及肝肿块随机活检获得。

（三）西医治疗

肝癌治疗的特征是多学科参与、多种治疗方法共存。其常见治疗方法包括肝切除术、肝移植术、消融治疗、血管内介入治疗、放射治疗、系统性抗肿瘤治疗、中医药等多种手段，各种治疗手段均存在特有的优势和局限性，且适应证互有重叠。

（四）中医辨证论治

1.早期肝癌（CNLC Ⅰa～Ⅱa期）

（1）肝气郁结证

【临床表现】胁肋胀痛，痛无定处，脘腹胀满，胸闷，善太息，急躁易怒。舌质淡红，苔薄白，脉弦。

【治法】疏肝解郁，理气消癥。

【方药】柴胡疏肝散加减。

【组成】陈皮、柴胡、川芎、香附、枳壳、芍药、甘草等。

（2）气滞血瘀证

【临床表现】胸胁胀闷窜痛、刺痛，上腹肿块，疼痛固定拒按，或胸胁掣痛，入夜尤甚，或见肝掌、蜘蛛痣、腹壁青筋暴露，甚则肌肤甲错。舌暗或暗红，有瘀斑或瘀点，舌下静脉延长、增粗或迂曲，舌苔薄白或薄黄，脉弦细或细涩无力。

【治法】活血化瘀，软坚散结。

【方药】血府逐瘀汤合鳖甲煎丸加减。

【组成】桃仁、红花、当归、生地黄、牛膝、川芎、桔梗、赤芍、枳壳、甘草、柴胡、鳖甲（炙）、土鳖虫、蜂巢、黄芩、柴胡、干姜、大黄、桂枝、石韦、厚朴、半夏、人参、阿胶等。

（3）湿热毒蕴证

【临床表现】右胁胀痛灼热，纳呆，脘闷，大便干结或黏滞不爽，或发热，口苦口干，心烦易怒，小便黄。舌质红，苔黄腻，脉数或滑。

【治法】清热利湿，解毒消癥。

【方药】茵陈蒿汤合五苓散加减。

【组成】茵陈蒿、大黄、栀子、猪苓、茯苓、白术、泽泻、桂枝等。

（4）肝郁脾虚证

【临床表现】胸腹胀满，消瘦乏力，倦怠短气，腹胀纳少，进食后胀甚，口干不喜饮，大便溏数，小便黄短，甚则出现腹水、黄疸、下肢浮肿。舌体胖，舌苔白，脉弦细。

【治法】疏肝健脾，理气消癥。

【方药】逍遥散加减。

【组成】柴胡、当归、白芍、党参、白术、茯苓、甘草等。

（5）肝肾阴虚证

【临床表现】颧红口干，潮热或手足心热，烦躁不眠，纳呆厌食，便秘，腹胀、腹大、青筋暴露，四肢消瘦，肢肿，短气喘促，甚则神昏谵语，齿衄鼻衄，或二便下血。舌红少苔，脉细数无力。

【治法】滋养肝肾，化瘀消癥。

【方药】一贯煎加减。

【组成】北沙参、麦冬、当归、生地黄、枸杞子、川楝子等。

二、姚乃礼辨治经验

（一）对疾病的认识

古代中医文献中并无"肝癌"的病名，根据症状及体征，可将其归属于中医学"癥瘕积聚""肝积""臌胀""肝着"等范畴。姚乃礼教授认为原发性肝癌病因多端，或外感疫毒，或内生毒邪，复因情志不遂、过于劳累，致使脾失健运，肝失条达，气机阻滞，毒邪伏于血分，耗气伤津，气血津液日渐亏虚，气血运行无力而生瘀，久之毒瘀互结，胶结于肝，肝络受损，形成肿块，日久脏腑功能紊乱，阴阳气血失调。临床表现可见右胁疼痛，甚则痛引肩背，右胁下结块，质硬拒按，面色萎黄晦暗，倦怠乏力，脘腹胀满，纳谷不馨，舌质淡暗，脉弦或涩。至肝癌晚期，因乙癸同源，肝之精血不资先天，必损肾之阴阳。毒瘀搏结不化，肿瘤迅速发展，而现诸多坏症。症见气短乏力，水饮内停，实验室检查示白蛋白减少、凝血因子缺乏，此为气血亏虚之征。而面色黧黑，齿衄鼻衄，皮肤可见蜘蛛痣，腹壁脉络迂曲，均为气滞血瘀之象。本病基本病机以肝脾失调、毒损肝络、正气亏虚为主。

（二）辨治思路

姚乃礼教授认为，原发性肝癌病情进展多经过慢性肝炎—肝硬化—原发性肝癌三部曲，病情错综复杂，往往虚实相兼，实证有气滞、血瘀、湿聚、热郁等，虚证有气阴两伤、气血不足、肝肾阴虚、脾肾阳虚、阴阳两虚等。因此，采用复合多种治法的大方可以起到综合调治的作用，是治疗的有效途径。故在治疗中，按其病机一则健脾柔肝益肾，扶助正气为基础；二则根据原发病因进行解毒；三则通络散结消癥。

（三）经验方——解毒软坚消瘤方

【功能】健脾调肝，化瘀解毒通络，扶正抗癌。

【组成】生黄芪30g，太子参20g，茯苓20g，白术15g，当归15g，白芍15g，丹参15g，莪术12g，生地黄30g，茵陈20g，金钱草30g，白花蛇舌草20g，石见穿15g，陈皮12g，醋鸡内金20g，制鳖甲30g（先煎），牡蛎30g（先煎），土贝母20g，甘草6g。

具体方解及临床应用等详见本书第二章之"精拟验方，研制成药"。

【并发症治疗】

1.腹水

脾虚健运不行，水湿内停，瘀毒互结，肝络受损，血不利则为水，水停于腹则为腹水。姚乃礼教授治疗时多重用生黄芪，剂量可至45~60g。黄芪有着其他药物无法比拟和替代的作用：首先是益气健脾，在益气健脾诸药中当推首位，有益气之功而无壅闭之忧，健脾且能利水湿，故当为首选药；其次是利水，肝硬化患者既有脾虚之本，又有水停之标，用黄芪健脾利水、补气利水可谓标本兼治；再者活血止血，黄芪大补中焦之气，气为血之帅，气足则血运流畅，张仲景创黄芪桂枝五物汤，王清任创补阳还五汤，皆重用黄芪，即是此意。姚乃礼教授强调见水勿单纯利水，需着眼于健脾以调理气血，兼加强理气活血利水功效，酌加赤芍、泽兰、车前子、水红花子以建活血利水之功。大量腹水时，适当加用大腹皮、猪苓、茯苓皮等利水之品，可加杏仁、桑白皮以提壶揭盖。临证需注意腹胀情况，甫一出现即为少量腹水之预兆，应适当增用理气利水药，防止腹水大量产生。

2.黄疸

《金匮要略·黄疸病脉证并治》曰："脾色必黄，瘀热以行。"肝癌相关黄疸发病关键在于湿热瘀毒阻滞胆道肝络，故治疗时应着重于清热利湿解毒，活血通络。可加大茵陈用量，用至60g，酌加鸡骨草、虎杖等清热利湿；加重赤芍用量，起到活血泄热退黄的作用。

3.癌痛

癌性疼痛极影响肝癌患者的生活质量，姚乃礼教授认为不荣则痛，不通则痛。气血亏虚，不荣肝体而痛；毒损肝络，血络不通而痛。可适当加大黄芪、太子参、当归、白芍之用量，补益气血以荣养肝体，加木香、香附、郁金理气通络，加桃仁、红花、延胡索、蒲黄、乳香、没药等活血通络止痛；疼痛严重者，加虫类药全蝎、蜈蚣、干蟾皮等，攻毒散结，通络止痛。

4.上消化道出血

姚乃礼教授认为上消化道出血不能一见出血而单纯止血，要辨明病机。出血多为火热亢盛，或气虚统摄无权，血不归经；或气郁化火，迫血妄行；若瘀血壅阻络脉，气血逆乱，以致不能循其常道，逆经决络，溢出脉道。气为血之帅，血为气之母，治血必治气，故治宜健脾益气，而使统摄有权，血循归经，并以少许升麻升提下陷之气，使气充以摄血；二是清肝凉血泻火；三则理气降逆；四则活血化瘀，疏通经络。止血药可辨证选用仙鹤草、地榆炭、槐花炭、白及、三七粉等。以虚寒为主者，仿黄土汤之意，用灶心土120g，煎水代汤，煎服诸药。血遇寒则凝，如过用寒凉剂，则血凝结而致瘀血，反而加重出血，故以灶心土温中止血，使瘀血消散，经络通畅，血行归经而达止血之效。

三、病案实录

❧ **病案1** 南某，男，68岁。2023年11月21日初诊。

【主诉】发现肝硬化5年余，肝癌介入术后1个月。

【现病史】5年前体检时发现肝硬化，每年定期复查。2023年8月于某三甲医院复查发现甲胎蛋白升高至1079ng/ml，转氨酶升高。2023年9月于该医院行增强CT，提示肝细胞癌可能。2023年11月7日于某医院行介入手术，之后服靶向药治疗，目前服用甲磺酸仑伐替尼胶囊8mg（每日2次），优思弗1粒（每日3次），门冬氨酸鸟氨酸颗粒3g（每日3次），复方蒂达胶囊1.4g（每日3次），盐酸普萘洛尔10mg（每日2次）。刻下症：乏力明显，腿软，情绪急躁，眠浅易醒，纳可，大便溏稀，每日1~2次。

【既往史】冠心病，高血压，近日因血压偏低停服降压药。

【舌脉】脉沉细涩，右沉细缓，舌淡暗，苔薄腻。

【辅助检查】（2023年11月4日）MRI：肝S7、S8交界处占位性病变，考虑肝癌边缘异常强化小结节，考虑子灶可能；铁过载，肝硬化，多发硬化结节，脾大，少量腹水；食管、胃底及胃冠状静脉曲张，脾静脉曲张；胆囊炎，胆囊多发结石。2023年11月19日住院治疗，复查生化：PA 136mg/L，TBIL 49.9μmol/L，DBIL 21.7μmol/L，TBA 59.2μmol/L，GGT 83U/L，ALP 150U/L；血常规：PLT 90×10^9/L，WBC 3.7×10^9/L。

【中医诊断】癥积。毒损肝络。

【西医诊断】肝恶性肿瘤，肝硬化。

【治法】健脾调肝，解毒和络。

【方药】太子参30g，生黄芪30g，当归15g，丹参15g，莪术12g，白芍20g，生地黄30g，黄精15g，茵陈15g，垂盆草12g，白花蛇舌草20g，茯苓30g，白术20g，厚朴花15g，鸡内金20g，制鳖甲45g（先煎），虎杖15g，甘草6g。21剂，日1剂，水煎服，分3次服。

另以西洋参3g、藏红花1g、虫草2g煎水代茶饮。

二诊（2023年12月14日） 乏力、腿软减轻，眠可，情绪急躁，大便溏多，日2~3行，脉左沉细弦，右细缓，舌暗苔薄腻。增强MRI：介入术后病变较前略小，铁过载。肝硬化，多发硬化结节；脾大；胆囊炎，多发结石；

此次未见腹水。异常凝血酶原197.9mAU/ml；血常规：WBC 4.56×10⁹/L，PLT 57×10⁹/L；肝功：ALB 34g/L，TBIL 51.5μmol/ml，ALP 143U/L；血氨99μmol/L；甲胎蛋白753ng/ml。

【方药】太子参20g，黄芪30g，丹参15g，莪术12g，地黄30g，茯苓15g，白术30g，酒黄精20g，当归15g，醋鳖甲40g（先煎），木香10g，黄连6g，仙鹤草30g，茵陈20g，黄柏15g，紫河车9g，炒鸡内金20g，白花蛇舌草15g，石见穿15g，升麻6g。21剂。

三诊（2023年1月11日） 乏力缓解，腿软减轻，情绪急躁稍缓解，眠可，大便偏溏，日1~2行，脉左沉细弦，右细弦，舌暗苔薄腻。血常规：PLT 68×10⁹/L；肝功：ALB 38g/L，TBIL 41.5μmol/ml，ALP 102U/L；血氨49μmol/L；甲胎蛋白584ng/ml；增强CT：病变较前略缩小，门脉主干1.4cm。

【方药】太子参20g，黄芪30g，丹参15g，莪术12g，地黄30g，茯苓15g，白术30g，酒黄精20g，当归15g，醋鳖甲40g（先煎），木香10g，黄连6g，仙鹤草30g，茵陈20g，黄柏15g，紫河车9g，炒鸡内金20g，白花蛇舌草15g，石见穿15g，白芍15g。21剂。

【按语】肝癌属中医学的"癥积"范畴。其病因病机多为久病正虚，脾虚失于运化，毒损肝络，致正气亏虚，络脉不通，痰浊瘀血邪毒结聚，进一步阻塞经络气血运行，影响脏腑运化，导致郁而化热。本案患者肝硬化多年，后发展为肝癌，已行介入手术并服靶向药治疗。脉症合参，为毒邪伤及肝络，络损成积，从健脾调肝、解毒和络论治。

方由姚乃礼教授治疗肝癌经验方解毒软坚消瘤方化裁而来，以黄芪、太子参、茯苓、白术益气健脾，培土固中；生地黄、黄精滋水以涵木；当归、白芍、丹参、莪术养血活血，化瘀通络；茵陈、白花蛇舌草、垂盆草、虎杖清热解毒利湿；鳖甲咸寒，软坚散结；仙鹤草又名脱力草，既能清热解毒，收敛止血，又能治劳力伤损之病，颇为平和，正合肝癌之虚损之体；厚朴花、内金健脾理气消积。

二诊患者乏力缓解，眠可，大便溏多，检查病变较前略缩小，腹水已消散，故宗原意继续治疗。去白芍、垂盆草、虎杖，加黄连、黄柏、木香以治大便溏多；去厚朴花，加石见穿，寓"水滴石穿"之意。石见穿味苦、辛，性平，入肝经，具有活血化瘀、清热解毒、消肿止痛的功效，且有抗肿瘤活性，姚乃礼教授常用其配伍白花蛇舌草、半枝莲等，用治肝癌、胃癌、肠癌、食管癌、肺癌等多种癌症。加小剂量升麻提升脏腑元气，紫河车补肾益精、益气活血。三诊复查相关指标较前好转，宗原意继续治疗。

姚乃礼教授认为，原发性肝癌是肿瘤中恶性程度高、转移机会多、无论手术还是介入治疗复发率均高的肿瘤。因此，应是个体化多模式综合治疗，使多种疗法优势互补，以提高疗效。治疗中注意"存津液，保胃气""有胃气则生，无胃气则死"。晚期肝癌的治疗以扶正为主，兼顾祛邪，所谓"留人治病"也。

✿ **病案2** 陈某，男，67岁。2022年6月1日初诊。

【主诉】发现乙肝肝硬化、肝癌1月余。

【现病史】患者于2022年4月18日检查发现乙肝小三阳，肝硬化，肝癌。2022年5月16日行介入治疗，服用TAF、熊去氧胆酸胶囊。刻下症：两胁不适，恶心欲吐，纳差，乏力，口干，小便黄，大便成形，日3行，睡眠可。

【既往史】高血压，脑梗死。

【舌脉】舌红，苔薄黄腻，脉弦滑。

【中医诊断】积病。湿热内蕴，毒损肝络。

【西医诊断】肝恶性肿瘤，乙型肝炎肝硬化。

【治法】清热利湿解毒，化瘀通络，扶正抗癌。

【方药】茵陈30g，垂盆草30g，金钱草30g，醋鸡内金15g，醋鳖甲20g（先煎），醋龟甲10g（先煎），九香虫3g，牡蛎30g（先煎），白花蛇舌草15g，半枝莲10g，半边莲10g，黄芪20g，山药30g，薏苡仁30g，陈皮12g，煅瓦楞子30g，竹茹10g，淡竹叶10g，瓜蒌30g，薤白15g。14剂，日1剂，水煎服。

二诊（2022年8月12日） 7月底住院行射波刀治疗，8月3日出院。肝功：ALB 31g/L，PA 132mg/L，TBIL 22μmol/L，DBIL 8.4μmol/L，GGT 59U/L，TBA 13μmol/L，CHE 3229U/L。无恶心，咽部噎感，两胁不适，纳可，大便日3行，不成形，小便偏黄，舌红苔薄稍黄腻，脉弦滑。上方继服，14剂。

三诊（2022年8月25日） 咽部噎感，两胁不适好转，腰痛，反酸，纳可，大便日1~2行，不成形，舌红苔薄，稍黄腻，脉弦滑。仍予原方，14剂。

四诊（2022年9月9日） （2022年9月7日）肝功：ALB 32.84g/L，TP 64.9g/L，GGT 89.8U/L，DBIL 6.2μmol/L。咽部有痰，两胁不适，腰痛，反酸，

大便日1~2行，不成形，舌红苔薄，稍黄腻有裂纹，脉弦细滑。予原方14剂。

五诊（2022年9月29日） 咽部少量痰，两胁无不适，腰痛，反酸烧心，大便日1~2行，不成形，舌红苔薄，稍腻，有裂纹，脉弦细滑。原方14剂。

六诊（2022年10月13日）（2022年10月8日）增强核磁：肝右后叶占位介入术后，与2022年7月17核磁相比病变部分坏死，仍见活性残留，较前变化不大，门脉右后支远端癌栓可能；肝左外叶结节，考虑肝硬化结节，建议密切观察；肝硬化，脾稍大，少量腹水；肝多发囊肿；左肾多发囊肿；胆囊炎。咽部无痰，两胁无不适，两侧腹股沟不适，腰痛，无反酸烧心，大便日1~2行，不成形，舌红苔薄，稍腻，有裂纹，脉弦细滑。原方14剂。

七诊（2022年10月28日）（2022年10月16日）生化：AST 49U/L，ALB 33.7g/L，GLU 6.69mmol/L，CHE 3475U/L；血常规：WBC 2.7×10^9/L，RBC 4.27×10^{12}/L，PLT 55×10^9/L。两胁无不适，两侧腹股沟无不适，腰痛，大便日1~2行，不成形，舌红苔薄，黄腻，有裂纹，脉弦细滑。

【方药】茵陈30g，垂盆草30g，金钱草30g，醋鸡内金15g，醋鳖甲20g（先煎），醋龟甲10g（先煎），牡蛎30g（先煎），白花蛇舌草20g，半枝莲10g，山药30g，浙贝母20g，败酱草10g，煅瓦楞子30g，香附10g，高良姜9g，半边莲10g，厚朴花12g，柴胡12g，当归10g。14剂。

八诊（2022年11月11日） 近日感冒咽痛，两胁无不适，两侧腹股沟无不适，腰痛，大便成形，日1~2行，舌红苔薄腻，有裂纹，脉弦细滑。

【方药】茵陈30g，垂盆草30g，金钱草30g，醋鸡内金15g，醋鳖甲20g（先煎），醋龟甲10g（先煎），牡蛎30g（先煎），白花蛇舌草15g，半枝莲10g，山药30g，浙贝母20g，败酱草10g，煅瓦楞子30g，香附10g，半边莲10g，柴胡9g，当归10g，王不留行10g，生地黄9g，西青果10g。14剂。

九诊（2022年12月8日） 无咽痛，右胁偶不适，两侧腹股沟无不适，腰痛，大便调，舌红苔薄腻，有裂纹，脉弦细滑。

【方药】茵陈30g，垂盆草30g，金钱草30g，醋鸡内金15g，醋鳖甲20g（先煎），醋龟甲10g（先煎），牡蛎30g（先煎），白花蛇舌草15g，半枝莲10g，山药30g，浙贝母20g，败酱草10g，香附10g，半边莲10g，柴胡9g，当归10g，葛根30g，党参15g，茯苓10g，红景天10g。14剂。

十诊（2023年1月12日）（2022年12月20日）增强核磁：肝右后叶占位

介入及放疗术后，与2022年10月8相比病变部分坏死，仍见活性残留，较前稍缩小，病变旁异常信号，考虑放疗后改变，门脉右后支远端癌栓形成；肝左外叶结节，考虑肝硬化结节，较前变化不大，不除外早期癌变；肝硬化，脾稍大，少量腹水；肝多发囊肿；左肾多发囊肿；胆囊炎，胆囊胆汁淤积。肿瘤标志物正常。肝功：ALB 28g/L，ALT 42U/L，CHE 2712U/L，GGT 87U/L，TBA 42μmol/L。右胁不适，腰痛，舌红苔薄腻，有裂纹，脉弦细滑。

【方药】茵陈30g，垂盆草30g，金钱草30g，醋鸡内金15g，醋鳖甲20g（先煎），醋龟甲10g（先煎），牡蛎30g（先煎），白花蛇舌草15g，半枝莲10g，山药30g，浙贝母20g，败酱草10g，柴胡9g，当归10g，党参15g，郁金12g，黄柏6g，炒苍术9g，川牛膝10g，薏苡仁15g，王不留行10g。14剂。

十一诊（2023年2月6日）　右胁不适，两侧腹股沟偶不适，腰痛好转，颈部两侧痛，查颈动脉血管超声未见异常，舌红苔薄腻裂纹，脉弦细滑。

【方药】茵陈30g，垂盆草30g，金钱草30g，醋鸡内金15g，醋鳖甲20g（先煎），醋龟甲10g（先煎），牡蛎30g（先煎），白花蛇舌草15g，半枝莲10g，山药30g，浙贝母20g，醋香附10g，柴胡9g，当归10g，郁金12g，连翘10g，延胡索9g，鸡血藤10g。14剂。

十二诊（2023年2月22日）　右胁偶不适，左侧腹股沟偶不适，颈部两侧痛，查B超未见异常，腰背痛，头晕，血压正常，小便可，大便每日1次，成形，睡眠一般，舌红苔薄腻，脉弦细滑。

【方药】茵陈30g，垂盆草30g，金钱草30g，醋鸡内金15g，醋鳖甲20g（先煎），醋龟甲10g（先煎），牡蛎30g（先煎），白花蛇舌草15g，半枝莲10g，山药30g，浙贝母20g，醋香附10g，柴胡9g，当归10g，龙葵10g，红景天10g，麦芽15g，玉米须15g，高良姜9g。14剂。

十三诊（2023年3月15日）（2023年2月22日）肿瘤标志物：CA724 8.84U/ml，CA199 34.8U/ml，HBV-DNA：8.24E+02IU/ml；生化全项：GGT 110.7U/L，TBIL 32.2μmol/L，ALB 37.2g/L，DBIL 7.2μmol/L，TBA 11.7μmol/L。右胁偶不适，左侧腹股沟偶不适，颈部两侧疼痛缓解，腰背痛，腿软，血压正常，睡眠一般，舌红，苔薄黄腻，脉弦细滑。

【方药】茵陈30g，垂盆草30g，金钱草30g，醋鸡内金15g，醋鳖甲20g（先煎），醋龟甲10g（先煎），牡蛎30g（先煎），白花蛇舌草15g，半枝莲10g，浙贝母20g，醋香附10g，当归10g，红景天10g，高良姜9g，白英9g，黄芪20g，防风6g，炒白术10g，黄柏6。14剂。

十四诊（2023年6月12日）（2023年5月29日）肝功：ALB 34μg/L，CHE 3616U/L，GGT 80U/L，AST 41U/L；甲胎蛋白正常；HBV–DNA：1.82E+03IU/ml；血常规：WBC 3.22×10^9/L，PLT 63×10^9/L；胃镜病理：结肠黏膜管状腺瘤，大肠黏膜慢性炎；胃镜：食管裂孔疝，非萎缩性胃炎，十二指肠憩室；胸部CT：右肺下叶炎性病变并右侧胸腔少量积液，较前吸收好转，右肺小结节变化不大。4月查腹部增强核磁：肝占位介入及治疗后，与2022年12月20相比病变病变残留活性，较前变化不大，周围呈放疗后改变，门脉右后支远端癌栓形成；肝左外叶结节，考虑肝硬化结节，较前变化不大，建议密切随诊，除外早期癌变；肝硬化，脾稍大，少量腹水；肝多发囊肿；左肾多发囊肿；胆囊炎。患者自行停服抗病毒药物，两胁稍不适，颈部两侧稍痛，腰背痛，餐后烧心，腿软，血压正常，睡眠一般，舌红苔薄黄腻，脉弦细滑。再次告知抗病毒药治疗须知，嘱其继服抗病毒药，不能随意停服。

【方药】茵陈30g，垂盆草30g，金钱草30g，醋鸡内金15g，醋鳖甲20g（先煎），醋龟甲10g（先煎），牡蛎30g（先煎），白花蛇舌草15g，半枝莲10g，浙贝母20g，醋香附10g，当归10g，红景天10g，高良姜9g，黄柏6g，炒苍术9g，川牛膝9g，薏苡仁10g，郁金12g，化橘红15g。14剂。

十五诊（2023年7月3日）两胁不适，右后背痛，颈部两侧稍痛，餐后烧心，腿软，血压正常，大便干，日1行，睡眠一般，舌红苔薄腻，脉弦细滑。

【方药】茵陈30g，垂盆草30g，金钱草30g，醋鸡内金15g，醋鳖甲20g（先煎），醋龟甲10g（先煎），牡蛎30g（先煎），白花蛇舌草15g，半枝莲10g，浙贝母20g，醋香附10g，红景天10g，高良姜9g，郁金12g，化橘红15g，徐长卿15g，半边莲10g，海螵蛸20g，九香虫3g。14剂。

十六诊（2023年7月26日）两胁不适，右后背痛，颈部两侧稍痛，呃逆，餐后烧心，咽干，腿软，大便干，日1行，睡眠一般，舌红苔薄黄腻，脉弦细滑。

【方药】茵陈30g，垂盆草30g，金钱草30g，醋鸡内金15g，醋鳖甲20g（先煎），醋龟甲10g（先煎），牡蛎30g（先煎），白花蛇舌草15g，半枝莲10g，浙贝母20g，醋香附10g，红景天10g，郁金12g，化橘红15g，海螵蛸20g，九香虫3g，黄柏6g，白芍30g，炒苍术9g。14剂。

十七诊（2023年8月16日） 两胁不适，右后背痛，呃逆，右侧头痛，无烧心，咽干，腿软，大便不干，日1行，不顺畅，睡眠一般，舌红苔薄白腻，脉弦细滑。

【方药】茵陈30g，垂盆草30g，金钱草30g，醋鸡内金15g，醋鳖甲20g（先煎），醋龟甲10g（先煎），牡蛎30g（先煎），白花蛇舌草15g，半枝莲10g，浙贝母20g，醋香附10g，红景天10g，郁金12g，海螵蛸20g，九香虫3g，白芍30g，败酱草15g，茯苓9g，大腹皮9g，葛根30g。14剂。

十八诊（2023年9月20日）（2023年9月15日）HBV-DNA＜40IU/ml；肝功：PA 109mg/L，ALB 34g/L，DBIL 6.9μmol/L；血常规：WBC 2.98×10^9/L，PLT 66×10^9/L。两胁不适，右后背痛，颈部左侧稍痛，右侧头痛消失，咽不适，呃逆已止，走路时间长腿软，大便不畅，日1行，睡眠一般，舌红苔白腻，脉弦细滑。

【方药】茵陈30g，垂盆草30g，金钱草30g，醋鸡内金15g，醋鳖甲20g（先煎），醋龟甲10g（先煎），牡蛎30g（先煎），白花蛇舌草15g，浙贝母20g，醋香附10g，海螵蛸20g，九香虫3g，白芍30g，败酱草15g，茯苓9g，大腹皮15g，车前草15g，炒白术15g，党参15g，薏苡仁15g，炒白扁豆15g。14剂。

十九诊（2023年10月10日） 两胁不适，右后背痛，颈部左侧稍痛，右侧头痛消失，咽不适，走路时间长腿软，大便不畅，日1行，睡眠一般，舌红苔腻，脉弦细滑。

【方药】茵陈30g，垂盆草30g，金钱草30g，醋鸡内金15g，醋鳖甲20g（先煎），醋龟甲10g（先煎），牡蛎30g（先煎），白花蛇舌草15g，浙贝母20g，醋香附10g，九香虫3g，白芍30g，煅瓦楞子30g，白术15g，柴胡12g，当归10g，王不留行10g，白英9g，半枝莲10g。14剂。

二十诊（2023年11月15日） 生气后胃痛，两胁不适，右后背不痛，左侧腹股沟无不适，颈部左侧稍痛，咽干，头晕，间断呃逆，走路时间长腿软，大便不畅，日1行，睡眠一般，舌红苔薄，脉沉。

【方药】茵陈30g，垂盆草30g，金钱草30g，醋鸡内金15g，醋鳖甲20g（先煎），醋龟甲10g（先煎），牡蛎30g（先煎），白花蛇舌草15g，浙贝母

20g，醋香附 10g，九香虫 3g，白芍 30g，白术 15g，半枝莲 10g，麦冬 15g，百合 15g，龙葵 10g，高良姜 9g，海螵蛸 20g。14 剂。

二十一诊（2023 年 12 月 8 日） 近日饮食不慎胃痛，左胁不适，右后背不痛，口干咽干，头晕缓解，间断呃逆，走路时间长腿软，大便溏，日 1 行，睡眠可，舌红苔薄黄，脉滑。

【方药】茵陈 30g，垂盆草 30g，金钱草 30g，醋鸡内金 15g，醋鳖甲 20g（先煎），醋龟甲 10g（先煎），牡蛎 30g（先煎），白花蛇舌草 15g，浙贝母 20g，醋香附 10g，九香虫 3g，白芍 15g，半枝莲 10g，龙葵 10g，高良姜 9g，海螵蛸 20g，半边莲 10g，金银花 6g，葛根 30g，丝瓜络 6g，郁金 12g。14 剂。

二十二诊（2024 年 1 月 5 日）（2023 年 12 月 11 日）HBV-DNA＜40IU/ml，甲胎蛋白正常；血常规：WBC 3.25×10⁹/L，PLT 78×10⁹/L；生化：PA 147mg/L，DBIL 8.7μmol/L，TBIL 23μmol/L，GGT 83U/L，TBA 17μmol/L；异常凝血酶原：57.93mAU/ml。增强核磁：肝占位介入及治疗后，与 2023 年 9 月相比病变病变残留活性，较前变化不大，周围呈放疗后改变，门脉右后支远端栓子形成；肝左外叶结节，考虑肝硬化结节，较前变化不大，活性病变不除外，建议密切随诊；肝硬化；肝多发囊肿；左肾多发囊肿。胃痛已止，左胁偶不适，右后背不适缓解，口干咽干，间断呃逆好转，走路时间长则腿软，大便调，睡眠可，舌红苔薄，脉滑。

【方药】茵陈 30g，垂盆草 30g，金钱草 30g，醋鸡内金 15g，醋鳖甲 20g（先煎），醋龟甲 10g（先煎），牡蛎 30g（先煎），白花蛇舌草 15g，浙贝母 20g，醋香附 10g，九香虫 3g，白芍 15g，半枝莲 10g，高良姜 9g，郁金 12g，白英 9g，板蓝根 15g，云芝 20g，煅瓦楞子 30g（先煎）。14 剂。

患者病情稳定，病变较前略缩小，脾大已缩小，腹水已消，后于 2024 年 6 月 17 复查各项检查较前变化不大。

【按语】本案患者宿感疫毒，内着于肝，湿热瘀毒互结，日久致使肝、脾、肾功能失调，发为肝硬化、原发性肝癌，为疾病进展期，湿热疫毒留滞，加之经历介入术及射波刀治疗，正气亏虚，肝络受损，故见两胁不适、乏力、口干等症；脾失健运，肝失疏泄，而致升降失常，可见恶心欲吐、纳差。结合舌脉，辨证为湿热内蕴，毒损肝络，正气亏虚。治宜清热利湿解毒，化瘀通络，扶正抗癌。

方以解毒软坚消瘤方化裁，大队茵陈、垂盆草、金钱草、白花蛇舌草、半枝莲、半边莲、薏苡仁清热利湿解毒抗肿瘤，其中茵陈善清利肝胆湿热，"味淡利水"，为治脾胃二家湿热之专药。垂盆草清凉甘淡渗利，善清热解毒，利水湿之力较强，水肿兼热毒者常用。金钱草甘淡渗利，微寒能清，还可利尿通淋。此三药均能清热利湿兼利水。白花蛇舌草、半枝莲清热解毒抗肿瘤；半边莲、薏苡仁清热利湿。黄芪、山药益气健脾，培土固中；鳖甲、龟甲、牡蛎、鸡内金、浙贝母软坚散结通络，滋补阴血；瓜蒌、薤白通阳散结，行气祛痰；煅瓦楞子软坚散结，制酸止痛；当归、丹参、莪术养血活血通络；九香虫行气止痛，温肾助阳；陈皮疏肝理气；竹茹清热化痰，降逆和胃；竹叶清热生津。

服药2月余，患者诸症缓解，经祛邪扶正治疗，体内阴阳正处在消长之中，故治法不变，以促阴平阳秘，气血调和。七诊时除腰痛外余无不适，故去黄芪、九香虫、薏苡仁、陈皮、瓜蒌、薤白、竹茹、竹叶，加浙贝母、败酱草清热解毒散结，加香附、高良姜温胃散寒，以防清热解毒之品寒凉伤胃，加厚朴花、柴胡、当归疏肝理气和血。

八诊因患者感冒咽痛，有表邪，故去高良姜、厚朴花，加西青果解毒利咽，王不留行活血化瘀，小剂量生地黄滋阴清热。九诊表邪已清，去西青果、王不留行、生地黄，加葛根解肌生津，党参、茯苓、红景天益气健脾活血。十诊右胁不适，腰痛，检查病变较前稍缩小，加四妙散清下焦湿热，王不留行活血通利，郁金疏肝解郁活血，去香附、半边莲、葛根、茯苓、红景天。

十一诊右胁不适，两侧腹股沟偶不适，腰痛好转，颈部两侧痛，加连翘清热解毒，延胡索、鸡血藤活血化瘀止痛。腰痛已解，中病即止，故去败酱草、党参、黄柏、苍术、川牛膝、薏苡仁、王不留行。十二诊右胁不适好转，头晕，腰背痛，颈部两侧痛，加龙葵解毒抗癌，红景天益气活血，麦芽助运化并解肝郁，玉米须利湿祛水，高良姜温胃散寒，去郁金、连翘、延胡索、鸡血藤。十三诊诸症缓解，白蛋白指标较前改善，加黄芪、防风、炒白术，三味为玉屏风散，健脾益气；加白英解毒抗癌，黄柏清热利湿，去山药、柴胡、龙葵、麦芽、玉米须。

十四诊为3个月后，其间患者停服中药，并自行停用抗病毒药物，导致病情反复。再次告知抗病毒药治疗须知，嘱其继服抗病毒药，不能随意停服。上方加炒苍术、川牛膝、薏苡仁清利湿热，郁金疏肝解郁；化橘红，化痰散结，去白英、黄芪、防风、炒白术。

患者以此方守方加减变化，间断服药1年半，病情稳定，复查病变较前略缩小，脾已缩小，腹水已消。此案为肝癌术后服用中药而改善症状、体征、检查指标，延长生存期的病例。在治疗时紧紧把握"间者并行"的原则，以健脾扶正培其本，以清热利湿解毒、活血化瘀、软坚通络治其标，有守有变，坚持用药，进而取效。

本案为慢性病毒性肝炎所致肝硬化、肝癌，在传变过程中，湿热毒邪起重要作用，使病情反复发作且逐渐加重，因此，清热利湿解毒应作为基本治法贯穿治疗始终。且运用清热解毒药剂量宜大，截断病势，冀热衰毒减。如此不仅能取得相当的临床疗效，且可使毒邪不致内传深陷而引起他脏之变，这对控制疾病发展、改善预后有着重要的治疗意义。本案中解毒法多样，使毒邪有去路。如茵陈、垂盆草、白花蛇舌草、半边莲、半枝莲等清热利湿解毒之品可抑制病毒复制；而辛凉透泄之品，如金银花、连翘、大青叶、板蓝根等可使毒邪从肌表而解；病位在里，可予泻下与渗利之品，如生大黄、枳实、车前子、泽泻、生薏苡仁等，通腑排毒，使邪有出路，从二便而解。但需要注意的是，毒邪易耗气伤津，应与益气护阴之品配伍运用，使正气来复，达到抗毒、托毒的目的，防止毒邪复燃。

第十三章
慢性和慢加急性肝衰竭

一、概述

肝衰竭是多种因素引起的严重肝脏损害，导致肝脏合成、解毒、代谢和生物转化功能严重障碍或失代偿，出现以黄疸、凝血功能障碍、肝肾综合征、肝性脑病、腹水等为主要表现的一组临床综合征。慢性肝衰竭是在肝硬化基础上缓慢出现肝功能进行性减退失代偿。慢加急性肝衰竭是在慢性肝病（无论有无肝硬化）基础上，不同诱因导致的急性肝功能恶化，伴随肝脏和/或肝外器官衰竭，短期内高病死率的复杂临床综合征。

（一）西医病因病理

在我国引起成人肝衰竭的主要病因是肝炎病毒（尤其是HBV），其次是药物及肝毒性物质（如酒精、化学制剂等）。儿童肝衰竭多见于遗传代谢性疾病。

慢性肝衰竭可见弥漫性肝脏纤维化，以及异常增生结节形成，可伴有分布不均的肝细胞坏死。慢加急性（亚急性）肝衰竭则在慢性肝病病理损伤的基础上发生新旧程度不等的肝细胞亚大块坏死性病变。

（二）临床表现

临床可见极度乏力，并有明显厌食、呕吐和腹胀等严重消化道症状，逐渐加深的黄疸和出血倾向，最终出现腹水、肝性脑病等并发症和多器官功能的衰竭。

（三）西医诊断

1.慢性肝衰竭

在肝硬化基础上，缓慢出现肝功能进行性减退和失代偿：①血清TBIL

升高，常＜10×ULN；②白蛋白（ALB）明显降低；③血小板计数明显下降，PTA≤40%（或INR≥1.5），并排除其他原因者；④有顽固性腹水或门静脉高压等表现；⑤肝性脑病。

2.慢加急性肝衰竭

在慢性肝病基础上，由各种诱因引起以急性黄疸加深、凝血功能障碍为肝衰竭表现的综合征，可合并包括肝性脑病、腹水、电解质紊乱、感染、肝肾综合征、肝肺综合征等并发症，以及肝外器官功能衰竭。患者黄疸迅速加深，血清TBIL≥10×ULN或每日上升≥17.1μmol/L；有出血表现，PTA≤40%（或INR≥1.5）。根据不同慢性肝病基础分为3型。

（1）A型：在慢性非肝硬化肝病基础上发生的慢加急性肝衰竭。

（2）B型：在代偿期肝硬化基础上发生的慢加急性肝衰竭，通常在4周内发生。

（3）C型：在失代偿期肝硬化基础上发生的慢加急性肝衰竭。

（四）临床分期

基于中国人群特征的COSSH诊断标准，将慢加急性肝衰竭划分为1、2、3级。在未达到标准时的前期要提高警惕，须密切关注病情发展。

1.前期

（1）极度乏力，有严重消化道症状。

（2）ALT和/或AST大幅升高，黄疸进行性加深5mg/dl≤TBIL＜12mg/dl）或每日上升≥1mg/dl。

（3）有出血倾向，40%＜PTA≤50%（INR＜1.5）。

2.1级（早期）

肝衰竭（TBIL≥12mg/dl）合并2.5≥INR≥1.5，或合并肾功能障碍（肌酐1.5~1.9mg/dl），或合并Ⅰ~Ⅱ级肝性脑病。

3.2级（中期）

出现2个器官衰竭。

4.3级（晚期）

出现3个或3个以上器官衰竭。

（四）西医治疗

目前，肝衰竭的治疗包括3个方面：一是内科综合治疗，二是人工肝治疗，三是肝移植治疗。原则上强调早诊断、早治疗，采取相应的病因治疗和综合治疗措施，并积极防治并发症，维持或支持器官功能稳定。整个治疗过程中应动态评估病情。加强监护，及时联合人工肝、桥接肝移植，降低病死率。

（五）中医辨证论治

1.毒热蕴结证

【临床表现】发病急骤，身黄、目黄，颜色鲜明甚至其色如金，困倦乏力，呕恶厌食或脘腹胀满，或见壮热、神昏谵语，或有出血表现（吐血、衄血、便血、肌肤瘀斑），口干口苦，或口渴但饮水不多，大便秘结，尿黄赤而短少，皮肤瘙痒，或搔抓后出血，或皮肤灼热。苔黄干燥或灰黑，脉数有力（洪数、滑数、弦数等）；或舌苔少，苔薄白或薄黄，脉弦或弦涩；或舌质红，或红绛，或紫暗，或有瘀斑、瘀点。

【治法】解毒凉血，健脾化湿。

【方药】解毒凉血方加减。

【组成】茵陈、生大黄、栀子、生地黄、黄芩、赤芍、蒲公英、郁金、丹参、牡丹皮、紫草、白术、茯苓、陈皮。

2.湿热蕴结证

【临床表现】身目黄染，小便短黄，肢体困重，乏力明显，口苦泛恶，脘腹胀满，高热或身热不扬，大便黏滞秽臭或先干后溏，口干欲饮或饮而不多。舌质红，舌苔黄腻，脉弦滑或弦数。

【治法】清热利湿，健脾化瘀。

【方药】复方茵陈方加减。

【组成】茵陈、栀子、大黄、炒白术、黄芩、甘草。

3.气虚瘀黄证

【临床表现】身目发黄，小便色黄，面色晦暗，困倦乏力，纳差、腹胀，口淡无味或口干不欲饮，便溏或便秘，肝掌，蜘蛛痣，或胁下痞块。舌质暗或淡胖有齿痕，苔白或白腻或白滑，脉弦或弦滑或沉迟。

【治法】益气化瘀，解毒退黄。

【方药】益气解毒化瘀方加减。

【组成】炙黄芪、太子参、虎杖、制附子、白术、豨莶草。

4.脾肾阳虚证

【临床表现】身目黄染，色黄晦暗，畏寒肢冷，或少腹腰膝冷痛，神疲，纳差，食少便溏或饮冷则泻，腹胀，恶心呕吐，头身困重，口干不欲饮，下肢浮肿，或肝掌、蜘蛛痣，或有胁下痞块。舌质淡胖，或舌边有齿痕，舌苔腻或滑，苔白或稍黄，脉沉迟或弱。

【治法】健脾温阳，化湿解毒。

【方药】茵陈四逆汤加减。

【组成】茵陈、炮附子、干姜、炙甘草。

5.肝肾阴虚证

【临床表现】身目晦暗发黄或黄黑如烟熏，头晕目涩，腰膝酸软，口干，口渴，全身燥热或五心烦热，形体消瘦，少寐多梦，胁肋隐痛，遇劳加重，腹壁青筋，肝掌及蜘蛛痣，腹胀大如鼓，水肿。舌红少津，脉细数。

【治法】滋补肝肾，健脾化湿。

【方药】补肾生髓成肝方加减。

【组成】熟地黄、茵陈、姜黄、五味子、生甘草、山药、枸杞、山茱萸、菟丝子、茯苓、牡丹皮、泽泻。

二、姚乃礼辨治经验

（一）对疾病的认识

姚乃礼教授认为，本病是在慢性肝病发展到终末期阶段，或外感时邪疫毒，或药食不当，或嗜酒过度，引发毒瘀互结，侵袭机体，蕴于脾胃，则脾胃升降受阻，影响肝胆疏泄，胆汁不循常道，外溢肌肤而发黄。其黄疸属于难治性重症黄疸，且与癥积、臌胀并见，极易并发神昏（肝性脑病）、癃闭（肝肾综合征）、血证（消化道出血）等而危殆不治，大虚大实，病机错综复杂，故治之尤为棘手。因此，治疗过程中针对不同病因及诱发因素确定主要的病因病机，判断毒、瘀、实、虚、寒、热的轻重，精准选择药物及剂量，才有可能稳定患者的病情，使其转危为安。

（二）辨治思路

1.湿热内蕴证

【临床表现】身目黄染，黄色鲜明或稍暗，小便黄赤，乏力明显，口苦口干，或见恶心，脘腹胀满，大便黏滞秽臭或先干后溏，舌质红或暗红，舌苔薄黄腻或黄腻，脉弦滑或弦数。

【治法】清热解毒，健脾利湿兼化瘀。

【方药】茵陈、垂盆草、焦栀子、金钱草清热利湿，黄芩、黄连、黄柏清三焦湿热，泻火解毒；虎杖、金银花清热解毒；太子参、黄芪、白术、茯苓益气健脾化湿；当归、丹参、莪术、赤芍养血活血化瘀；鳖甲软坚散结。

【临床应用】临证时重用茵陈清热利湿退黄，剂量30～150g不等，根据患者湿热的轻重来确定剂量。重用赤芍清热凉血、散瘀退黄，剂量30～60g不等。在清热利湿的过程中时时顾护脾胃，防止苦寒伤脾胃，同时在临床的治疗过程中要时刻不忘消癥散结。

2.脾肾阳虚证

【临床表现】面色晦暗，身目黄染，黄色晦暗，神疲乏力，腹胀，纳差，或畏寒肢冷，或少腹腰膝冷痛，或下肢浮肿，便溏或饮冷则泻，或胁下痞块。舌质淡暗胖，或舌边有齿痕，舌苔腻或滑，脉弦或沉迟或弱。

【治法】补气温阳健脾，消癥化瘀解毒。

【方药】常用附子脾肾双补，下补肾阳以益火，中温脾阳以健运；黄芪、太子参、白术补气健脾利湿；莪术、丹参、当归养血活血化瘀，使化瘀而不伤血；鳖甲软坚散结；紫河车补气养血，补肾益精。

【临床应用】慢性肝衰竭或慢加急性肝衰竭临床上多出现"急黄"，病已涉及脾肾，出现脾肾阳虚，病情复杂。临证应分清脾肾阳虚的轻重，选用不同的药物或剂量。治疗过程中，除重点关注上面病机的变化，姚乃礼教授在临证中对黄疸较重者仍会重用赤芍凉血化瘀退黄，稍佐清热利湿之品，既可祛除深伏之热毒，又免伤及脾胃。

3.肝肾阴虚证

【临床表现】身目晦暗发黄，胁肋隐痛，头晕目涩，腰膝酸软，口干口渴，五心烦热，少寐多梦，或腹壁青筋、肝掌及蜘蛛痣，或腹胀大如鼓，水肿。舌红，少津，脉细数。

【治法】滋补肝肾，消癥化瘀解毒。

【方药】用生地黄、北沙参、黄精养阴生津，黄精还可补气健脾益肾；当归、白芍养阴柔肝；有水肿者，可加猪苓养阴清热利水；阿胶补血滋阴。

【临床应用】慢性肝衰竭或慢加急性肝衰竭出现肝肾阴虚，病情相对危重，较难治疗。患者往往伴有胸腹水或下肢水肿，长期大量应用利尿剂，使阴伤更重，因此要关注滋阴药与利水药的配比。临证中，姚乃礼教授重用生地黄30g，清热凉血，养阴生津，同时伍用其他滋阴药物增强滋阴之力。在滋补肝肾的同时，不忘活血消癥解毒。

三、病案实录

❀ 病案1　刘某，男，47岁。2023年5月4日初诊。

【主诉】身目黄染1月余。

【现病史】患者嗜酒多年，于10多年前检查腹部超声示肝内结节，肿瘤待除外，于当地医院就诊，PET-CT示：肝硬化，结合病史诊断酒精性肝硬化，遂戒酒，对症保肝治疗。4年前患者出现腹水、脾大，于北京某医院行脾栓塞治疗，后复查发现下腔静脉血栓，行下腔静脉支架，术后对症保肝降酶治疗。1月前患者出现身目黄染，于当地医院住院治疗无明显缓解，来诊。刻下症：面色暗，目黄、身黄、小便黄，乏力，时皮肤瘙痒，恶心，食欲可，腹部灼热感，腹痛，脐上不适，时心慌，双下肢可凹陷性水肿，大便每日3～4次。

【既往史】无。

【舌脉】舌暗紫，舌下静脉瘀滞明显，苔薄黄腻，脉弦细而沉。

【辅助检查】（2023年4月26日）腹部超声：下腔静脉支架术后，脾栓塞术后，肝硬化，脾大，腹水，肝内多发不均质低回声结节，肝肾间隙异常考虑门静脉高压所致，肝内多发钙化灶，脾静脉扩张，脾肾分流形成；肝肾功：TBIL 219.6 μmol/L，DBIL 162.4 μmol/L，ALT 53U/L，AST 101U/L，GGT 114U/L，ALP 245U/L，ALB 30g/L，PA 40mg/L，TBA 21 μmol/L，Na 135mmol/L，K 3.9mmol/L，余正常；血常规：N 79.2%，PLT 139×10^9/L，余正常。

【中医诊断】臌胀。脾肾两虚，湿热瘀阻。

【西医诊断】酒精性肝硬化失代偿期。

【治法】健脾益肾，清化湿热，散结利水。

【方药】当归20g，太子参30g，黄芪30g，丹参20g，莪术12g，赤芍45g，茵陈45g，黄柏15g，地黄30g，酒黄精30g，醋鳖甲45g（先煎），马鞭草20g，水红花子15g，盐车前子30g（包煎），醋延胡索20g，炒鸡内金20g。28剂，每日1剂，水煎服，日三服。

二诊（2023年6月1日）　面色暗，目黄、身黄、小便黄减轻，乏力，时皮肤瘙痒，恶心，食欲可，时心慌，双下肢凹陷性水肿减轻，大便每日3~4次。舌暗紫，舌下静脉瘀滞明显，苔薄黄腻，脉弦细而沉。肝功：TBIL 162.9μmol/L，DBIL 105.3μmol/L，ALT 53U/L，AST 72U/L，GGT 98U/L，ALP 167U/L，ALB 32g/L，PA 70mg/L，TBA 26μmol/L，余正常。

【方药】当归20g，太子参30g，黄芪30g，丹参20g，莪术12g，赤芍45g，茵陈45g，黄柏15g，地黄30g，酒黄精30g，醋鳖甲45g（先煎），马鞭草30g，水红花子15g，盐车前子30g（包煎），黄芩15g，黄连9g，垂盆草30g。28剂，每日1剂，水煎服，日二服。

三诊（2023年6月29日）　面色暗，目黄、身黄、小便黄明显减轻，乏力改善，间断皮肤瘙痒，食欲可，不恶心，偶心慌，双下肢可凹陷性水肿减轻，大便每日3~4次。舌暗紫，舌下静脉瘀滞明显，苔薄黄腻，脉弦细而沉。肝功：TBIL 93.4μmol/L，DBIL 51.7μmol/L，ALT 42U/L，AST 60U/L，GGT 76U/L，ALP 125U/L，ALB 34g/L，PA 90mg/L，TBA 22μmol/L。

【方药】当归20g，太子参30g，黄芪30g，丹参20g，莪术12g，赤芍30g，茵陈30g，地黄30g，酒黄精30g，醋鳖甲45g（先煎），马鞭草30g，水红花子15g，盐车前子30g（包煎），垂盆草30g。

电话随访患者胆红素降至50μmol/L以下，ALT、AST、GGT、ALP指标基本恢复正常，病情平稳。

【按语】对于嗜酒引起的肝之病变，《黄帝内经》即有记载，到《诸病源候论》，酒毒引起的病变多属于积聚范畴，根据不同临床表现分别属于癥瘕、癖积，如酒痕候、酒癖候等。当前临床上尚无明确一致的命名，需要认真研究，以促进病名的统一。

本案患者病情颇为复杂，虽有目黄、身黄、小便黄的症状，但结合情况诊断为"臌胀"更合适，黄疸只是其证候之一。此案患者是慢性肝病发展到终末期阶段，病情较重，其黄疸属于难治性重症黄疸，且与癥积、臌胀并见，极易并发神昏（肝性脑病）、癃闭（肝肾综合征）、血证（消化道出血）等而危殆不治，大虚大实，病机错综复杂，故治之尤为棘手。患者常年嗜酒，伤肝损脾，肝失疏泄，脾失健运，生湿蕴热，熏蒸肝胆，胆汁不循常道，外溢肌肤则身黄目黄，下趋膀胱则尿黄。复加术后气血受损，中焦气滞血瘀，络脉受阻，则疼痛、黄疸难愈。辨证当属脾肾两虚，运化不利，土虚木乘，致血行瘀滞，水湿停留。病理性质乃本虚标实，治当标本兼顾，多法复合运用。

《金匮要略》提出："黄家所得，从湿得之""黄疸之病，当以十八日为期。治之十日以上瘥，反剧为难治"。姚乃礼教授认为，患者为肝硬化晚期导致的黄疸，时日已久，病根已深，预后不好。气血两虚，脾气受损，如一味疏利肝胆，行气活血，则正气更加受戕，脾土衰败，病势危矣，因此治疗思路是以健脾益肾、益气养血为主，辅以清化湿热，散结利水，缓以图治。

方中重用茵陈清热利湿退黄，赤芍清热凉血、散瘀退黄；太子参、黄芪益气健脾扶正；生地黄、黄精滋水以涵木；当归、丹参、莪术、赤芍、马鞭草、水红花子、延胡索养血活血，化瘀利水；鳖甲软坚散结；茵陈、黄柏配鸡内金清热化湿，利胆退黄；车前子淡渗利水，从下分消，即所谓"治湿不利小便，非其治也"。二诊黄疸稍退，故减延胡索、鸡内金，加垂盆草、黄芩、黄连，加强清热利湿退黄之效。患者黄疸明显消退，热毒不明显，故减黄芩、黄连、黄柏，减轻茵陈、赤芍用量，随访患者，病情稳定。

🪷 **病案2** 赵某，女，73岁。2024年4月23日初诊。

【主诉】皮肤、巩膜黄染40天，腹胀20余天。

【现病史】患者40天前无明显诱因出现皮肤、巩膜黄染，尿色发黄，浓茶色，无乏力、腹痛、腹胀，无恶心、呕吐，就诊与当地医院，查肝功能示转氨酶、胆红素升高（具体不详）。2024年3月就诊于沧州市某医院，查肝功能：ALT 965.2U/L，AST 1226.7U/L，TB 236.1μmol/L，DB 141.8μmol/L，ALB 29.1g/L；凝血功能：PTA 28.5%，INR 2.12，AFP 22ng/ml，嗜肝病毒阴性，IgG 29.2g/L，ANA 1：100；胸腹部增强CT：右肺中叶及左肺舌段边缘膨胀不良，肝硬化，肝内淋巴瘀滞；MRCP：胆囊炎，胆汁信号不均，不除外泥沙样结石。住院给予保肝、退黄、抗感染及对症支持治疗，分别于2024年3月21日、3月25日行两次人工肝治疗。3月25日出现腹痛、腹胀，行腹腔穿刺。腹水常规：李凡他试验弱阳性，总细胞数1236×10^6/L，有核细胞216×10^6/L，多核细胞20.4%；腹水生化：腹水白蛋白8.7g/L，腹水糖7.17mmol/L。加强抗感染治疗，腹痛稍缓解后于3月28日转入北京某肝病专科医院，以慢加急性肝衰竭收入院治疗。入院后完善各项检查，确定诊断：慢加急性肝衰竭、自身免疫性肝炎（可能性大）、凝血功能障碍、高氨血症、肝硬化失代偿期、腹腔积液、腹腔感染、低蛋白血症、食管静脉曲张（轻度）、门脉高压性胃肠病、肾功能不全、胆汁淤积症、脂肪肝、高血压病3级、冠状动脉粥样硬化性心脏病、冠状动脉支架植入术后状态、2型糖尿病、胆囊炎、下肢静脉血栓形成（左侧股总静脉）、十二指肠溃疡（多发、A2期）、轻度贫血、血小板减少。积极保肝退黄、改善凝血、利尿、补充蛋白及营养支持治疗，复查胆红素仍持续升高，凝血功能无改善。因患者存在消化性溃疡A2期、糖尿病视网膜病变、心功能不全、心肌缺血等，应用激素及人工肝治疗风险高，病情无缓解。4月17日患者家属要求出院，4月23日为求治中医来诊。刻下症见：皮肤、巩膜黄染明显，颜色尚鲜明，高度乏力，嗜睡，腹胀，下肢肿，皮肤瘙痒明显，小便赤，大便颜色正常。

【既往史】糖尿病史25年，规律应用胰岛素治疗，血糖控制可；高血压病史20余年，规律口服降压药物，近期血压正常，未服用；冠心病史5年，并进行冠脉支架置入术，口服阿司匹林治疗；2年前因骨折行左侧股骨颈切开复位内固定术，当时行下肢彩超发现右下肢肌间静脉血栓，后停用阿司匹林，改为利伐沙班，近半月停用。

【舌脉】舌质暗，苔焦黑而燥，左弦细缓，右沉细弦，两尺弱。

【辅助检查】（2024年3月29日）乙肝五项：表面抗体及核心抗体阳性，丙肝抗体阴性；消化肿瘤标志物：AFP 69μg/ml，CA125 155U/ml，CA199 202U/ml。（2024年4月1日）腹部B超：弥漫性肝病表现，脂肪肝，肝外胆管稍增宽，胆囊壁水肿，胆囊息肉样变（多发），中量腹水；抗核抗体谱：dsDNA（++），Ro-52（+）。（2024年4月14日）血常规：WBC 2.77×10^9/L，HGB 98g/L，PLT 82×10^9/L，余正常；胃镜：食管静脉曲张（轻度），门脉高压性胃病，胃潴留，十二指肠降部溃疡（多发，A2期）。（2024年4月15日）生化：ALT 133U/L，AST 234U/L，TBIL 465μmol/L，DBIL 369.2μmol/L，TP 77.4g/L，ALB 30.3g/L，GLB 47.1g/L，A/G 0.64，BUN 6.51mmol/L，HCY 19.8μmol/L，Cr 83μmol/L，eGFR 60.7ml/min/1.73m^2，UA 203μmol/L，GLU 4.72mmol/L，K 3.36mmol/L，

LDH 290U/L，GGT 101U/L，ALP 160U/L，PA 56mg/L，TBA 252.2μmol/L，CHE 4473U/L，Mg 1.12mmol/L，α-L-岩藻糖苷酶：45U/L，RBP 9.8mg/L；凝血功能：凝血酶原时间18.3s，凝血酶原活动度31.4%，凝血酶原比率2.01R，凝血酶原国际标准化比率1.94INR，活化的部分凝血活酶时间50.8s，活化的部分凝血活酶时间比1.59R，纤维蛋白原含量0.95g/L，凝血酶时间25.7s，D-二聚体定量4.6μg/ml，纤维蛋白降解产物15.9mg/L。

【中医诊断】黄疸。脾运不健，肝脾失调，湿热瘀滞。

【西医诊断】慢加急性肝衰竭，自身免疫性肝炎（可能性大），凝血功能障碍，高氨血症；肝硬化失代偿期，腹腔积液，低蛋白血症，食管静脉曲张（轻度），门脉高压性胃肠病；肾功能不全；胆汁淤积症；脂肪肝；十二指肠溃疡（多发，A2期）；轻度贫血；血小板减少。

【治法】健脾疏肝，散结退黄。

【方药】茵陈30g，焦栀子12g，虎杖15g，柴胡12g，黄柏15g，黄芩15g，法半夏12g，菖蒲15g，太子参20g，浙贝母20g，生黄芪30g，全当归15g，赤芍45g，川黄连6g，制大黄6g，甘草6g。7剂，每日1剂，水煎服，日二服。

二诊（2024年4月30日） 家属代诉，身目黄染较前减轻，黄色鲜明，头晕，高度乏力改善，胃脘不适烧心，反酸，纳差，腹胀，小便黄赤，大便正常，1天1次，嗜睡，唤之可醒，口干，皮肤瘙痒减轻。舌暗红，苔薄黄腻。因患者未现场就诊，脉未触及。

【辅助检查】（2024年4月29日）肝肾功：ALT 103U/L，AST 112U/L，TBIL 365.4μmol/L，DBIL 274.7μmol/L，IDBIL 90.7μmol/L，TP 76.8g/L，ALB 29.7g/L，GLB 47.1g/L，A/G 0.63，BUN 5.22mmol/L，Cr 70μmol/L，UA 129μmol/L，GGT 49U/L，ALP 185U/L，PA 37.9mg/L，TBA＞180μmol/L，CHE 3593U/L，α-L-岩藻糖苷酶38U/L；血常规：RBC 2.94×10^{12}/L，HGB 107g/L，PLT 73×10^9/L，余正常。凝血七项：凝血酶原时间23.53s，凝血酶时间23.79s，纤维蛋白原1.27g/L，D-二聚体7.54μg/ml，活化部分凝血活酶时间88.43s，国际标准化比值1.89，纤维蛋白原降解产物16.37μg/ml，抗凝血酶Ⅲ17.66%；腹部CT：肝硬化，肝内密度不均，胆囊结石，胆囊炎，胆总管扩张，腹水。

【方药】茵陈30g，熟大黄6g，焦栀子10g，垂盆草30g，金钱草30g，鸡内金15g，煅瓦楞子30g，仙鹤草30g，浙贝母20g，白及6g，赤芍30g，生地黄10g，太子参20g，生黄芪30g，全当归15g，炒莱菔子30g，化橘红10g，泽兰9g，金银花9g。10剂，每日1剂，水煎服，日二服。

三诊（2024年5月11日） 家属代诉，身目黄染稍减，黄色鲜明，咳嗽无力，头晕，高度乏力改善，胃脘不适烧心，反酸，纳一般，腹胀稍减，小便黄赤，大便正常，1日1次，嗜睡改善，睡眠易醒，口干。舌稍暗红稍干，裂纹苔薄腻，脉未触及。

【辅助检查】（2024年5月10日）胸部CT：双肺支气管炎，双肺钙化灶，主动脉及冠状动脉硬化，冠状动脉支架后改变，考虑肝硬化腹水。凝血功能：活化部分凝血活酶时间108.98s，国际标准化比值1.91，凝血酶原时间23.72s，纤维蛋白原1.08g/L，凝血酶时间30.83s，纤维蛋白原降解产物20.23μg/ml，抗凝血酶Ⅲ18.01%，D-二聚体7.72μg/ml；血常规：RBC 3.17×10^{12}/L，HGB 115g/L，PLT 80×10^9/L，余正常；肝肾功：ALT 79U/L，AST 85U/L，TBIL 307.6μmol/L，DBIL 232.2μmol/L，IDBIL 75.4μmol/L，TP 74.4g/L，ALB 26.7g/L，GLB 47.7g/L，A/G 0.56，BUN 7.29mmol/L，Cr 73μmol/L，UA 222μmol/L，GGT 54U/L，ALP 186U/L，PA 24.6mg/L，TBA 154μmol/L，CHE 2725U/L。

【方药】茵陈30g，熟大黄6g，焦栀子10g，垂盆草30g，金钱草30g，鸡内金15g，煅瓦楞子30g，仙鹤草30g，浙贝母20g，白及6g，赤芍30g，生地黄30g，太子参20g，生黄芪30g，全当归20g，炒莱菔子30g，金银花9g，酒黄精10g，醋鳖甲30g（先煎），白芍20g，云芝30g。10剂，每日1剂，水煎服，日二服。

四诊（2024年5月20日） 家属代诉，身目黄染减轻，黄色鲜明，不咳嗽，起身坐起后稍喘，咽痛头晕，乏力明显，胃脘不适烧心及反酸减轻，纳差，腹胀稍有，小便黄，大便稍不畅，1日1次，睡眠易醒，口干减。舌稍暗红，苔薄腻，脉未触及。

【辅助检查】（2024年5月19日）肝肾功：ALT 66U/L，AST 96U/L，TBIL 241.4μmol/L，DBIL 187μmol/L，IDBIL 54.4μmol/L，TP 74.4g/L，ALB 23.6g/L，GLB 56.7g/L，BUN 7.29mmol/L，Cr 83μmol/L，UA 222μmol/L，GGT 60U/L，ALP 198U/L，PA 21.2mg/L，TBA 65.2μmol/L；血常规：RBC 3.41×10^{12}/L，PLT 86×10^9/L，余正常；凝血功能：活化部分凝血活酶时间75.4s，国际标准

化比值1.87，凝血酶原时间23.22s，纤维蛋白原1.13g/L，凝血酶时间29.93s，纤维蛋白原降解产物21.45μg/ml。

【方药】茵陈30g，熟大黄6g，焦栀子10g，垂盆草30g，金钱草30g，鸡内金15g，煅瓦楞子30g，仙鹤草30g，浙贝母20g，白及3g，赤芍30g，生地黄20g，太子参20g，生黄芪40g，全当归15g，炒莱菔子30g，金银花9g，醋鳖甲30g（先煎），白芍30g，红景天30g，生麦芽30g，云芝20g。10剂，每日1剂，水煎服，日二服。

五诊（2024年5月30） 家属代诉，气息平，咳嗽，白痰，身目黄染，黄色鲜明，头晕，乏力改善，胃脘不适，烧心及反酸稍有，纳可，腹胀明显，小便黄，大便正常，1日1次，精神可，睡眠易醒，口干口渴明显。舌稍暗红，舌前少苔，裂纹，脉未触及。

【辅助检查】（2024年5月29日）肝肾功：ALT 43U/L，AST 55U/L，TBIL 220.1μmol/L，DBIL 168.4μmol/L，IDBIL 51.7μmol/L，TP 75.4g/L，ALB 26.7g/L，GLB 48.7g/L，BUN 6.51mmol/L，Cr 83μmol/L，UA 272μmol/L，GGT 40U/L，ALP 182U/L，PA 25.2mg/L，TBA＞180.0μmol/L，CHE 1785U/L；血常规：RBC 3.17×10^{12}/L，PLT 97×10^9/L，余正常；凝血功能：活化部分凝血活酶时间86.59s，国际标准化比值1.8，凝血酶原时间22.44s，纤维蛋白原1.12g/L，凝血酶时间30.39s，纤维蛋白原降解产物19.45μg/ml，抗凝血酶Ⅲ21.43%，D-二聚体6.07μg/ml；胸部CT：双肺支气管炎，双肺钙化灶，主动脉及冠状动脉硬化，冠状动脉支架后改变。考虑肝硬化，肝内密度不均，腹水，结合临床必要时MRI。

【方药】茵陈30g，熟大黄3g，焦栀子9g，垂盆草30g，金钱草30g，鸡内金15g，煅瓦楞子30g，仙鹤草30g，浙贝母20g，白及3g，赤芍30g，生地黄30g，太子参20g，生黄芪30g，全当归15g，炒莱菔子60g，金银花9g，醋鳖甲30g（先煎），白芍30g，生麦芽30g，云芝20g，酒黄精10g，牡丹皮9g，生石膏15g（先煎）。14剂，每日1剂，水煎服，日二服。

六诊（2024年6月13日） 家属代诉，身目黄染，黄色稍暗，咳嗽，有黄痰，间断腹胀，住院4天，输注白蛋白，乏力改善，胃脘不适，烧心及反酸如前，纳可，小便黄，每日700～800ml，大便1.5日1次，意识清醒，心烦，睡眠欠佳，易醒，口干。舌稍暗红，裂纹，无苔脉未触及。住院时加服用利尿剂螺内酯及呋塞米。

【辅助检查】（2024年6月12日）肝肾功：ALT 19U/L，AST 32U/L，TBIL 184μmol/L，DBIL 133.4μmol/L，IDBIL 50.6μmol/L，TP 64.2g/L，ALB 24.6g/L，GLB 39.6g/L，BUN 6.78mmol/L，Cr 85μmol/L，UA 303μmol/L，GGT 21U/L，ALP 118U/L，PA 21.2mg/L，TBA＞180μmol/L，CHE 1276U/L；血常规：RBC 2.71×10¹²/L，HGB 99g/L，PLT 99×10⁹/L，余正常；凝血功能：活化部分凝血活酶时间77.96s，国际标准化比值1.6，凝血酶原时间19.75s，纤维蛋白原1.19g/L，凝血酶时间27.29s。

【方药】茵陈30g，熟大黄3g，焦栀子9g，垂盆草30g，金钱草30g，鸡内金15g，煅瓦楞子30g，仙鹤草30g，浙贝母20g，白及3g，赤芍45g，生地黄30g，太子参20g，生黄芪30g，全当归15g，金银花9g，白芍30g，醋鳖甲30g（先煎），生麦芽30g，云芝20g，百合30g，麦冬15g，金荞麦15g。14剂，每日1剂，水煎服，日二服。

七诊（2024年6月28日） 家属代诉，腹部膨隆明显，仰卧喘憋感，侧卧无憋感，腹胀，身目黄染，颜色偏暗黄，纳少，意识清醒，乏力稍有，咳嗽，有白痰，胃脘不适，反酸、烧心间断出现，小便黄，尿潴留，曾下尿管，现每日500ml，大便1.5日1次，颜色正常，睡眠欠佳，易醒，口干。舌稍淡暗红，苔薄腻润泽，脉未及。

【辅助检查】（2024年6月27日）肝肾功：ALT 19U/L，AST 36U/L，TBIL 185.3μmol/L，DBIL 138.0μmol/L，IDBIL 47.3μmol/L，TP 76.5g/L，ALB 25.2g/L，GLB 51.3g/L，BUN 10.56mmol/L，Cr 88μmol/L，UA 325μmol/L，GGT 24U/L，ALP 132U/L，PA 18.2mg/L，TBA 84.6μmol/L，CHE 1552U/L；血常规：RBC 3.1×10¹²/L，HGB 113g/L，PLT 130×10⁹/L，余正常；凝血功能示：活化部分凝血活酶时间58.24s，国际标准化比值1.46，凝血酶原时间18.22s，纤维蛋白原1.5g/L，凝血酶时间25.62 s，纤维蛋白（原）降解产物24.5μg/ml，抗凝血酶Ⅲ 18.36%，D-二聚体6.32μg/ml。

【方药】茵陈30g，熟大黄3g，焦栀子9g，垂盆草30g，金钱草30g，鸡内金15g，煅瓦楞子30g，仙鹤草30g，浙贝母20g，白及3g，赤芍30g，生地黄15g，太子参20g，生黄芪60g，全当归15g，金银花9g，白芍30g，醋鳖甲30g（先煎），生麦芽30g，茯苓60g，猪苓12g，半边莲30g，赤小豆30g，云芝20g。14剂，每日1剂，水煎服，日二服。

【按语】患者既往有疑似免疫性肝病的病史，此次临床诊断慢加急性肝衰竭，症状与中医所述急黄有相似之处。《诸病源候论·黄病诸候》中指出："脾胃有热，谷气郁蒸，因为热毒所加，故猝然发黄，心满气喘，命在顷刻，故云急黄也。有得病即身体面目发黄者，有初不知黄，死后乃身面黄者——得病但发热心战者，是急黄也。"该患者是在慢性肝病的基础上突然身目俱黄，是由湿热毒瘀互结，侵袭机体，蕴于脾胃，则脾胃升降受阻，影响肝胆疏泄，胆汁不循常道，外溢肌肤而发黄。临床应治以健脾疏肝，散结退黄。方选茵陈蒿汤以清热利湿退黄。茵陈、焦栀子、制大黄三药合用，利湿与泄热并进，通利二便，前后分消，湿邪得除，瘀热得去，黄疸渐退。患者苔焦黑而燥，属热极津枯，方中取黄芩、黄连、黄柏三药合用，清热解毒，快速清上、中、下三焦之热毒。另在方中加用虎杖。《药性论》曰虎杖"治大热烦躁，止渴，利小便，压一切热毒"，既可助黄芩、黄连、黄柏清热解毒以治热毒，又可助茵陈蒿汤利小便退黄。热毒侵袭机体，易耗气伤津，故选用太子参、生黄芪补气生津。太子参性平而偏凉，甘补微苦能泄，补中略兼清泄，功似人参，而药力甚弱，能补气生津，或兼热着更宜。黄芪生者微凉，补气生津，与太子参共奏补气生津之效，且偏凉，补气生津而不助邪。热毒伤津，易伤阴血，方选当归，气温味甘，甘能补润，辛温行散，主入肝、心经，兼入脾经，可破肝中恶血，养脾中新血，和血补血，以养不足之阴血。柴胡入肝胆经，为和解枢机的要药，可疏肝解郁，使体内外上下气机畅达，三焦通利，使气易顺、血易流、邪易祛。方中有当归补血养阴血，可防柴胡"劫肝阴"之弊。重度黄疸迄今为止仍是肝病治疗的难点，临床上转氨酶易降，黄疸难退。特别是对患有诸多疾病且有激素使用禁忌证者，西医学在对症、人工肝等治疗后，缺乏有效治疗手段。重度黄疸属于顽疾重苛，自古医家推崇使用重剂。近代张锡纯在《医学衷中参西录》中论及"用药以胜病为主，不拘分量之多少"，"所用之药本可除病，而往往服之不效，间有激动其病愈加重者，此无他，药不胜病故也。病足以当其药而绰有余力，药何以能除病"。故姚乃礼教授使用大剂量赤芍，《本草纲目》谓："赤芍药散邪，能行血中之滞。"赤芍苦寒，入肝经血分，善清泻肝火，泄血分郁热，可清热凉血，散瘀退黄。除上述药物之外，方还选用浙贝母解热毒、清肝火、退黄疸。法半夏、菖蒲化痰健脾利湿。甘草泻火解毒，调和诸药。纵观全方，全面考虑了湿、热、毒、瘀、痰等诸多病理因素，诸药合用，使脾健，肝疏，湿祛，热清，毒解，瘀化，痰消，黄退。患者服用中药1周，二诊时总胆红素从465 μmol/L降至365.4 μmol/L，取得了比较明显的退黄效果。

二诊黄疸明显减轻，高度乏力及皮肤瘙痒改善，仍下肢肿、腹胀，出现胃脘不适、反酸，焦黑而燥的舌苔消失，出现薄黄腻苔，舌仍暗红，口干同前。根据患者症状及舌苔变化，原方去掉黄柏、黄芩、黄连、虎杖等过于苦寒之品，改甘、淡、凉之垂盆草，微甘、微寒之金钱草，甘寒之金银花，三药合用，既可清热解毒、利水湿通淋退黄，加强茵陈蒿汤退黄之效；又可防止之前苦寒药物过多而伤及患者脾胃。另加用炒鸡内金运脾健胃，强化脾胃功能。化橘红理气宽中，健脾消食；炒莱菔子降气除胀，以健脾胃，改善患者腹胀之症。患者有十二指肠多发溃疡，尽管口服奥美拉唑，但仍出现胃脘不适、反酸，故加用煅瓦楞子制酸止痛，白及、仙鹤草收敛止血，消肿生肌，促进十二指肠溃疡恢复。仙鹤草又有脱力草之称，可补虚，减轻患者乏力之症。加甘苦寒之生地黄清热凉血，养阴生津，以防阴虚津伤。患者舌质暗红、口干、下肢肿，有瘀血、水湿内存，痰浊不明显，去掉柴胡、法半夏、菖蒲，加用泽兰通肝脾之血，利水消肿，可使瘀血祛，经络通，小便利，共收二功。全方合用，可清热利湿退黄而不伤脾胃，活血利水养阴而不伤正气，从而促进恢复。

三诊黄疸稍减，舌红稍干，苔薄腻有裂纹，伤阴之象明显，故去泽兰以防利水进一步伤阴，加重生地黄用量以加强养阴生津之力。另加质润甘之黄精。黄精作用和缓，为平补气阴之品，既滋阴润肺治患者咳嗽；又补肾益精，补脾益气，补不足之气阴。白芍微苦能补阴，可柔肝养血敛阴，再加鳖甲滋阴软肝散结，以软硬化之肝脏。所加三药均有滋阴之功，从而防止阴伤进一步加重。患者身目黄疸仍明显，加云芝健脾利湿、清热解毒，加强方中诸药退黄疸之力且不伤脾胃。

四诊总胆红素指标下降，乏力明显，纳稍差，起身后稍喘，口干减，余诸症平稳，阴伤减轻，故去黄精，另加红景天甘补苦泄，平而偏凉，补兼行散，益气活血，通脉平喘。加生麦芽健脾和胃消食以改善患者纳差之症，同时生麦芽兼具疏肝行气之功。

五诊总胆红素指标缓慢下降，转氨酶水平逐步恢复，腹胀明显，乏力改善，故去掉红景天，增加莱菔子用量，加强降气除胀之力，同时还可降气消痰。患者口干口渴明显，舌稍暗红，舌前少苔裂纹，伤阴再次明显，有化热之象，故加黄精，加强养阴之力；加生石膏清热泻火止渴；加牡丹皮和血、生血、凉血，亦能活血化瘀。

六诊转氨酶恢复正常，总胆红素水平降至184μmol/L，间断腹胀，故去莱菔子，防止应用日久，辛散耗气。咳嗽，有淡黄痰，心烦，睡眠不实，口干，舌稍暗红，无苔有裂纹，故去酒黄精、牡丹皮、生石膏，加金荞麦清热解毒祛痰，同时健脾除湿；加百合、麦冬质润甘补，寒可清泄，既可养阴润肺，又清养心神而除烦安神，同时麦冬还可益胃生津，养胃阴之不足。

七诊患者半月内病情发生变化，总胆红素水平维持不变，在服用利尿剂的同时腹水量增加，腹部膨隆，仰卧喘憋感，腹胀，口干，舌稍淡暗红，苔薄腻润泽。伤阴之象不显，故减轻生地黄用量；舌质稍淡暗，气虚明显，故加大生黄芪用量，以补气利水消肿。这种情况下黄芪用量要在60g以上。茯苓健脾利水渗湿，可治患者水肿尿少，如要取效，量亦要大；加猪苓、赤小豆、半边莲利水渗湿，加强利水消肿之功。半边莲利尿作用持久，一般需要30g以上，同时该药还可清热解毒，用于湿热黄疸。

因时间所限，只记录了患者的7次诊疗过程，患者目前仍在持续治疗中。纵观此案，患者存在激素禁忌证，无法应用激素治疗，因此家属放弃住院治疗，选择中药治疗。在2个多月的治疗过程中，患者的总胆红素从465μmol/L降至185.3μmol/L，转氨酶均恢复正常，取得了较好的临床疗效。

患者治疗总体分为两个阶段，第一阶段，湿、热、毒、瘀、痰互结，临床症状明显，实验室检测指标差，此时急者治其标，以祛其湿、热、毒、瘀、痰等诸多病理因素为主，以疏肝、益气健脾为辅，因此仅用药一周胆红素值就降至365.4μmol/L，实验室检测指标有了明显下降。至此治疗进入第二阶段，即肝脾与诸多病理因素治疗并重，既要益气健脾，养阴柔肝；又要清热利湿，解毒化痰，化瘀软坚；同时还要考虑诸多病理因素的相互影响。另外，患者病情较重，疗效也需缓图，因此用药剂量不宜过大，以防治疗过程中损伤正气，反而更难取效。

病案3 周某，男，48岁。2014年12月25日初诊。

【主诉】身黄、目黄、小便黄2月余。

【现病史】患者2012年11月在某医院发现肝硬化，未诊治。2014年10月4日因身目黄染入住齐齐哈尔市某医院，诊断为肝炎肝硬化，病毒性肝炎乙丙型重叠感染（重型）。住院治疗2周，同时开始抗病毒治疗，黄疸未消退出院。2014年11月5日因黄疸加重，再次入住该医院，查血常规：WBC 2.74×10⁹/L，HGB 85g/L，PLT 25×10⁹/L；肝功：TBIL 148.7μmol/L，DBIL 98.3μmol/L，IDBIL 50.4μmol/L，CHE 1061U/L，TBA 268.9μmol/L，ALT 44U/L，AST 78U/L，GGT 33U/L，PA 25mg/L；凝血：PT 26.7s，PTA 32.5%，INR 2.0，APTT 60.9s，FIB 0.73g/L，TT 35.9s；HBV-DNA 7.5E+06IU/ml；甲胎蛋白246IU/ml，CA199 76.25U/ml；乙肝大三阳。（2014年11月7日）凝血功能：PT 32.9s，PTA 24.6%，INR 2.41，APTT 82.4s，FIB 0.82g/L，TT 32.9s。（2014年11月17日）生化：TBIL 177.5μmol/L，DBIL 117.7μmol/L，IDBIL 59.8μmol/L，CHE 992U/L，TBA 182μmol/L，ALT 35U/L，AST 55U/L，GGT 24U/L，ALP 77U/L，PA 25mg/L，UA 90μmol/L，GLU 6.19mmol/L。B超肝脏弥漫性病变，肝硬化，脾厚6.36cm，肋下长6.2cm，脾静脉内径1.0cm，肝多发囊肿，胆囊炎，胆囊壁水肿，胰腺回声增强，腹水微量，肝区腹水1.14cm，下腹腹水1.96cm。治疗过程中出现发热，伴畏寒、寒战、咳嗽，咳少量白黏痰，经对症治疗未见明显好转。于2014年11月19日入住北京某肝病专科医院治疗，诊断为肝炎肝硬化，失代偿期，乙+丙型，慢加急性肝衰竭，腹水，腹腔感染，脾大，脾功能亢进，食管静脉曲张（中度）胃静脉曲张（2型），门脉高压性胃病，高氨血症，电解质紊乱（低钾血症）贫血，轻度，肺部感染，经抗病毒、抗感染等对症治疗腹腔感染好转，腹水消失，肝功能好转后出院。出院后患者为求中医治疗来诊。刻下症：精神差，乏力明显，身目黄染明显，色尚鲜明，口唇紫，纳少，间断恶心，小便赤黄，稍怕冷，大便黏滞，睡眠尚可。

【既往史】乙肝病史10余年，40年前因肠梗阻行开腹手术，术中输血史。

【舌脉】舌质淡，苔黄腻，舌下脉络瘀滞，脉沉弦。

【辅助检查】（2014年11月27日）凝血功能：PT 22.4s，PTA 36%，INR 1.96，APTT 61.6s，APTTR 2.02R，FIB 0.75g/L，TT 24.9s；生化：TBIL 113.4μmol/L，DBIL 52.9μmol/L，IDBIL 60.5μmol/L，ALB 28.1g/L，GLB 26.8g/L，CHE 954U/L，TBA 131μmol/L，ALT 34U/L，AST 55U/L，GGT 27U/L，ALP 59U/L，PA 20mg/L，UA 163μmol/L，GLU 4.51mmol/L，LDL1.24mmol/L；血常规：WBC 1.51×10⁹/L，

RBC 2.64 × 10^{12}/L，HGB 88g/L，PLT 41 × 10^9/L。AFP 71.43ng/ml，CA199 61.09U/ml；HCV-RNA 5.6E+02IU/ml，HBV-DNA 1.22E+05IU/ml；肝纤维四项：HA 379μg/L，LN 1015μg/L，PⅢNP 24μg/L，Ⅳ-Col 204μg/L；腹部B超：肝硬化，脾大（长20.8cm，厚7.8cm），脾静脉增宽1.1cm，胆囊壁增厚水肿，胆泥淤积，左肾钙化灶；腹部CT：肝硬化，脾大，侧支循环形成，腹水，肝右叶囊肿，胆囊炎，左肾结石。（2024年11月24日）胃镜：食管静脉曲张（中度），胃静脉曲张（2型），门静脉高压性胃病（轻度）。

【中医诊断】黄疸。气血虚损，湿热内蕴，脉络瘀滞。

【西医诊断】慢性肝衰竭，肝硬化，乙丙肝合并感染，凝血功能障碍，低蛋白血症。

【治法】补气血温阳，清湿热解毒，化瘀滞通络。

【方药】茵陈60g，熟大黄6g，栀子12g，垂盆草30g，鸡骨草30g，白英15g，瓦松15g，黑顺片6g（先煎），生黄芪60g，仙鹤草30g，赤芍30g，焦三仙各15g，鹿血2g，当归10g，甘草6g。28剂，每日1剂，水煎服，日二服。

二诊（2015年1月29日）精神尚可，乏力明显，身目黄染稍减，色尚鲜明，口唇紫，纳少，小便黄，不怕冷，腹胀，大便正常，睡眠尚可。舌淡，苔黄腻，舌下脉络瘀滞，脉沉弦。

【方药】茵陈60g，熟大黄6g，栀子12g，垂盆草30g，鸡骨草30g，白英10g，瓦松10g，黑顺片6g（先煎），生黄芪80g，仙鹤草30g，赤芍30g，焦三仙各15g，鹿血2g，当归15g，莪术18g，姜厚朴30g，甘草6g。28剂，每日1剂，水煎服，日二服。

三诊（2015年3月5日）精神可，乏力改善，身目黄染明显减轻，口唇紫，口苦，纳少，胸闷不适，小便黄，大便黏滞不爽，腹胀，睡眠尚可，小腿肿。舌淡红，苔黄腻，舌下脉络瘀滞改善，脉沉弦。

【辅助检查】血常规：WBC 1.65 × 10^9/L，RBC 2.88 × 10^{12}/L，HGB 98g/L，PLT 32 × 10^9/L；生化：TBIL 62.6μmol/L，DBIL 25.0μmol/L，IDBIL 37.6μmol/L，ALB 29.1g/L，GLB 25.6g/L，CHE 1393U/L，TBA 156.2μmol/L，ALT 69U/L，AST 104U/L，GGT 24U/L，ALP 63U/L，PA 49mg/L，UA 283μmol/L，GLU 5.48mmol/L，TG 1.83mmol/L，LDL 1.21mmol/L；凝血功能：PT 16.8s，PTA 57%，INR 1.48，

APTT 45.6s，APTTR 1.80R，FIB 0.89g/L，TT 24.9s；AFP 27.060 ng/ml，甲胎蛋白异质体L3＜1.00ng/ml，甲胎蛋白异质体比率阴性，CA199 48.3U/ml；HBV-DNA＜100IU/ml，HCV-RNA 5.31E+06IU/ml；腹部核磁：肝硬化伴多发再生结节形成，脾大，侧支循环形成，腹水，肝囊肿，胆囊炎，左肾囊肿。

【方药】茵陈40g，熟大黄6g，栀子12g，垂盆草30g，鸡骨草30g，白英10g，瓦松10g，黑顺片6g（先煎），生黄芪60g，仙鹤草30g，赤芍30g，焦三仙各15g，鹿血2g，当归15g，姜厚朴30g，茯苓40g，玉米须30g，黄芩10g，黄柏12g，瓜蒌30g，薤白12g。

四诊（2015年4月9日） 精神可，乏力明显，身目黄染如前，口唇紫，口苦，纳少，胸闷不适，小便黄，大便黏滞不爽，腹胀明显，小腿肿稍减，睡眠尚可。舌淡红，苔黄腻，舌下脉络瘀滞改善，脉沉弦。患者三诊后发现HCV-RNA再次升高，再次服用抗丙肝病毒药物，病毒转阴。

【辅助检查】血常规：WBC 1.86×10^9/L，RBC 2.89×10^{12}/L，HGB 99g/L，PLT 31×10^9/L；生化：TBIL 69μmol/L，DBIL 26.0μmol/L，IDBIL 43μmol/L，ALB 33.4g/L，GLB 25.4g/L，CHE 1261U/L，TBA 105.2μmol/L，ALT 46U/L，AST 51U/L，GGT 20U/L，ALP 61U/L，PA 47mg/L，UA 287μmol/L，GLU 5.94mmol/L；凝血功能：PT 17s，PTA 52%，INR 1.50，APTT 49.7s，APTTR 1.63R，FIB 0.92g/L，TT 23.4s。

【方药】茵陈50g，熟大黄6g，栀子12g，垂盆草20g，鸡骨草20g，黑顺片6g（先煎），生黄芪80g，仙鹤草30g，赤芍30g，焦三仙各10g，鹿血2g，当归12g，姜厚朴30g，茯苓50g，玉米须30g，黄芩10g，黄柏12g，瓜蒌30g，薤白12g。

五诊（2015年5月7日） 精神可，乏力明显，身目黄染明显改善，口唇紫，纳少，无胸闷，小便黄，大便正常，腹胀改善，小腿不肿，睡眠尚可。舌淡红，苔薄黄腻，舌下脉络瘀滞改善，脉沉弦。

【方药】茵陈30g，熟大黄6g，栀子12g，垂盆草20g，鸡骨草20g，生黄芪80g，仙鹤草30g，赤芍30g，焦三仙各15g，鹿血2g，当归12g，姜厚朴30g，水红花子30g，醋鳖甲20g（先煎），醋龟甲10g（先煎），生牡蛎30g（先煎）。

六诊（2015年6月4日）　精神可，乏力，身目黄染明显改善，口唇紫，咳嗽，咳黄白痰，纳少，小便黄，大便正常，腹胀改善，小腿不肿，睡眠尚可。舌淡红，苔薄黄腻，舌下脉络瘀滞改善，脉沉弦。

【辅助检查】血常规：WBC 3.15×10^9/L，RBC 3.51×10^{12}/L，HGB 104g/L，PLT 38×10^9/L；生化：TBIL 37.1μmol/L，DBIL 10.7μmol/L，IDBIL 26.4μmol/L，ALB 36.3g/L，GLB 24g/L，CHE 1836U/L，TBA 65.2μmol/L，ALT 30U/L，AST 36U/L，GGT 32U/L，ALP 67U/L，PA 139mg/L，UA 390μmol/L。

【方药】茵陈30g，熟大黄6g，栀子9g，垂盆草20g，生黄芪80g，仙鹤草30g，赤芍30g，焦三仙各15g，鹿血2g，当归12g，姜厚朴30g，醋鳖甲20g（先煎），醋龟甲10g（先煎），生牡蛎30g（先煎），化橘红15g，陈皮10g，鱼腥草20g，白花蛇舌草20g。

随诊　之后近10年，患者一直坚持中药汤剂治疗，根据情况常规每3个月调整一次处方，病情平稳。2016年12月患者在北京某医院诊断为肝癌，进行第1次介入消融手术。2018年12月诊断为肝癌复发，进行第2次介入消融手术。2020年9月诊断为肝癌复发，进行第3次消融手术。2023年9月诊断为肝癌复发，进行第4次介入消融手术。2024年7月26日患者复诊情况如下。

【辅助检查】（2024年7月23日）HBV-DNA＜1.00E+02IU/ml；血常规：WBC 5.03×10^9/L，RBC 5.28×10^{12}/L，HGB 167g/L，PLT 85×10^9/L；甲胎蛋白2.25ng/ml，甲胎蛋白异质体L3＜0.6ng/ml，甲胎蛋白异质体比率4.93%，异常凝血酶原7.55ng/ml；生化：TBIL 24μmol/L，DBIL 5.8μmol/L，IDBIL 18.2μmol/L，ALB 42.77g/L，GLB 26.69g/L，CHE 8777U/L，TBA 32.9μmol/L，ALT 22U/L，AST 28U/L，GGT 20U/L，ALP 65U/L，PA 232mg/L，UA 274.5μmol/L，GLU 12.11mmol/L；凝血功能：PT 12.00s，PTA 87.7%，INR 1.05，APTT 28.1s，FIB 2.4g/L，TT 19.4s；腹部核磁：肝脏介入术后改变，病灶无活性。肝硬化、脾大、副脾形成、门脉高压。脾脏两枚T2WI稍高及高信号影，考虑脉管瘤，建议定期复查。肝内多发囊肿，胆囊炎，双肾多发囊肿。

【按语】结合患者的症状、体征及舌脉，辨证属气血虚损、湿热内蕴，故以补气血温阳、清湿热解毒立法。患者黄疸仍明显，且黄色相对鲜明，故用经典退黄方剂茵陈蒿汤清热利湿退黄。因患者胆红素值高，故加大茵陈用量，以增强退黄之力。患者乙肝、丙肝合并感染，两者均属湿热疫毒，故用垂盆草、鸡骨草、白英、瓦松加强清热解毒之力，还可辅助利湿退黄。湿热疫毒为标，病本为气血虚，故用鹿血、当归养血补血。鹿血为血肉有情之品，能更好地增强补血之力。用大剂量黄芪补气，合鹿血、当归气血双补。因患者有阳气不足的表现，故加黑顺片补火助阳散寒，上助心阳以通脉，下补肾阳以益火，中温脾阳以健运，通行一身之阳气，有助于脏腑功能的恢复。但患者湿热疫毒表现明显，故剂量要小，以防助邪。患者纳少，故加焦三仙消积化滞、健脾胃。患者慢性肝衰竭，凝血功能差，加之舌下脉络瘀滞，故加赤芍、仙鹤草清热凉血，收敛止血；甘草调和诸药。诸药合用，既可以清湿热解毒以治其标，亦可补气血温阳以治其本，标本兼顾。

二诊患者乏力仍明显，身目黄染稍减，不怕冷，出现腹胀，舌脉如前，故增大黄芪、当归用量以加强补气血之力，减清热解毒之白英、瓦松量，加莪术行气活血通络，改善瘀滞；加厚朴下气除腹胀满。三诊乏力改善，出现口苦，胸闷不适，大便黏滞不爽，腹胀，舌下脉络瘀滞改善，故去莪术，以防久服伤气，减少茵陈及黄芪用量，加黄芩、黄柏清利中下焦湿热，加瓜蒌、薤白通阳宽中散结以除胸部不适。患者腹胀，检查出现腹水，故加茯苓、玉米须健脾利水渗湿。四诊乏力、腹胀更明显，余症如前，检查胆红素较前稍升高，HBV-DNA阴转，故去掉白英、瓦松，减少垂盆草、鸡骨草用量，增加茵陈、黄芪用量以更好地退黄、补气，增加茯苓用量以加强利水之力。五诊身目黄染明显改善，无胸闷，腹胀改善，小腿不肿，大便正常，舌淡红，苔薄黄腻，故去黑顺片、黄芩、黄柏、瓜蒌、薤白、茯苓、玉米须，加水红花子活血化瘀，软坚利水；加鳖甲、龟甲、生牡蛎软坚散结以治病之本。六诊患者外感后出现咳嗽，咳黄白痰，故加陈皮、化橘红理气健脾，燥湿化痰；加鱼腥草、白花蛇舌草，清热解毒，治肺热咳嗽。实验室检测结果胆红素明显下降，效不更方，余药续用。

患者前后在门诊持续治疗10年，至2016年患者发现肝癌时复查，肝功能除胆红素偏高外其余指标均正常，血小板升至 60×10^9/L 以上，凝血功能完全正常。之后肝癌复发3次，均介入消融治疗，坚持服用中药。2024年7月患者的复查指标除血小板偏低、TBIL稍高外，其他指标均正常。

纵观此案，慢性肝衰竭初治阶段气血虚与湿热盛均明显，此时的治疗应清湿热与补气血同时进行，标本兼治，不能有所偏颇，如先以大队苦寒药清利湿热，则更伤正气，患者无法耐受；如先扶助正气会助湿热，则湿热难清，故只有标本兼治，方能正气得扶，湿热得消。在患者湿热症状改善后，则侧重补气血及软坚散结以治病之本，后续的治疗更是根据患者寒热虚实的变化及疾病的变化不断调整用药，最终才能取得较好的临床疗效。

第十四章
肝囊肿

一、概述

肝囊肿是指肝脏上的囊泡状病变，是由单个细胞层排列的充满液体的肝脏常见良性占位性疾病，可以分为寄生虫性和非寄生虫性。前者以肝棘球蚴病为多见；后者包括先天性、创伤性、炎症性、肿瘤性，根据其数量又可分为单发性和多发性两种。肝囊肿属囊性病变，可视作长在肝脏实质内的小水泡，多为圆形或椭圆形，囊壁由含上皮细胞的组织构成，囊液多为无色或淡黄色的清亮液体。

（一）西医病因病理

1.先天发育异常

胚胎期受到各种不利因素的影响，肝内胆管和淋巴管发育异常，导致扩张现象的出现，引起先天性肝囊肿。单发性肝囊肿和多发性肝囊肿均与此有关。其中，单发性肝囊肿为非遗传性；多发性肝囊肿为遗传性病变，多伴有多囊肾。

2.胆汁潴留

主要是肝内胆管因炎症、水肿、瘢痕或结石阻塞等胆汁分泌增多，或胆汁潴留使得肝内胆管出现扩张现象引起囊肿。

3.肝脏外伤

肝脏轻微挫伤后可引起出血，由于肝被膜比较完整，少量出血可被局限在肝脏内形成液性包块。随着病程延长，里面的血细胞被吸收，形成囊性病变。此类囊肿囊壁为纤维组织，多为单发假性囊肿。

4.寄生虫感染

肝脏棘球蚴病，表现成囊肿的形态和回声。

（二）临床表现

肝囊肿的症状因类型、大小和位置而异。大多数肝囊肿体积很小，直径仅1~2cm，因此无症状或仅有轻微不适。然而，当囊肿体积增大或压迫重要组织时，可能出现腹胀、腹部不适等症状。此外，还可能出现皮肤、黏膜黄染等情况。

虽然单发性肝囊肿没有恶性潜力，但其危害仍不容忽视。体积较大的肝囊肿会占据肝脏内的空间，压迫周围的正常肝组织，导致该部位的正常肝组织变少。巨大的肝囊肿甚至可能导致某个肝叶完全萎缩，其他肝叶则出现代偿性肥大。此外，较大的肝囊肿更容易引发并发症，如自发性出血、细菌性感染、带蒂囊肿扭转或破裂及胆道梗阻等。

（三）西医诊断

肝囊肿主要依靠影像学检查进行诊断。影像学上肝囊肿多表现为单个或多个散在囊性病变，无囊壁及分隔，CT值为0~10HU，CT及MRI检查均无强化。

B超对肝囊肿的检出率可达98%，但在全面了解囊肿的大小、数目、位置及其与周围脏器关系方面，CT检查的指导作用明显优于B超。

（四）西医治疗

一般认为肝囊肿并不具有恶变倾向，对于偶然发现的无症状的较小肝囊肿，通常无需干预，但应对直径大于4cm的囊肿进行监测。可每6个月或12个月复查超声，监测囊肿的稳定性。如囊肿稳定2~3年，则无需进一步超声随访。以下几种情况的肝囊肿需及时处理。

1.囊肿继发感染

肝囊肿继发感染时，患者可有肝区疼痛、发热、血白细胞升高等炎性表现，应及时进行抗感染治疗。如对症保守治疗效果欠佳，应及时进行手术干预。

2.囊肿继发出血

少数肝囊肿的囊壁血管可自发性破裂，导致囊内出血。部分患者无明显症状，也有的患者会出现肝区剧烈疼痛，酷似急腹症，应及时就诊治疗。

3.巨大肝囊肿

少数肝囊生长速度过多，逐年增大，当囊肿直径超过10cm时，称为"巨大肝囊肿"。巨大肝囊肿可引起周围组织器官的压迫，带来一系列的临床不适症状，影响患者的生活和工作，可采用超声引导进行囊肿穿刺抽液，囊腔内注入适量无水乙醇，使囊腔闭合。此方法安全精准、创伤小、恢复快、并发症少，为患者首选。单发性巨大囊肿也可考虑切除，多发性囊肿可考虑部分肝切除术。

4.囊肿扭转

悬垂型肝囊肿临床甚为罕见。当悬垂型肝囊肿发生扭转时，患者会因病灶突然缺血而剧烈腹痛，手术可能是唯一有效的治疗方法。

（五）中医辨证论治

1.肝郁气滞

【临床表现】胁肋胀痛，或走窜不定，脘腹胀满，精神抑郁，善太息，大便不调。或伴月经不调、乳房胀痛，舌红苔白，脉弦。

【治法】疏肝理气。

【方药】柴胡疏肝散加减。

【组成】柴胡、枳壳、香附、川楝子、川芎、白芍、当归、炙甘草。

2.脾胃气虚

【临床表现】食欲不振，食入即饱或食后胀满，口不知味，大便溏稀，倦怠乏力，面色萎黄，舌淡或胖有齿痕，苔薄白，脉弱无力。

【治法】健脾益气和胃。

【方药】香砂六君子汤加减。

【组成】党参、白术、木香、扁豆、茯苓、薏苡仁、炙甘草。

3.湿热蕴结

【临床表现】右胁胀痛，或绞痛，恶寒发热，或热势较高，甚或出现黄疸，腹部可触及肿大的肝脏或有弹性的肿块，舌红，苔黄腻，脉弦滑而数。

【治法】清热利湿，活血解毒。

【方药】茵陈蒿汤合黄连解毒汤加减。

【组成】茵陈、金钱草、败酱草、连翘、蒲公英、栀子、大黄、黄连、黄芩、甘草、丹参、赤芍、川芎。

二、姚乃礼辨治经验

（一）对疾病的认识

中医学虽无肝囊肿病名，但根据临床表现及影像学诊断等特点，可将其归属于"胁痛""积聚""痰饮"等范畴。因脾胃虚弱，生化不足，脾土不能荣木，或情志不调，或劳累等导致肝气郁结，肝气失于条达，横逆犯脾胃，脾失健运，湿热内蕴，阻滞脉道，致气血运行不畅，肝络不通，气滞血瘀，湿热、瘀血积聚于肝而成囊肿。气滞则胀，血瘀则痛，湿浊内阻则脘腹满闷。正如《素问经注节解·病能论》指出，积聚"外中于寒，内伤忧怒，则气上逆，肝俞不通，凝血蕴裹不散，津液涩渗，著而不去，积乃成已"。《医宗必读·积聚》有云："积之成者，正气不足，而后邪气踞之。"若日久不愈，肝脾肾俱虚，不能化气行水，水液内积腹中而形成腹水；或因囊肿渐大，堵塞肝内脉络，或因病久，化热伤阴，湿热蕴结脾胃，郁蒸肝胆，均会影响肝胆疏泄功能，引起相应的病症。其基本病机为肝郁脾虚，湿热内蕴，肝络瘀阻。

（二）辨治思路

目前西医治疗本病系统相对完善，然而手术方法均有一定的创伤性，且复发率较高。中医药在肝囊肿的治疗方面效果良好，在避免手术带来创伤性的同时可有效降低复发率。姚乃礼教授认为，肝囊肿较小且无明显症状者可以暂时不用治疗，而对于肝囊肿需要治疗者应从以下4个方面进行调治。

（1）调和肝脏，健运脾胃，理顺气血：囊肿属于痞块之类，张洁古谓"壮人无积，虚人则有之"，故养正则积自除。五脏的气血津液均来源于脾胃对水食的代谢，调补脾胃则肝血、肝津生化有源，肝体得润而柔。肝囊肿内所藏囊液为悬饮，脾失健运为水液代谢失常、痰饮停聚的重要原因，健脾胃以复水液代谢之常，既可消散囊液，又可防其生成。其次，肝囊肿为肝脏本病，肝体阴而用阳，肝体柔润是肝脏功能得以正常发挥的前提，柔肝养肝，肝气正常升降，气血通调，利于囊肿的消散。

（2）清除湿热：囊肿为水液停积，利水化湿、清热化痰均是除积之法。

（3）活血化瘀：囊肿之产生必带来络脉的阻滞，引起血行瘀滞，宜养血和血活血，化瘀通络。

（4）软坚散结：囊肿为痞积之患，软坚散结是应有之义。治疗过程中要补而勿壅，滋而不腻，寒而勿凝，疏其气血，令其调达，而致和平。

（三）经验方——健脾调肝消囊汤

【治法】疏肝健脾，化瘀通络消积。

【组成】太子参30g，茯苓30g，炒白术15g，泽泻10g，桂枝3g，泽兰15g，丹参15g，醋莪术9g，当归12g，白芍10g，茵陈30g，柴胡9g，香附9g，生牡蛎30g（先煎），海藻15g。

具体方解及临床应用等详见本书第二章之"精拟验方，研制成药"。

三、病案实录

❀ 病案1　李某，女，81岁。2022年4月21日初诊。

【主诉】两胁胀痛3月余。

【现病史】患者于3个月前出现两胁胀满，右胁下坠感，于当地医院查腹部核磁：肝多发囊肿，大者8cm；胃镜：慢性萎缩性胃炎伴胆汁反流，胃息肉，活检良性。住院行胃息肉切除术。后服用摩罗丹、胃复春治疗。刻下症：进食后两胁胀满疼痛，右胁下坠感，站立时或进食后明显，纳可，无胃痛，无反酸烧心，入睡困难，多梦易醒，偶睡眠时惊叫，大便可，小便调。

【既往史】慢性萎缩性胃炎，胃息肉。

【舌脉】舌暗红，苔黄腻，脉左弦细滑，右脉滑。

【辅助检查】腹部核磁：肝多发囊肿，大者8cm。胃镜：萎缩性胃炎伴胆汁反流，胃息肉，活检良性。

【中医诊断】胁痛。脾虚湿蕴，肝络失养，气血瘀滞。

【西医诊断】慢性萎缩性胃炎，肝囊肿。

【治法】健脾化湿，调肝活血，化浊祛瘀。

【方药】当归15g，赤芍15g，白芍15g，丹参15g，醋莪术12g，太子参30g，茯苓30g，白术15g，浙贝母20g，醋延胡索15g，泽兰15g，龙骨30g（先煎），煅牡蛎30g（先煎），炒王不留行15g，水红花子15g，盐车前子30g（包煎），海藻15g。14剂，水煎服，日1剂。

二诊（2022年5月5日） 患者未至，家属代诊。近期感寒后出现鼻塞不通，有痰，痰色黄绿或白色，肠鸣、嗳气，纳食后胸脘痞胀，下肢浮肿，右胁下坠，食欲及睡眠改善。舌暗红，苔薄，中裂纹。

【方药】太子参20g，北沙参15g，茯苓20g，麸炒白术15g，浙贝母20g，麸炒枳实15g，黄芩15g，赤芍12g，白芍12g，丹参15g，醋莪术10g，法半夏12g，陈皮10g，盐车前子30g（包煎），黄芪15g，甘草6g。14剂。

三诊（2022年5月19日） 两胁胀痛、呃逆、肠鸣均缓解，右胁下坠感，入睡困难，多梦，易醒，梦中惊叫，下肢浮肿减轻，纳可，二便调。舌暗红，苔少中裂纹，脉弦滑，右寸显著。

【方药】地黄30g，白芍15g，当归12g，钩藤15g（后下），夏枯草12g，黄芩15g，麸炒枳实15g，麸炒白术20g，党参15g，茯苓20g，醋莪术10g，龙骨30g（先煎），牡蛎30g（先煎），牡丹皮12g，醋香附12g。14剂。

四诊（2022年6月23日） 两胁胀痛好转，右胁下坠感，纳可，寐欠安，入睡困难，多梦易醒，二便调。舌暗红，苔黄腻，舌下静脉紫暗，脉左细弦，右寸关弦滑。

【方药】党参15g，茯苓20g，白术15g，姜半夏12g，陈皮12g，炒酸枣仁30g，川芎10g，龙骨30g（先煎），牡蛎30g（先煎），知母12g，赤芍12g，白芍12g，浙贝母20g，莪术12g，丹参15g，甘草6g。21剂。

五诊（2022年7月28日） 两胁胀痛好转，右胁下坠感，纳可，眠欠安，入睡困难，多梦易醒，烘热多汗，二便调，舌暗红，脉左细弦，右寸关弦滑。

【方药】太子参20g，茯苓20g，白术15g，姜半夏12g，陈皮12g，炒酸枣仁30g，龙骨30g（先煎），牡蛎30g（先煎），白芍15g，莪术12g，丹参15g，甘草6g，黄芪20g，北沙参15g，麦冬15g，地黄30g，桑螵蛸15g。21剂。

六诊（2022年9月1日） 无胁痛，进食后两胁下坠，无胃胀胃痛，无反酸，时夜间咽干，晨起目眵增多，烘热多汗，纳可，夜寐欠佳，入睡困难，二便调。舌暗红，苔中黄腻，脉沉弦。健脾和胃，养阴清热，泻火安神。

【方药】太子参20g，茯苓15g，白术15g，地黄20g，北沙参15g，麦冬15g，莪术10g，藤梨根15g，炒酸枣仁30g，白芍15g，甘草10g，枳壳15g，黄柏15g，桔梗12g，黄连6g。14剂。

七诊（2022年9月22日） 两胁无不适，两胁下坠感明显减轻，口干多饮，情绪激动后易汗出，睡眠好转，二便调。腹部B超：肝囊肿多发，大者3cm。舌暗红，苔薄黄腻，脉沉弦。

【方药】太子参20g，茯苓15g，白术15g，地黄20g，北沙参15g，麦冬15g，莪术10g，藤梨根15g，白芍15g，甘草片6g，枳壳15g，桔梗12g，黄连6g，粉葛12g，生石膏20g。14剂。

【按语】张景岳云："胁痛之病，本属肝胆二经，以二经之脉皆循胁肋故也。然而心、肺、脾、胃、肾与膀胱亦皆有胁痛之病。"本案患者罹患慢性萎缩性胃炎并多发肝囊肿（大者8cm），症见进食后两胁胀满疼痛，右胁下坠感，舌暗红，苔黄腻，脉左弦细滑，右脉滑。此为脾虚运化不利，湿浊内停，肝络失养，气血瘀滞，而致气机不畅，为胀为痛，胀甚于痛。治宜健脾化湿，调肝活血，化浊祛瘀，调畅气机。

方以健脾通络解毒方合当归芍药散加减。太子参、白术健脾益气以和胃；当归、莪术、丹参、芍药、王不留行、水红花子、泽兰活血祛瘀以通络；茯苓、车前子利湿祛浊；延胡索疏肝理气以止痛；牡蛎、浙贝母、海藻化痰消积；龙骨、牡蛎镇静安神；甘草调和诸药。

二诊家属代诊。患者近期感冒，鼻塞，痰黄绿或白色，肠鸣、嗳气，纳食后胸脘痞胀，右胁下坠，下肢浮肿，食欲及睡眠改善。舌暗红，苔薄，中裂纹。此为肺脾气虚，运化不利，痰浊内停，从健脾化湿、疏肝利水论治。去当归、王不留行、水红花子、泽兰、延胡索、龙骨、牡蛎。加北沙参养阴清肺；枳实理气消胀；黄芩清化热痰；二陈汤燥湿化痰，理气和中；黄芪益气固表。

三诊两胁胀痛、嗳气、肠鸣均缓解，下肢浮肿减轻，仍有右胁下坠感，入睡难，多梦易醒，梦中惊叫。舌暗红，苔少中裂纹，脉弦滑，右寸显著。此为肝气郁滞，克伐脾土，从健脾平肝论治。拟生地黄、钩藤、夏枯草、黄芩、丹皮滋水涵木，疏清肝热；党参、白术健脾益气和胃；当归、莪术、芍药活血祛瘀通络；茯苓、车前子利湿祛浊；香附、枳实理气消胀止痛；龙骨、牡蛎镇静安神。

四诊胁痛渐平，寐仍不安，故以四君子合二陈汤、酸枣仁汤加减化裁，以健脾益气、利湿化浊、养血安神、清热除烦。

五诊两胁胀痛好转，右胁下坠感，入睡困难，多梦易醒，烘热多汗。舌暗红，脉左细弦，右寸关弦滑。仍宗前意化裁，加益胃汤养阴益胃。

六诊胁痛已无，进食后两胁下坠，时夜间咽干，烘热多汗，睡眠有所改善。舌暗红，苔中黄腻，脉沉弦。治宜健脾和胃，养阴清热，泻火安神。上方加黄连、黄柏清热泻火，藤梨根清热解毒。

七诊两胁无不适，两胁下坠感明显减轻，且肝囊肿较前明显缩小。故守前方以调理之。

本案病情复杂，观诸症，既有湿浊内阻之征，又有肝络瘀滞之象，病机为脾虚运化不利，湿浊内停，肝络失养，气血瘀滞，而致气机不畅，为胀为痛，胀甚于痛。治宜健脾化湿，调肝活血，化浊化瘀，条畅气机。使脾气健运，肝气条达，则气血通畅，湿浊消散，而痛止胀除，诸症自平。

【姚乃礼点评】本案以"胁痛"为主诉，乃慢性萎缩性胃炎伴胆汁反流合并肝囊肿，其症以肝脾不和为主，治疗以健脾通络解毒方加用活血祛瘀软坚散结之品。

❀ 病案2　张某，女，66岁。2021年5月26日初诊。

【主诉】发现肝囊肿3年。

【现病史】3年前检查发现多发肝囊肿，大者8cm左右，曾行2次微创手术，术后囊肿迅速长大。近日复查核磁：肝脏多发囊肿，大者44mm×46mm×43mm，腹腔少量积液。刻下症：睡眠欠佳，眠浅易醒，情绪急躁，纳可，二便调。

【舌脉】舌红苔腻，脉弦细。

【中医诊断】积病。肝郁脾虚，水停瘀结。

【西医诊断】肝囊肿。

【治法】疏肝理气，行水化瘀消积。

【方药】茯苓30g，猪苓10g，麸炒白术15g，泽泻10g，桂枝3g，玉米须30g，桃仁9g，牡丹皮10g，赤芍10g，乌药6g，当归10g，生牡蛎30g（先煎），玄参10g，皂角刺6g，茯神30g。14剂，日1剂，水煎服。

二诊（2021年6月9日）　睡眠稍改善，情绪急躁，纳可，二便可，舌红苔薄腻，脉弦细。

【方药】茯苓30g，猪苓10g，麸炒白术15g，泽泻10g，桂枝3g，玉米须30g，桃仁9g，牡丹皮10g，赤芍10g，乌药6g，当归10g，生牡蛎30g（先煎），玄参10g，茯神30g，红花3g，枳壳9g，醋香附9g，煅磁石30g（先煎）。14剂。

三诊（2021年6月23日）　睡眠可，情绪急躁改善，诉有耳蒙感半年，舌红苔薄腻，脉弦细。

【方药】茯苓50g，猪苓10g，麸炒白术15g，泽泻10g，桂枝3g，玉米须

30g, 桃仁9g, 牡丹皮10g, 赤芍10g, 乌药6g, 当归10g, 生牡蛎30g（先煎），玄参10g, 茯神30g, 煅磁石30g（先煎），车前草10g, 丝瓜络6g。14剂。

四诊（2021年7月7日） 睡眠可，情绪急躁改善，时有耳蒙感，舌暗红苔薄，脉弦细。

【方药】上方加延胡索6g、川芎6g、浙贝母20g，去车前草。14剂。

五诊（2021年7月21日） 睡眠可，情绪急躁改善，偶有右胁隐痛，时有耳蒙感，舌暗红苔薄，脉弦细。

【方药】上方加醋五灵脂6g、红花6g、枳壳6g、醋香附9g，去茯神。14剂。

六诊（2021年8月4日） 腹部B超未见异常。睡眠可，情绪可，胁痛好转，耳蒙感减轻，舌暗红苔薄，脉弦细。

【方药】上方去延胡索，茯苓减至30g，14剂。

【按语】本案患者为久病体虚，脾胃虚弱，脾失健运，肝失疏泄，水湿内停，湿阻脉道，气血运行不畅，气滞血瘀，日久湿瘀互结，聚结于肝内而成囊肿。辨证属肝郁脾虚，水停瘀结；治宜疏肝理气，行水化瘀消积。

方以健脾调肝消囊汤加减，以五苓散化气利水；桃仁、牡丹皮、赤芍活血化瘀通络；乌药疏肝行气；当归养血活血柔肝；玉米须清肝利水；生牡蛎、玄参、皂角刺软坚散结，消囊肿，且皂角刺之锋锐之气直达病所以溃坚；茯神宁心安神，兼以利水。

二诊睡眠稍改善，情绪急躁，故加醋香附、枳壳疏肝理气通络，加红花活血化瘀，煅磁石重镇安神助眠。三诊睡眠可，情绪急躁好转，耳蒙感已有半年，考虑为湿浊蒙蔽清窍而致，故加大茯苓用量，并加车前草以加强化湿行水之力，加丝瓜络以祛风通络，去红花、香附、枳壳。四诊耳蒙感好转，加延胡索、川芎活血化瘀，浙贝母化痰软坚散结，去车前草。五诊偶有右胁隐痛，时有耳蒙感，加醋五灵脂、红花活血止痛，醋香附、枳壳疏肝理气。六诊时复查腹部B超未见异常，胁痛好转，耳蒙感减轻，诸症悉平，宗原意巩固治疗。

本案患者肝囊肿多年，并行两次手术治疗但收效欠佳，以健脾调肝消囊汤加减调治3个月则囊肿尽消，可谓切中病机，效如桴鼓。

❀**病案3** 崔某，女，49岁。2022年8月17日初诊。

【主诉】间断两胁疼痛不适5年余。

【现病史】多年前检查发现多囊肝及多囊肾，5年来间断两胁疼痛不适。刻下症：两胁疼痛不适，胃脘胀痛，生气后明显，口苦，纳可，二便可，睡眠可。

【舌脉】舌红苔黄腻，脉弦滑。

【辅助检查】（2022年8月13日）腹部CT：多囊肝，最大11.3cm×9.7cm；多囊肾，肾脏病灶部分为复杂囊肿可能，较前无明显变化。肝肾功：GGT 50U/L，TBIL 31.05μmol/L，DBIL 7.45μmol/L，IDBIL 23.6μmol/L。

【中医诊断】积病。湿热内蕴，肝郁脾虚。

【西医诊断】先天性多囊肝，先天性多囊肾。

【治法】清热利湿，疏肝理气。

【方药】茵陈30g，垂盆草30g，金钱草30g，醋鸡内金15g，茯苓30g，猪苓10g，泽泻10g，炒白术10g，桂枝3g，柴胡12g，炒白芍12g，败酱草9g，当归10g，桃仁6g，丹皮9g，乌药6g，丝瓜络6g。28剂，日1剂，水煎服。

二诊（2023年2月1日）（2023年1月25日）胸腹部CT：右肺微小结节影，考虑多囊肝、多囊肾。肾脏病灶部分为复杂囊肿可能，较前肝内病灶部分病灶较前减小，大者8.9cm×6.6cm。两胁无不适，胃脘胀痛消失，口苦晨起明显，纳可，二便可，睡眠可，舌红苔薄黄腻，脉滑。

【方药】茵陈30g，垂盆草30g，金钱草30g，醋鸡内金15g，茯苓30g，猪苓10g，泽泻10g，炒白术10g，桂枝3g，柴胡12g，炒白芍12g，败酱草9g，当归10g，黄柏6g，炒苍术9g，川牛膝10g，薏苡仁30g，丝瓜络6g。28剂。

三诊（2023年11月13日）手足凉，眼睑肿，腿肿，晨起口苦，两胁胃脘无不适，纳可，二便可，睡眠可。舌红苔薄黄腻，脉滑。肝功：GGT 51U/L，TBIL 32.12μmol/L，DBIL 6.63μmol/L，IDBIL 25.49μmol/L。B超：多囊肾，双肾多发结石；多囊肝，大者8.02cm×7.1cm；胆囊体积小，壁欠光滑。

【方药】茵陈30g，垂盆草30g，金钱草30g，醋鸡内金60g，茯苓30g，猪苓12g，泽泻10g，炒白术10g，桂枝6g，荷叶30g，海金沙30g（包煎），生地黄10g，玉米须30g，牡蛎30g（先煎），丝瓜络6g。28剂。

四诊（2024年1月8日）手足凉，眼睑不肿，腿肿减轻，晨起口苦，两胁胃脘无不适，纳可，二便可，睡眠可，舌红苔薄腻，脉滑。

【方药】茵陈30g，垂盆草30g，金钱草30g，醋鸡内金60g，茯苓30g，猪苓10g，泽泻12g，炒白术10g，桂枝6g，荷叶30g，夏枯草30g，海金沙30g（包煎），牡蛎30g（先煎），浙贝母30g，丝瓜络6g，大腹皮15g。28剂。

五诊（2024年4月17日）（2024年4月15日）B超：肝脏体积增大，失去正常形态，内可见多个大小不等的无回声，较大约5.69cm×5.83cm，考虑多囊肝；脾略大；多囊肾，最大8.71cm×5.88cm，左肾7.87cm×4.76cm。肝功：TBIL 25.2μmol/L，DBIL 8.37μmol/L。尿常规：白细胞（＋）。血常规正常，甲功正常。手足凉，眼睑不肿，腿肿减轻，无口苦，两胁胃脘无不适，纳可，二便可，睡眠可，舌红苔薄黄白腻，脉滑。

【方药】茵陈30g，垂盆草30g，金钱草30g，醋鸡内金15g，茯苓30g，猪苓10g，泽泻12g，炒白术10g，桂枝6g，荷叶30g，夏枯草30g，牡蛎30g（先煎），浙贝母30g，丝瓜络6g，金银花6g，连翘10g，泽兰9g，盐黄柏6g。28剂。

【按语】本案患者两胁疼痛不适多年，盖由情志不畅，肝气郁结，肝失疏泄，脾失运化，气机郁滞，湿热内蕴，致气血运行不畅，湿热瘀毒聚结肝内而成囊肿。辨证属湿热内蕴，肝郁脾虚；治宜清热利湿，疏肝理气。

方以姚乃礼教授经验方健脾调肝消囊汤加减，以大队清热利湿药茵陈、金钱草、垂盆草、败酱草清热利湿；五苓散化气利水；当归、白芍养血活血柔肝；桃仁、牡丹皮活血化瘀通络；柴胡、乌药疏肝行气；叶天士云"初病在经，久痛入络"，肝郁气滞，病久入络者可以配用通络法，故以丝瓜络通络。

二诊复查肝囊肿有所减小，两胁疼痛不适及胃脘胀痛均已缓解，故去桃仁、丹皮、乌药，加四妙散（《成方便读》）以加强利湿之功。三诊手足凉，眼睑肿，下肢肿，加大鸡内金用量至60g，以鸡内金甘平，不仅补脾健胃，尚能消积化瘀，化经络之滞；加大桂枝剂量以温通经脉，助阳化气行水；加生牡蛎、海金沙软坚散结，荷叶升清泄浊，玉米须清肝利水，生地黄滋阴涵木，以防诸药寒凉伤阴。去四妙散、败酱草之清利湿热寒凉之品，去柴胡、白芍、当归。四诊患者眼睑肿缓解，下肢肿减轻，加夏枯草、浙贝母化痰软坚散结，大腹皮行气宽中，行水消肿。去生地黄以免生湿，去玉米须。五诊诸症悉平，复查B超肝囊肿明显减小，鸡内金减至15g，加金银花、连翘、泽兰、黄柏清热利湿，活血行水。去海金沙，继续巩固治疗。

本案患者为先天性肝囊肿及肾囊肿，囊肿数量多且较大，治疗比较棘手，结合症状舌脉，以其湿热重故尔，故在治疗过程中主要以清利湿热为主，并疏其气血，令其调达，而致和平，遂收佳效。该患者未能坚持服药，倘若坚持服药，疗效更佳。

第十五章
慢性胆囊炎

一、概述

慢性胆囊炎一般是由长期存在的胆囊结石导致的胆囊慢性炎症；或由急性胆囊炎反复发作，迁延而来。临床表现差异较大，可表现为无症状、反复右上腹不适或腹痛，也可出现急性发作。典型腹部超声检查表现为胆囊壁增厚（壁厚≥3mm）、毛糙，合并胆囊结石可表现为胆囊内强回声及后方声影。根据胆囊内是否存在结石，分为结石性胆囊炎与非结石性胆囊炎。

（一）西医病因病理

胆囊结石是慢性胆囊炎的主要病因，慢性结石性胆囊炎占所有慢性胆囊炎的90%～95%。结石可导致胆囊管反复梗阻，并造成胆囊黏膜损伤，出现反复的胆囊壁炎症反应、瘢痕形成和胆囊功能障碍。当胆囊或胆管出现结石嵌顿、梗阻时，可能导致肠源性细菌感染。慢性胆囊炎的病原菌主要来源于肠道，致病菌种类与肠道细菌基本一致。另外，感染肠道细菌可经胆管至胆囊，亦可由血液或淋巴途径到达胆囊。寄生虫、病毒感染也是少数慢性胆囊炎的病因，如蛔虫、梨形鞭毛虫和人类免疫缺陷病毒等。胆囊排空障碍也是慢性胆囊炎发病的重要因素，胆囊排空障碍导致排空时间延长，胆囊内胆汁淤积，胆囊增大，逐渐出现胆囊壁纤维化及慢性炎症细胞浸润。胆囊壁血管病变、大型非胆道手术，以及败血症、休克、严重创伤等重症疾病，都可能造成长期的胆囊黏膜缺血和局部炎症反应、坏死。某些原因致胆汁酸代谢障碍时，胆盐长期的化学性刺激、胰液反流亦可引起化学性慢性胆囊炎症。

慢性胆囊炎的早期病理检查往往未显示有炎细胞浸润，轻度炎症反应的证据为圆形细胞浸润和纤维组织沉着，早期慢性胆囊炎胆汁检查常常未发现有细菌感染。慢性胆囊炎由于结缔组织增生和组织水肿使胆囊壁增厚，全层间有淋巴细胞浸润。胆囊内含黏液、沉积物、胆沙、砾沙或结石，后期肌层被纤维组织所代替，胆囊壁增厚、僵硬、瘢痕化和萎缩，有时胆囊管被纤维性肿块所梗阻。

（二）西医诊断

1.临床表现

（1）症状：多数慢性胆囊炎患者无明显症状，无症状者约占所有患者的70%。慢性胆囊炎患者较为常见的症状是反复发作的右上腹不适或右上腹痛，其发作常与油腻饮食、高蛋白饮食有关。此外，慢性胆囊炎患者常伴有胆源性消化不良，表现为嗳气、饭后饱胀、腹胀和恶心等症状。

（2）体格检查：多数慢性胆囊炎患者可无任何阳性体征，少数患者体格检查可发现右上腹压痛或叩痛。

（3）并发症：当出现慢性胆囊炎急性发作时，表现为急性胆囊炎相应的症状和体征；并发胆源性胰腺炎时，可出现急性胰腺炎相应的症状和体征。

2.影像学诊断

（1）腹部超声：常规腹部超声检查是诊断慢性胆囊炎最常用、最有价值的检查方法。慢性胆囊炎腹部超声检查主要表现为胆囊壁增厚（壁厚≥3mm）、毛糙。

（2）CT：CT检查能良好地显示胆囊壁增厚，但不能显示 X 线检查为阴性的结石。CT检查对慢性胆囊炎的诊断价值与腹部超声相似。

（3）MRI：MRI检查在评估胆囊壁纤维化、胆囊壁缺血、胆囊周围组织水肿、胆囊周围脂肪堆积等方面均优于CT检查，主要用于鉴别急、慢性胆囊炎。在腹部超声检查显示胆囊病变不清晰时，可选用MRI检查。

（三）西医治疗

对于慢性胆囊炎患者，应按是否有症状、是否有并发症分别进行个体化治疗。治疗目标为祛除病因、缓解症状、预防复发、防治并发症。

1.饮食调整

慢性结石性胆囊炎的发病与饮食及肥胖有关。建议规律、低脂、低热量膳食，并提倡定量、定时的规律饮食方式。

2.缓解胆源性消化不良症状

慢性胆囊炎患者嗳气、腹胀、脂肪餐不耐受等消化功能紊乱症状常见。有胆源性消化不良症状者宜补充促进胆汁合成和分泌的消化酶类药物，如复方阿嗪米特肠溶片。其含有利胆成分阿嗪米特，可高效地促进胆汁合成和分泌，同时增强胰酶的活性，促进吸收碳水化合物、脂肪和蛋白质；还含有3种胰酶及二甲硅油，能有效促进消化，快速消除腹胀。亦可应用米曲菌胰酶片等其他消化酶类药物治疗，同时可结合茴三硫等利胆药物促进胆汁分泌。合并有不同程度上腹部疼痛者，可加用钙离子通道拮抗剂缓解症状。匹维溴铵为临床常用的消化道钙离子通道拮抗剂，可用于治疗胆道功能紊乱有关的疼痛。其直接作用于Oddi括约肌表面的钙离子通道，从而缓解Oddi括约肌痉挛，改善胆道系统的压力梯度。

3.缓解胆绞痛症状

胆绞痛急性发作期间应予禁食及有效的止痛治疗。来自国外的循证医学证据推荐治疗药物首选NSAID（如双氯芬酸和吲哚美辛）或镇痛剂（如哌替啶）。需要注意的是，这些药物并不改变疾病转归，且可能掩盖病情，因此需密切观察病情变化，一旦无效或疼痛复发，应及时停药。因吗啡可能促使Oddi括约肌痉挛进而增加胆管内压力，故一般禁用。

4.抗感染治疗

慢性胆囊炎患者通常不需要使用抗生素。如出现急性发作，建议首先采用经验性抗菌药物治疗，在明确致病菌后应根据药物敏感试验结果选择合适的抗菌药物进行目标治疗。如病因为寄生虫或病毒感染，需进行驱虫或抗病毒治疗。

5.外科治疗

（1）手术适应证：慢性胆囊炎患者在内科治疗的基础上，如出现以下表现，则需考虑外科治疗：①疼痛无缓解或反复发作，影响生活和工作；②胆囊壁逐渐增厚达4mm及以上，或胆囊壁局部增厚或不规则疑似胆囊癌；③胆囊壁呈陶瓷样改变；④胆囊结石逐年增多和增大或胆囊颈部结石嵌顿，合并胆囊功能减退或障碍。

（2）合并胆囊息肉的手术适应证：胆囊息肉中最常见的良性息肉是腺瘤。

研究表明，胆囊息肉越大，胆囊癌的发生率越高，直径≥1cm的胆囊息肉癌变率高达50%。故直径≥1cm的胆囊息肉伴或不伴胆囊结石的患者，不论有无症状，均建议行胆囊切除术。

（3）常见并发症的处理：①慢性胆囊炎急性发作：慢性胆囊炎急性发作时会导致胆囊内胆汁淤积合并感染，如果感染未能及时控制，胆囊壁会出现坏疽，最终可导致胆囊穿孔，临床上可出现感染性休克症状，危及生命，此时应以外科治疗为主。②急性胆源性胰腺炎：对于急性胆源性胰腺炎伴胆总管梗阻、胆管炎的患者，宜行经内镜逆行性胰胆管造影术（ERCP）、经皮穿刺肝胆管引流术或其他手术治疗。对于急性胆源性胰腺炎伴胆囊结石、胆囊炎的患者，宜尽早行胆囊切除，防止急性胰腺炎复发。③Mirizzi综合征：Mirizzi综合征的解剖成因是胆囊管与肝总管伴行过长或胆囊管与肝总管汇合位置过低，临近胆囊壶腹（Hartmann袋）的结石压迫肝总管或胆总管，炎症反应反复发作可导致胆囊肝总管瘘管，胆囊管消失，结石部分或全部堵塞肝总管，治疗以外科手术为主。④结石性肠梗阻：结石性肠梗阻约占所有肠梗阻的1%，是胆囊与肠道间形成瘘管（以胆囊十二指肠瘘最为常见，占68%），结石通过瘘管进入肠道所致，多于回盲部发生肠梗阻，治疗以外科干预解除梗阻为主。⑤胆囊癌：胆囊癌是慢性胆囊炎、胆囊结石最为严重的并发症。除了临床表现（如右季肋区疼痛、包块、黄疸等）和实验室检查以外，胆囊癌诊断主要依赖影像学检查，包括腹部超声、CT、MRI和内镜超声等。由于胆囊癌预后较差，高度怀疑胆囊癌的患者无论是否存在症状，均应预防性切除胆囊。

（四）中医辨证论治

1.肝胆气滞证

【临床表现】右胁胀痛，心烦易怒，厌油腻，时有恶心，饭后呕吐，脘腹满闷，嗳气，舌质淡红，舌苔薄白或腻，脉弦。

【治法】疏肝利胆，理气解郁。

【方药】柴胡疏肝散。

【组成】柴胡、川芎、香附、陈皮、枳壳、芍药、炙甘草。

【加减化裁】疼痛明显者，加延胡索、郁金、木香；腹部胀满者，加厚朴、草豆蔻；口苦心烦者，加黄芩、栀子；恶心呕吐者，加代赭石、莱菔子；

伴胆石者，加鸡内金、金钱草、海金沙。

2.肝胆湿热证

【临床表现】胁肋胀痛，晨起口苦，口干欲饮，身目发黄，身重困倦，脘腹胀满，咽喉干涩，小便短黄，大便不爽或秘结，舌质红，苔黄或厚腻，脉弦滑数。

【治法】清热利湿，利胆通腑。

【方药】龙胆泻肝汤。

【组成】龙胆、黄芩、山栀子、泽泻、木通、车前子、当归、生地黄、柴胡、甘草。

【加减化裁】伴胆石者，加鸡内金、金钱草、海金沙；小便黄赤者，加滑石、通草；大便干结者，加大黄、芒硝、莱菔子、六神曲。

3.寒热错杂证

【临床表现】胁肋胀痛，恶寒喜暖，口干不欲饮，晨起口苦，恶心欲呕，腹部胀满，大便溏泄，肢体疼痛，遇寒加重，舌质淡红，苔薄白腻，脉弦滑。

【治法】疏利肝胆，温脾通阳。

【方药】柴胡桂枝干姜汤。

【组成】柴胡、桂枝、干姜、栝楼根、黄芩、生牡蛎、炙甘草。

【加减化裁】腹痛较甚者，加川楝子、延胡索、赤芍；久泄，完谷不化者，加补骨脂、赤石脂、马兰草；恶心呕吐甚者，加姜半夏、姜竹茹、紫苏叶。

4.气滞血瘀证

【临床表现】右胁胀痛或刺痛，胸部满闷，喜善太息，晨起口苦，咽喉干涩，右胁疼痛夜间加重，大便不爽或秘结，舌质紫暗，苔厚腻，脉弦或弦涩。

【治法】理气活血，利胆止痛。

【方药】血府逐瘀汤。

【组成】桃仁、红花、当归、生地黄、牛膝、川芎、桔梗、赤芍、枳壳、炙甘草、柴胡。

【加减化裁】胁痛明显者，加郁金、延胡索、川楝子；口苦者，加龙胆、黄芩、栀子；脘腹胀甚者，加厚朴、木香、莱菔子。

5.肝郁脾虚证

【临床表现】右胁胀痛，腹痛欲泻，体倦乏力，腹部胀满，大便溏薄，喜善太息，情志不舒加重，纳食减少，舌质淡胖，苔白，脉弦或弦细。

【治法】疏肝健脾，柔肝利胆。

【方药】逍遥散。

【组成】柴胡、当归、白芍、炒白术、茯苓、炙甘草、薄荷、煨姜。

【加减化裁】右胁胀痛者，加郁金、川楝子、青皮；急躁易怒者，加香附、钩藤；腹胀明显者，加厚朴、枳实。

6.肝阴不足证

【临床表现】右胁部隐痛，两目干涩，头晕目眩，心烦易怒，肢体困倦，纳食减少，失眠多梦，舌质红，苔少，脉弦细。

【治法】养阴柔肝，清热利胆。

【方药】一贯煎。

【组成】北沙参、麦冬、当归、生地黄、枸杞子、川楝子。

【加减化裁】心烦失眠者，加柏子仁、夜交藤、炒酸枣仁；急躁易怒者，加栀子、青皮、珍珠母；右胁胀痛者，加佛手、香橼；头目眩晕者，加钩藤、菊花、白蒺藜。

7.脾胃气虚证

【临床表现】右胁隐痛，体倦乏力，胃脘胀闷，纳食减少，肢体困倦，舌质淡白，苔薄白，脉缓无力。

【治法】理气和中，健脾和胃。

【方药】香砂六君子汤。

【组成】党参、炒白术、茯苓、法半夏、陈皮、木香、砂仁、炙甘草。

【加减化裁】脘腹胀甚者，加枳实、厚朴、槟榔；纳食减少者，加神曲、鸡内金。

二、姚乃礼辨治经验

（一）对疾病的认识

中医学无胆囊炎之病名，常将其归属于"胁痛""胆胀""胆瘅"范畴。

姚乃礼教授认为本病多由嗜食肥甘厚味及嗜酒，或情志不畅，或外感湿热而诱发。日久脾失运化，蕴生湿热，肝胆失于疏利，胆胃不和，湿热阻遏肝胆气机，渐及瘀血阻络，阴液暗耗，气阴两虚，而致缠绵难愈。除肝郁脾虚、湿热壅阻为本病主要病理机制外，胆囊壁的血管病变致血络瘀滞亦是造成胆囊炎慢性化、反复化的重要因素。

（二）辨治思路

本病临床多见右胁疼痛，或隐痛，或胀痛，或刺痛，连及后背，口苦口干，恶心欲吐，大便或干，或黏滞不畅。胁痛是慢性胆囊炎临床常见症状，故缓解疼痛是治疗本病的重要目的。治疗多以疏肝健脾利胆、清热利湿为主，行气化瘀、养阴通络亦是常用治法。且慢性胆囊炎急性发作时多有热象，要注重加大清热解毒利湿药的力量。此外，姚乃礼教授强调饮食调护的重要性，宜饮食有节、规律，忌生冷、油腻、辛辣食物，防止过饥过饱。并注重调畅情志，生活起居有常。

1.肝郁脾虚，湿热内蕴

【临床表现】右胁胀痛或刺痛，痛引肩背，过食油腻、辛辣、刺激之品或生气后加重，脘腹胀满，口苦，善太息，舌稍红，苔黄微腻，脉弦滑。

【治法】疏肝健脾利胆，清热利湿。

【方药】柴胡12g，黄芩15g，白芍20g，法半夏12g，党参15g，茯苓15g，白术15g，醋延胡索15g，金钱草30g，醋鸡内金20g，木香10g，黄连10g，竹茹12g，甘草6g。

【方解】柴胡、木香疏肝解郁、行气止痛，尤以郁金善解血分之郁，可行气、解郁、破瘀；金钱草、黄芩、黄连、竹茹清热化湿利胆；白芍柔肝缓急止痛；延胡索理气止痛；党参、茯苓、白术健脾益气化湿，甘草和中。诸药合用，则肝气疏，胆腑通，湿热清，痛自解。

2.肝郁脾虚，气滞血瘀

【临床表现】右胁刺痛，时作时止，脘腹胀痛，遇怒加重，胸闷，善叹息，口苦咽干，舌暗红，苔薄白，脉弦涩。

【治法】疏肝健脾，行气化瘀。

【方药】当归15g，白芍30g，太子参20g，茯苓20g，麸炒白术15g，柴胡

12g，木香10g，黄连10g，厚朴花10g，麸炒枳实12g，桂枝6g，丹参30g，醋延胡索15g，蜜甘草10g。

【方解】本方由逍遥散化裁而成。方中当归、白芍养血柔肝，缓急止痛；柴胡疏肝解郁，使肝气得以调达；太子参、白术、茯苓、甘草健脾祛湿，使运化有权，气血有源；木香、枳实疏肝理气；厚朴花芳香开胃；黄连清热利湿；桂枝通阳散寒；丹参、延胡索活血行气止痛。

3.肝阴不足，脾虚湿阻

【临床表现】右胁隐痛，时作时止，脘腹胀满，双目干涩，口燥咽干，舌红有裂纹，苔薄腻，脉弦细滑。

【治法】健脾化湿，养阴通络。

【方药】太子参20g，茯苓20g，豆蔻12g，地黄20g，白芍15g，赤芍15g，丹参15g，炒苍术12g，黄芩15g，当归15g，橘络15g，焦槟榔10g，厚朴花15g，甘草6g。

【方解】方以太子参、茯苓、苍术益气健脾利湿助运；豆蔻温中焦之阴，湿为阴邪，得温则化，得阳则宣；生地黄滋肾水以涵木；赤芍、白芍、当归、丹参养血活血柔肝，通络止痛；橘络通络散结；黄芩清泻肝火；厚朴花芳香开胃；焦槟榔消食导滞；甘草调和诸药。

【加减化裁】胁痛重者，加川楝子；便秘者，加熟大黄、虎杖；热盛者，加炒栀子；热盛伤津者，加天花粉、白茅根；纳谷不馨者，加鸡内金、山楂、神曲、麦芽；血瘀者，加桃仁、赤芍、姜黄；恶心呕吐者，加竹茹、旋覆花、生代赭石；伴见发热者，加生石膏、连翘、金银花；伴有结石者，加金钱草、鸡内金。

三、病案实录

❁ 病案1　丁某，男，36岁。2023年9月21日初诊。

【主诉】两胁胀痛15年，加重5年。

【现病史】15年来两胁胀痛间断发作，食后加重，伴口苦口干，近5年加重。刻下症：两胁胀痛，食后加重，口苦口干，急躁易怒，眼干怕光，纳可，眠浅易醒，大便黏滞，小便黄。

【既往史】罹患乙肝30余年，服富马酸替诺福韦酯数年。

【舌脉】苔白腻微黄，舌前部无苔，中裂纹。脉左沉细滑，右沉弦细。

【辅助检查】（2023年3月22日）腹部超声：胆囊炎。

【中医诊断】胁痛。肝阴不足，脾虚湿阻。

【西医诊断】慢性胆囊炎，慢性乙型病毒性肝炎。

【治法】健脾化湿，养阴通络。

【方药】太子参20g，茯苓20g，豆蔻12g，赤芍15g，白芍15g，地黄15g，丹参15g，炒苍术12g，焦栀子10g，黄芩15g，当归15g，橘络15g，醋延胡索20g，厚朴花15g，焦槟榔12g，甘草6g。14剂，日1剂，水煎服。

二诊（2023年10月12日） 两胁胀痛明显缓解，食后偶有不适，口苦口干好转，急躁易怒，眼干怕光，眠浅易醒，二便尚调。苔白腻微黄，舌前部无苔，中裂纹，脉左沉细滑，右沉弦细。

【按语】胁痛病证，临床较多见，症状简明，而病情却较复杂，可以出现于多种疾病，因此治疗方法亦多种多样。但扼其要领，亦确有理可寻，需详辨之。

本案患者病程较长，既有慢性胆囊炎，又有慢性乙型病毒性肝炎病史。湿热疫毒之邪久羁，伤及正气，脾虚不运，肝失疏泄，肝阴不足，脾虚运化不利，湿浊内停，气机升降失常，气机不通，阻碍气血通畅，则为痛为胀，故见两胁胀痛、口苦口干、急躁易怒、大便黏滞、小便黄诸症，日久影响心神，而见寐不安。

治宜健脾化湿，养阴通络。方以太子参、茯苓、苍术益气健脾，利湿助运；豆蔻温中焦之阴，湿为阴邪，得温则化，得阳则宣；生地黄滋肾水以涵木；黄芩、焦栀子清泻肝火；赤芍、白芍、当归、丹参、延胡索养血活血柔肝，行气止痛；橘络通络散结；厚朴花、焦槟榔疏肝理气，消食导滞；甘草益气健脾，调和诸药。治疗胁痛不能拘泥于"六腑以通为用"，应结合辨证以"补"。同时，由于久病不愈，肝经亏虚，胆肝相为表里，应重点在于柔肝。肝体柔和，胆气通降，则其病自可向愈。

【姚乃礼点评】本案辨为脾虚湿阻，肝阴不足。何以辨之？临证时需要脉症合参。脾虚湿阻可理解，胁胀而食后加重、大便黏滞等皆是脾虚湿阻之症。其症有口苦口干，尤以眼干怕光，急躁易怒，脉沉细而弦，舌前部无苔而中有裂纹，皆是阴虚之象，所以当有阴虚为患。治疗宜健脾化湿，适当配合养阴之品，如生地黄、当归、赤芍、白芍等，并注意豆蔻、厚朴花等理气药的应用，防止过燥，减少辛燥之品的应用。

❀ 病案2 赵某，女，59岁。2022年8月18日初诊。

【主诉】间断右胁及胃脘隐痛2年余。

【现病史】进食后右胁及胃脘隐痛，偶右胁胀痛，连及后背，食欲可，只能进食素食，不欲吃肉、甜食或水果，饥饿感明显，无胃胀，无反酸烧心，口干，无口苦，气短，运动后缓解，畏寒，鼻痒，鼻部出油，脱发，易上火，耳痒，咽喉异物感，平素眠尚可，服中药后易失眠，二便调。

【既往史】抑郁状态，甲状腺结节，乳腺结节，肺结节。

【舌脉】舌淡红，边齿痕，苔黄腻，右脉沉弦，左弦。

【辅助检查】（2022年3月）B超：胆囊壁毛糙。（2021年12月）胃镜：CSG。

【中医诊断】胁痛。肝郁脾虚，气机郁滞。

【西医诊断】慢性胆囊炎，慢性浅表性胃炎。

【治法】疏肝解郁，健脾化湿。

【方药】麸炒苍术12g，醋香附12g，麸炒神曲15g，川芎10g，焦栀子10g，北柴胡12g，法半夏12g，龙骨30g（先煎），牡蛎30g（先煎），黄芩12g，郁金15g，合欢花15g，甘草6g。14剂，日1剂，水煎服。

二诊（2022年9月1日） 右胁及胃脘隐痛较前明显缓解，现可进食肉食、甜食及水果。咽部异物感、畏寒、乏力、口干等较前好转，仍鼻痒，易有饥饿感，夜寐易醒，体重增加。舌淡有齿痕，苔微黄腻，脉关弦滑而短。

【方药】麸炒苍术12g，川芎10g，醋香附12g，麸神曲15g，焦栀子10g，黄连6g，北柴胡12g，黄芩12g，龙骨30g（先煎），牡蛎30g（先煎），党参15g，茯苓15g，石菖蒲15g，郁金12g，合欢花15g，甘草6g。14剂。

三诊（2022年9月15日） 无胃痛，餐后偶有右胁胀痛，可进食甜食、肉类，夜寐易醒，醒后难入睡，咽中有痰较前好转。舌淡暗，齿痕，苔黄厚腻。右脉沉弦细滑，左脉沉细弦滑。

【方药】法半夏12g，竹茹12g，麸炒枳实15g，龙骨30g（先煎），牡蛎30g（先煎），陈皮12g，麸炒苍术12g，关黄柏15g，川芎10g，醋香附12g，焦栀子10g，党参15g，北柴胡12g，黄芩15g，麸神曲15g，甘草6g。14剂。

【按语】本案患者间断右胁及胃脘隐痛2年余，连及后背，妨碍进食，结合舌脉，辨证属脾运不利，肝失疏泄，气机郁滞，以致虽感饥饿但却多种食物不能进，心情抑郁，影响心神。治宜疏肝解郁，健脾化湿，理气和胃，养心安神。

方以越鞠丸合柴胡加龙骨牡蛎汤化裁。越鞠丸出自《丹溪心法》，有疏肝解郁、理气消痞之功效。香附行气解郁以治气郁，川芎活血祛瘀以治血郁，栀子清热泻火以治火郁，苍术燥湿运脾以治脾郁，神曲消食导滞以治食郁。柴胡加龙骨牡蛎汤疏肝泻胃，镇惊安神。郁金、合欢花舒郁安神。诸药合用能使气机流畅，五郁得解，心神得养，故获佳效。

脾主升清，胃主降浊，脾运不利，肝失疏泄，气机郁滞，则影响脾胃升降，扰乱心神，为形成本病之关键，故治疗肝气犯胃之胁痛胃脘痛必须理气以顺其所。越鞠丸是治疗郁证的代表方剂，也是治疗肝胆脾胃病的重点方剂，在本案的应用中疗效显著。

【姚乃礼点评】本案为慢性胆囊炎及慢性浅表性胃炎引起之胁痛、胃痛，与一般胁痛、胃痛不同之处在于本案同时兼有抑郁的表现。肝胆脾胃病合并抑郁症在临床上常见，常有肝郁的表现，肝脾不调是其病机特点之一。本案以越鞠丸合柴胡龙骨牡蛎汤为主治疗，取得较好的疗效。

病案3 杨某，男，46岁。2023年3月16日初诊。

【主诉】右胁肋窜痛4年余。

【现病史】患者4年余前生气后出现右胁肋窜痛，之后胁肋窜痛间断出现，立春后尤为明显，夏天有所缓解。情绪急躁、情绪波动后疼痛加重，进食辛辣后胃痛，餐后胃胀明显。纳可，痤疮样皮疹，口腔溃疡反复发作，晨起口干口苦，咽喉发痒，易出汗，怕冷且怕热，小腹冷。大便日1次，头干后稀，小便赤，灼热痛，入睡困难，眠浅易醒。

【舌脉】舌淡暗，苔薄黄腻，右弦滑尺弱，左弦细滑。

【辅助检查】2021年及2022年B超均提示胆囊壁增厚毛糙。2021年胃镜提示慢性浅表性胃炎。

【中医诊断】胁痛。脾虚肝火内郁。

【西医诊断】慢性胆囊炎，慢性浅表性胃炎。

【治法】健脾化湿，清火安神。

【方药】清半夏12g，党参15g，黄连10g，黄芩12g，牡丹皮12g，木香10g，黄柏12g，炒酸枣仁30g，制远志15g，茯苓20g，白术15g，龙骨30g（先煎），牡蛎30g（先煎），桔梗12g，莲子心6g，甘草6g。14剂，日1剂，水煎服。

二诊（2023年4月13日） 右胁肋窜痛明显缓解，情绪急躁好转，无胃痛，食多胃胀，口腔溃疡未再发作，晨起口干口苦，咽喉稍有发痒，出汗好转，小腹冷。二便尚调，入睡可，眠浅易醒。舌淡暗，苔微黄腻，脉右弦滑，左弦细滑。上方去桔梗、莲子心，加山药15g。14剂。

【按语】本案患者胁痛明显，症状复杂，且病情每于立春后明显，盖因春季属木，肝亦属木，春气通肝，肝木逢春气偏旺。其脉左细右弦，舌淡苔黄，为肝旺脾虚之象。四诊合参，证属脾虚运化不利，肝火内郁，引动胃火，心神不安。

治宜健脾化湿，清火安神。方取仲景半夏泻心汤，以调和之；茯苓、白术合党参健脾化湿；丹皮、黄柏清泻肝火胃火，酸枣仁、远志、木香养心安神；龙骨、牡蛎重镇潜阳安神；莲子心清心安神；桔梗引诸药到达病所。

二诊诸症明显缓解，诸火渐平，故去莲子心、桔梗，加山药扶正。

【姚乃礼点评】本案之胆囊炎所致胁痛以脾虚胃火上炎立论。其辨证分析，特别是以半夏泻心汤治疗，与临床实际相符。患者口干口苦、尿赤而热、口腔溃疡，均为胃火所致，不可用黄芪之类。莲子心一味对胃火引起的口腔溃疡尤为适用，可供参考。

❀**病案4** 李某，男，52岁。2023年9月21初诊。

【主诉】右胁间断疼痛1年余。

【现病史】1年余前进食过量油腻食物后出现右胁疼痛，胀痛连及右后背，伴恶心呕吐，呕吐物为胃内容物，反酸，口苦，无发热，无腹泻，呕吐后右胁疼痛减轻，至当地医院就诊。腹部超声提示胆囊壁毛糙，胆囊壁胆固醇结晶，考虑胆囊炎，对症治疗后症状缓解。1年余来，右胁疼痛间断发作，多于进食过饱或进食油腻食物后出现，故前来就诊。刻下症：右胁疼痛，胀痛，间断发作，进食油腻食物后症状明显，时反酸，口苦，口臭，自觉困倦懒动，食欲可，睡眠正常，小便黄，大便黏滞不畅，每日一行。

【舌脉】舌淡红，体胖大，边齿痕明显，苔黄厚腻，脉左关沉弱，右寸关弦滑尺弱。

【既往史】慢性乙型病毒性肝炎（大三阳）30年，半年前开始口服富马酸丙酚替诺福韦，一日1片，每日1次，HBV-DNA＜40IU/ml。

【西医诊断】慢性胆囊炎，慢性乙型病毒性肝炎。

【中医诊断】胁痛。脾虚肝郁，痰湿瘀阻夹热。

【治法】健脾疏肝，化痰祛湿，活血化瘀兼清热。

【方药】党参15g，白术15g，茯苓20g，甘草6g，柴胡12g，黄芩12g，黄连6g，法半夏12g，瓜蒌15g，竹茹12g，浙贝母20g，丹参15g，莪术10g，陈皮12g，鸡内金15g，金钱草30g。14剂，每日1剂，水煎服，早晚分服。

二诊（2023年10月19日） 右胁疼痛缓解，仍进食油腻食物后出现，连及右后背，时嗳气，无反酸，口苦及口臭减轻，困倦减轻，食欲可，睡眠多梦，小便黄，大便时不成形，每日1~2次。舌淡红略暗，边齿痕，苔薄黄腻，脉左沉细滑，右弦滑。证治同前。

【方药】党参15g，茯苓20g，白术15g，甘草6g，柴胡12g，黄芩12g，黄连10g，延胡索15g，白芍20g，旋覆花12g（包煎），木香10g，法半夏12g，竹茹12g，浙贝母20g，鸡内金20g，金钱草30g。14剂，每日1剂，水煎服，早晚分服。

【按语】患者胆囊结石病史1年余，饮食不节，嗜食膏粱厚味，致脾失健运，精微物质化生受到影响，病理产物出现，痰湿内蕴，肝胆疏泄失常，胆腑不通，胆汁郁滞而发病，即"土壅木郁"，表现为胸胁胀痛，胃脘痞满，口苦口臭，身体困倦等症。本案治疗时以六君子汤、小陷胸汤合小柴胡汤化裁为主。治疗肝胆之病，须兼顾脾胃，以防肝木太盛，侮而乘之，故用六君子汤健脾补气，和中化痰；小陷胸汤辛开苦降，清热化痰；小柴胡汤通利少阳枢机，恢复肝胆疏泄之功。三方合用，健脾土、平肝气、宽胸散结，痛得消。另患者胆囊结石病史，故用柴胡、金钱草、鸡内金，共同发挥疏肝利胆、清热利湿、化瘀排石的功效。

病案5 田某，女，57岁。2010年1月29日初诊。

【主诉】右后背胀痛反复发作2年余。

【现病史】2年余前因进食生冷油腻食物后出现右后背胀痛，时伴右胁下胀痛，情绪波动时症状加重，嗳气，胃脘胀，无恶心呕吐，无反酸烧心，无发热，至当地医院就诊，诊断慢性胆囊炎，予对症治疗。症状反复发作，特来就诊。刻下症：后背胀痛，进食油腻食物后发作，时连及右胁及胃脘，嗳气频，咽部异物感，自觉有痰不易咳出，无反酸烧心，无恶心呕吐，心烦易怒，食欲正常，睡眠一般，大便干结，2~3日一行，自行服用蜂蜜水通便，小便正常。

【舌脉】舌淡暗，苔白厚腻，脉弦滑。

【辅助检查】近日腹部超声：慢性胆囊炎。

【西医诊断】慢性胆囊炎。

【中医诊断】胆胀。肝胃不和，气滞痰阻。

【治法】疏肝和胃，理气化痰。

【方药】柴胡12g，当归15g，赤芍12g，白芍12g，法半夏12g，厚朴花10g，茯苓20g，紫苏梗10g，旋覆花10g（包煎），石菖蒲12g，郁金12g，合欢皮45g，枳壳12g，生姜10g，炙甘草6g。14剂，每日1剂，水煎服，早晚分服。

二诊（2010年2月10日） 后背胀痛减轻，无胁痛，时胃脘胀满，进食后加重，仍嗳气，无反酸烧心，无恶心呕吐，自觉乏力，心烦不安，食欲可，睡眠可，大便难，2~3日一行，干结，小便正常。舌淡暗胖，边齿痕，苔白，中根部白厚腻，脉沉弦细。证治同前.

【方药】柴胡12g，生白术60g，茯苓30g，太子参30g，法半夏12g，厚朴花10g，旋覆花10g（包煎），紫苏梗10g，石菖蒲10g，远志10g，合欢皮45g，焦槟榔10g，莱菔子10g，炙甘草6g。14剂，每日1剂，水煎服，早晚分服。

【按语】患者为中老年女性，右胁胀痛多于饮食不节、情志失调时发作，伴嗳气频发、咽部异物感等胃气上逆、痰气郁结之症，肝气不舒，心烦易怒，腑气不通，大便干结，舌质暗，脉弦，据症、舌、脉诊为胁痛，证属肝胃不和，气滞痰阻。故初诊时用逍遥散、四逆散、半夏厚朴汤合方化裁。逍遥散疏肝健脾；四逆散凡肝郁气滞、肝脾不和所致四肢厥逆、胸胁脘腹疼痛均可加减使用；半夏厚朴汤降逆化痰，主治咽中如有物阻，咯吐不出；再加石菖蒲、郁金药对，行气化瘀，诸药合用，共奏疏肝和胃，理气化痰之功。

胆为六腑之一，以通降为顺，治应以通为主，患者大便干结难解，亦为腑气不通之象，故二诊时用生白术健脾通便，加焦槟榔、莱菔子行气导滞，通大便，腑气通则胃气得降。

❀ **病案6** 严某，女，74岁。2009年12月30日初诊。

【主诉】右上腹隐痛反复3个月。

【现病史】3个月前无明显诱因出现右上腹隐痛，伴胃胀，进食后腹痛加重，无恶心呕吐，至某医院就诊，诊断慢性胆囊炎，予对症治疗后好转。之后右上腹痛反复发作，特来就诊。刻下症：右上腹部隐痛，胀满，进食后加重，无恶心呕吐，无反酸烧心，时嗳气，无发热，乏力，手足怕凉，食欲不振，睡眠一般，大便成形，每日一行，小便调。

【舌脉】舌暗胖，舌底络脉迂曲，苔薄白腻，脉沉细。

【西医诊断】慢性胆囊炎。

【中医诊断】胁痛。肝脾不调，气滞血瘀。

【治法】疏肝健脾，理气活血化瘀。

【方药】柴胡12g，当归15g，白芍30g，炒白术15g，太子参20g，茯苓20g，桂枝6g，干姜6g，木香10g，枳实12g，法半夏12g，厚朴花10g，延胡索12g，炙甘草10g。14剂，每日1剂，水煎服，早晚分服。

二诊（2010年1月27日） 右上腹隐痛减轻，胃胀缓解，无嗳气，无反酸烧心，仍畏寒，受凉后脐周胀痛，腰痛，大便干，3日一行，食欲一般，睡眠尚可。证治同前。

【方药】柴胡12g，生白术30g，茯苓20g，桂枝6g，干姜6g，枳实15g，白芍30g，炙甘草10g，法半夏12g，党参12g，焦槟榔10g，肉苁蓉30g，当归15g。14剂，每日1剂，水煎服，早晚分服。

【按语】经云"凡十一脏取决于胆"。胆内藏相火，火能生土，故能温煦胃阳，助脾胃运化水谷。该案患者为老年女性，证见右上腹隐痛，纳呆食少，手足怕冷，慢性胆囊炎久治不愈，中阳不运，土壅木郁，疏泄失常，故治疗在逍遥散疏肝健脾基础上加桂枝、干姜，取张仲景柴胡桂枝干姜汤之意，平调寒热，恢复脾胃肝胆通降疏泄之气机。伴胃胀，加木香、枳实，健脾行气止痛；时嗳气，舌苔白腻，加法半夏、厚朴花，化痰降逆除满；用延胡索行气活血止痛。二诊时上腹疼痛及胃胀、嗳气减轻，但大便干，故炒白术改用生白术，健脾通便；加用焦槟榔消食导滞；当归、肉苁蓉补肾养血，润肠通便。

第十六章
胆囊结石

一、概述

发生在肝内胆管、肝外胆管（胆总管）及胆囊的结石统称为胆结石或胆石症，本篇主要讲述胆囊结石。胆囊结石的形成源于异常的胆汁成分，分成胆固醇结石或以胆固醇为主的混合性结石和胆色素结石，我国胆固醇结石占70%以上。

（一）西医病因病理

在我国，胆囊结石主要的发病危险因素包括油腻饮食、肥胖、脂肪肝、糖尿病、高血压、高脂血症、缺乏运动、不吃早餐和胆囊结石家族史等。低纤维、高能量饮食可增加胆汁胆固醇饱和度，加快结石形成；某些药物，如头孢曲松、避孕药等可导致胆囊结石形成；体质量快速减少，如不合理的减肥方法，可能易导致胆囊结石形成。结石可导致胆囊管反复梗阻，并造成胆囊黏膜损伤，出现反复的胆囊壁炎症反应、瘢痕形成和胆囊功能障碍。

（二）临床表现

1.症状

多数胆囊结石患者无明显症状，无症状者约占所有患者的70%。随着腹部超声检查的广泛应用，患者多于常规健康体格检查时发现胆囊结石，此时既无明显症状又无阳性体征，但部分患者未来可能会出现症状。

慢性胆囊结石患者较为常见的症状是反复发作的右上腹不适或右上腹痛，其发作常与油腻饮食、高蛋白饮食有关。少数患者可能会发生胆绞痛，系由结石嵌顿于胆囊颈部或胆囊管诱发胆囊、胆道平滑肌及 Oddi 括约肌痉挛收缩而引起，常在饱食或油腻饮食后发作，表现为右上腹或上腹部持续疼痛伴阵发性加剧，可向右肩背部放射，如嵌顿结石因体位变动或解痉等药物解除梗阻，则绞痛即可缓解。此外，胆囊结石患者常伴有胆源性消化不良，表现为嗳气、饭后饱胀、腹胀和恶心等症状。

2.体格检查

多数慢性胆囊炎、胆囊结石患者可无任何阳性体征，少数患者体格检查可发现右上腹压痛或叩痛。

（三）西医诊断

除临床表现外还应参影像学诊断。常规腹部超声检查是诊断胆囊结石的首选检查方法。如临床高度怀疑胆囊结石而腹部超声检查阴性者，建议行MRI、内镜超声或CT检查。

（1）腹部超声：常规腹部超声检查是诊断胆囊结石最常用、最有价值的检查方法，对胆囊结石诊断准确率可达95%以上。Meta分析显示，腹部超声检查诊断胆囊结石的灵敏度为97%，特异度为95%。胆囊结石的表现为出现胆囊内强回声及后方声影。内镜超声对常规腹部超声检查未发现的胆囊微小结石有较高的检出率。研究报道，52.4%的常规腹部超声检查阴性的胆绞痛患者再行内镜超声检查可发现胆囊结石。

（2）CT：CT检查能良好地显示胆囊壁增厚，但不能显示X线检查阴性的结石。CT检查对慢性胆囊炎的诊断价值与腹部超声相似，但对胆囊结石的诊断不具优势。Meta分析报道，CT诊断胆囊结石的准确率为89%。多能谱CT是一种新型CT，可提供以多种定量分析方法与多参数成像为基础的综合诊断模式，脂/水基物质图和单能量图能很好地显示X线阴性结石并可分析其结石成分，明显优于传统CT。

（3）MRI：磁共振胰胆管成像（MRCP）可发现腹部超声和CT检查不易检出的胆囊和胆总管小结石。

（四）西医治疗

对于胆囊结石患者，应按是否有症状、是否有并发症分别进行个体化治疗。治疗目标为祛除病因、缓解症状、预防复发、防治并发症。

1.饮食调整

胆囊结石及慢性结石性胆囊炎的发病与饮食及肥胖有关。建议规律、低脂、低热量膳食，并提倡定量、定时的规律饮食方式。

2.口服药物溶石治疗

无症状的胆囊结石患者可不实施治疗。有症状的患者如不宜手术，且腹部超声检查评估胆囊功能正常、X线检查胆固醇结石阴性，可考虑口服溶石药治疗。常用的药物为熊去氧胆酸（UDCA）。UDCA是一种亲水的二羟胆汁酸，能抑制肝脏胆固醇的合成，显著降低胆汁中胆固醇、胆固醇酯和胆固醇的饱和指数，有利于结石中胆固醇逐渐溶解。推荐UDCA剂量≥10mg/（kg·d），应连续服用6个月以上。若服用12个月后腹部超声检查或胆囊造影无改善，即应停药。

3.缓解胆源性消化不良症状

胆囊结石患者常见嗳气、腹胀、脂肪餐不耐受等消化功能紊乱症状。有胆源性消化不良症状者宜补充促进胆汁合成和分泌的消化酶类药物，如复方阿嗪米特肠溶片。亦可应用米曲菌胰酶片等其他消化酶类药物治疗，同时可结合茴三硫等利胆药物促进胆汁分泌。合并有不同程度上腹部疼痛者，可加用钙离子通道拮抗剂缓解症状。匹维溴铵为临床常用的消化道钙离子通道拮抗剂，可用于治疗胆道功能紊乱有关的疼痛，其直接作用于Oddi括约肌表面的钙离子通道，缓解Oddi括约肌痉挛，改善胆道系统的压力梯度。

4.缓解胆绞痛症状

胆绞痛急性发作期间应予禁食及有效的止痛治疗。国外的循证医学证据推荐治疗药物首选NSAID（如双氯芬酸和吲哚美辛）或镇痛剂（如哌替啶）。但国内尚缺乏相关临床研究，临床上仍以解痉药常用，包括阿托品、山莨菪碱（654–Ⅱ）和间苯三酚等。需要注意的是，这些药物并不改变疾病转归，且可能掩盖病情，因此需密切观察病情变化，一旦无效或疼痛复发，应及时停药。因吗啡可能促使Oddi括约肌痉挛，进而增加胆管内压力，故一般禁用。

5.外科治疗

（1）手术适应证：目前尚缺乏对无症状胆囊结石患者行预防性胆囊切除的随机对照研究，鉴于无症状胆囊结石患者未来较低的症状和并发症发生率，建议在充分评估胆囊壁的前提下对无症状患者随访观察，不推荐行预防性胆囊切除术。慢性胆囊炎患者在内科治疗的基础上如出现以下表现，则需考虑外科治疗：①疼痛无缓解或反复发作，影响生活和工作者；②胆囊壁逐渐增厚达

4mm及以上，或胆囊壁局部增厚或不规则疑似胆囊癌；③胆囊壁呈陶瓷样改变；④胆囊结石逐年增多和增大，或胆囊颈部结石嵌顿，合并胆囊功能减退或障碍。

（2）合并胆囊息肉的手术适应证：胆囊息肉中最常见的良性息肉是腺瘤。研究表明，胆囊息肉越大，胆囊癌的发生率越高，直径≥1cm的胆囊息肉癌变率高达50%。故直径≥1cm的胆囊息肉伴或不伴胆囊结石的患者，不论有无症状，均建议行胆囊切除术。

（3）常见并发症的处理见"慢性胆囊炎"篇。

（五）中医辨证论治

1.肝郁气滞证

【临床表现】右胁胀痛，可牵扯至肩背部疼痛不适，食欲不振，遇怒加重，胸闷，嗳气或伴恶心，口苦咽干，大便不爽，舌淡红，苔薄白，脉弦涩。

【治法】疏肝理气，利胆排石。

【方药】柴胡疏肝散加减。

【组成】柴胡、白芍、枳壳、香附、川芎、陈皮、金钱草、炙甘草。

【加减化裁】伴有口干苦，失眠，苔黄，脉弦数，气郁化火，痰火扰心者，加牡丹皮、栀子、黄连；伴胸胁苦满疼痛，叹息，肝气郁结较重者，可加川楝子、香附。

2.肝胆湿热证

【临床表现】右胁或上腹部疼痛拒按，多向右肩部放射，小便黄赤，便溏或便秘，恶寒发热，身目发黄，口苦口黏口干，腹胀纳差，全身困重乏力，恶心欲吐，舌红苔黄腻，脉弦滑数。

【治法】清热祛湿，利胆排石。

【方药】大柴胡汤加减。

【组成】柴胡、黄芩、厚朴、枳实、金钱草、茯苓、茵陈、郁金、生大黄、炙甘草。

【加减化裁】热毒炽盛，黄疸鲜明者，加龙胆、栀子；腹胀甚，大便秘结者，大黄用至20~30g，并加芒硝、莱菔子；小便赤涩不利者，加淡竹叶。

3.肝阴不足证

【临床表现】右胁隐痛或略有灼热感，午后低热，或五心烦热，双目干涩，口燥咽干，少寐多梦，急躁易怒，头晕目眩，舌红或有裂纹，或见光剥苔，脉弦细数或沉细数。

【治法】滋阴清热，利胆排石。

【方药】一贯煎加减。

【组成】生地黄、沙参、麦冬、阿胶、赤芍、白芍、枸杞子、川楝子、鸡内金、丹参、枳壳。

【加减化裁】咽干、口燥、舌红少津者，加天花粉、玄参；阴虚火旺者，加知母、黄柏；低热者，加青蒿、地骨皮。

4.瘀血阻滞证

【临床表现】右胁部刺痛，痛有定处拒按，入夜痛甚，口苦口干，胸闷纳呆，大便干结，面色晦暗，舌质紫黯，或舌边有瘀斑、瘀点，脉弦涩或沉细。

【治法】疏肝利胆，活血化瘀。

【方药】膈下逐瘀汤。

【组成】五灵脂（炒）、当归、川芎、桃仁、牡丹皮、赤芍、乌药、延胡索、炙甘草、香附、红花、枳壳。

【加减化裁】瘀血较重者，加三棱、莪术、䗪虫，活血破瘀；疼痛明显者，加乳香、没药、丹参，活血止痛。

5.热毒内蕴证

【临床表现】寒战高热，右胁及脘腹疼痛拒按，重度黄疸，尿短赤，大便秘结，神昏谵语，呼吸急促，声音低微，表情淡漠，四肢厥冷，舌质绛红或紫，舌质干燥，苔腻或灰黑无苔，脉洪数或弦数。

【治法】清热解毒，泻火通腑。

【方药】大承气汤合茵陈蒿汤加减。

【组成】生大黄、芒硝、厚朴、枳实、茵陈蒿、栀子、蒲公英、金钱草、虎杖、郁金、青皮、陈皮。

【加减化裁】黄疸明显者，茵陈蒿、金钱草用至30～60g；神昏谵语者，倍用大黄。

二、姚乃礼辨治经验

（一）对疾病的认识

中医学无胆囊结石之病名，常将其归于"胁痛""胆胀""黄疸"等范畴。姚乃礼教授认为本病的发生多由饮食失节、情志不畅、外感六淫而致。其病机特点需掌握三点。

（1）肝脾不和：或肝气郁滞，克伐脾土，或脾土虚弱，土虚木乘，均可引起运化不行，湿浊留滞。

（2）湿热内蕴：湿浊留滞，郁火化热，或肝郁化火，或胆热炽盛，形成湿热，湿热火郁，形成结石。

（3）络脉瘀滞：湿热伤及肝胆脉络，形成血络瘀滞，或结石伤及络脉。

以上反映了胆囊结石形成的不同过程、相应的病症，治疗需抓住重点进行相应的处理。

（二）辨治思路

姚乃礼教授根据多年临床实践，认为清利湿热必须结合升降如常才能取得理想效果。因为胆为"中清之府"，内附于肝，内藏胆汁。胆汁为肝之余气积聚而成，故胆的病变与肝的疏泄功能密切相关。若肝的疏泄正常，气机升降如常，则胆汁排泄畅达。所以治疗必须重视气机升降，疏肝理气，不仅要疏肝利胆，清热利湿；而且要注重实脾，兼以通络祛瘀。姚乃礼教授治病用药从不忘顾护脾胃，因只有脾胃健，气血足，正气旺，其病方可向愈。故待石消病缓，肝胆气机舒畅，肝胆湿热得清，再以健脾和胃、调畅气机之品以善其后。盖由六腑以通为用，结石即使排除也还有复发可能，当保持气机的通利，防止复发。从胆囊结石的性质来看，泥沙样结石相对较易治疗，大块结石或充满型结石疗效欠佳。姚乃礼教授将本病分为4个证型，其中以"肝郁脾虚，湿热内蕴"最为常见。

1.肝郁脾虚，湿热内蕴

【临床表现】右胁胀痛或窜痛，多向右肩背部放射，食欲不振，情绪波动时加重，或伴恶心，腹胀纳差，口苦咽干，大便黏滞不畅，小便黄，舌红，苔薄黄微腻，脉弦滑或弦细滑。

【治法】健脾调肝，清利湿热。

【方药】柴胡12g，黄芩15g，法半夏12g，金钱草30g，黄连6g，木香10g，当归15g，白芍20g，枳实15g，浙贝母20g，醋鸡内金15g，太子参15g，甘草6g。

【方解】本方以大柴胡汤加减而成，方中柴胡轻清，升达胆气，胆气条达，则肝能散精，而饮食积聚自下；黄芩清热利胆，泻火解毒；法半夏和胃降逆，辛开散结；金钱草、鸡内金清泄湿热，排石溶石；木香、黄连清热利湿，疏肝行气；浙贝母清热散结；白芍、枳实、当归调和气血，缓急止痛；太子参、甘草健脾益气，防苦寒伤胃。

【加减化裁】湿热盛者，酌加焦栀子、茵陈、虎杖；呕吐者，酌加竹茹、生代赭石；脾胃虚明显者，酌加黄芪、茯苓、白术；气滞者，酌加旋覆花、橘络、香附；兼血瘀者，加姜黄、桃仁；纳谷不馨者，加山楂、神曲、麦芽；合并胆囊炎者，酌加金银花、连翘、蒲公英以清热解毒。

2.肝郁脾虚，络脉瘀滞

【临床表现】右胁或掣痛或隐痛，可牵扯至肩背部疼痛不适，食欲不振，遇怒加重，胸闷，善叹息，口苦咽干，大便不爽，舌暗红，苔薄白，脉弦涩。

【治法】调肝和络。

【方药】旋覆花12g，茜草12g，红花10g，赤芍12g，白芍12g，醋延胡索15g，炒川楝子9g，当归12g，木香10g，黄连6g，党参15g，丹参15g，橘络12g，炙甘草6g。

【方解】调肝疏肝养肝，必兼和络通络，可用《金匮》旋覆花汤为主方，取茜草代新绛，旋覆花、茜草、红花、芍药善通肝络；延胡索、川楝子、丹参、当归祛瘀通络止痛；木香、黄连清热利湿，疏肝行气；橘络理气通络；党参、甘草健脾益气。

【加减化裁】若脾虚失运，脘痞腹胀，可合香砂六君子汤健脾助运；若湿浊困脾，舌苔厚腻，纳呆，酌加苍术、厚朴、豆蔻化浊醒脾。

3.肝胆湿热，气滞血瘀

【临床表现】右胁部刺痛或胀痛，痛有定处拒按，口苦口干，胸闷纳呆，或恶心欲吐，大便或干结，或黏滞不畅，舌质暗红，或舌边有瘀斑、瘀点，苔黄腻，脉弦涩或沉细而滑。

【治法】清化湿热，化瘀通络。

【方药】柴胡15g，黄芩15g，法半夏12g，枳实15g，金钱草30g，鸡内金15g，姜黄12g，延胡索15g，赤芍30g，旋覆花12g，竹茹12g（包煎），黄连9g，木香10g，橘络12g，炙甘草10g。

【方解】柴胡升达胆气；黄芩清热利胆，泻火解毒；法半夏和胃降逆，辛开散结；金钱草、鸡内金清泄湿热，排石溶石；姜黄偏入肝经血分，兼行血中之气，能破血行气止痛。现代药理研究证实姜黄含挥发油，有促进胆汁分泌和排泄的作用；并能使胆囊收缩，有利胆作用；挥发油还可溶解泥沙状结石。旋覆花、橘络理气通络；赤芍、延胡索祛瘀止痛；竹茹降逆和胃；木香、黄连、枳实清热利湿，行气导滞；甘草和中。

【加减化裁】若痛甚，可加丹参、炒川楝子、桃仁，活血止痛；若大便干结者，加大黄、芒硝等通利腑气，解毒化浊；腹胀明显加厚朴、砂仁，理气导滞；出现胸闷、喘促等症状，表现为胆心综合征时，合丹参饮加全瓜蒌。

4.肝肾不足，湿热留滞

【临床表现】右胁隐痛或灼热，五心烦热，双目干涩，口燥咽干，少寐多梦，急躁易怒，或头晕目眩，舌红有裂纹，苔薄黄微腻，可见剥脱，脉弦细数或沉细数。

【治法】健脾调肝益肾，清化湿热。

【方药】太子参20g，茯苓20g，白术15g，当归15g，生地黄30g，黄精15g，金钱草30g，木香10g，黄连10g，丹参15g，莪术9g，柴胡12g，黄芩12g，白芍15g，延胡索15g，炙甘草10g。

【方解】方以太子参、茯苓、白术、甘草健脾利湿；生地黄、黄精滋阴血，补肝肾；柴胡、黄芩疏泄和降；金钱草、黄连清热利湿；当归、白芍养肝血，助肝用；木香调畅气机；丹参、莪术、延胡索通络活血，行气化瘀止痛。

【加减化裁】热盛者，加炒栀子、丹皮、黄柏；纳谷不馨，酌加鸡内金、山楂、神曲、麦芽；脾虚明显，加黄芪；背部疼痛不舒者，加川楝子、桑寄生、威灵仙。

三、病案实录

病案1 王某，女，34岁。2021年12月23日初诊。

【主诉】右胁疼痛间断发作2年余。

【现病史】两年多来饮食稍油腻或过饱则右胁疼痛，连及右肩背部，腹胀，脐周痞硬，脐下疼痛，前胸疼痛，口苦，大便偏干，排出不畅、不尽感，2~3日1行，小便调，左腿麻木疼痛。2020年2月于当地医院查腹部超声示胆囊泥沙样结石。间断服用胆宁片等药物，效果不显。

【舌脉】舌暗红，苔薄黄腻，脉右弦细滑，左细弦。

【既往史】腰椎间盘突出。

【辅助检查】（2020年2月）腹部超声：胆囊大小8.4cm×3.4cm，壁厚0.5cm，欠光滑，腔内见范围约2.7cm×0.9cm泥沙样强回声。（2021年12月）腹部超声：胆囊壁增厚0.9cm，胆囊大小9.8cm×3.3cm，欠光滑，腔内泥沙样结石强回声堆积，3.8cm×1.4cm。

【中医诊断】胁痛。肝胆湿热，气滞血瘀。

【西医诊断】胆囊结石伴胆囊炎。

【治法】健脾疏肝，利胆和胃，清化湿热，兼以壮腰益肾。

【方药】北柴胡15g，黄芩15g，法半夏12g，炒枳实15g，白芍30g，金钱草30g，丹参15g，延胡索20g，炒川楝子10g，杜仲15g，牛膝15g，炙甘草10g，桃仁12g，制大黄6g，当归15g。7剂，日1剂，水煎服，日2次。

二诊（2022年1月13日） 胁痛已止，无后背痛，前胸疼痛及腹胀好转，仍有右肩部疼痛，无活动受限，大便已通畅，质软，日1行，纳眠可。舌暗红，苔薄黄，左脉弦细滑，右弦细。

【方药】北柴胡15g，黄芩15g，法半夏12g，炒枳实15g，白芍30g，金钱草30g，丹参15g，盐杜仲15g，牛膝15g，炙甘草10g，桃仁15g，当归20g，地黄30g，桑寄生30g，姜黄12g。28剂。

三诊（2022年4月14日） 上方服后1个月诸症平稳。然春节以来因饮食不节病情有所反复。刻下症：右胁压痛，连及右后背不适，口苦，纳眠可，大便时干时稀。舌暗红，苔薄黄，脉弦细滑。（2022年2月23日）B超：胆囊结石，泥沙样，范围2.2cm×1.0cm，胆囊壁毛糙，胆囊壁节段性增厚，考虑胆囊腺肌增生。

【方药】北柴胡12g，黄芩片15g，法半夏12g，金钱草30g，醋莪术10g，丹参15g，白芍20g，炙甘草6g，地黄30g，醋延胡索15g，当归15g，党参片15g，醋鸡内金15g，焦山楂15g。28剂。

四诊（2022年5月26日） 右胁压痛好转，无后背不适，口苦好转，纳眠可，大便稍溏，日1行。舌暗红，苔薄微黄，左脉弦细滑，右弦细。

【方药】北柴胡12g，黄芩片15g，法半夏12g，金钱草30g，醋莪术10g，丹参15g，白芍20g，炙甘草6g，地黄30g，当归15g，党参片15g，木香10g，醋鸡内金15g，焦山楂15g，威灵仙30g。28剂。

五诊（2022年7月28日） 服上方后无明显不适，于当地续方28剂，刻下无胁痛及后背不适，口苦好转，纳眠可，大便略干。舌暗红，苔薄微黄，脉弦细滑。（2022年7月12日）B超：胆囊腺肌增生，未见胆囊结石。

【方药】北柴胡12g，黄芩片15g，法半夏12g，金钱草30g，丹参15g，白芍20g，炙甘草6g，地黄30g，当归15g，党参片15g，白术20g，茯苓15g，黄芪15g，醋鸡内金15g，木香10g。21剂。

【按语】此案要点在于胁痛、便秘乃少阳阳明合病，病机为肝胆失于疏利，脾失运化，胆胃不和，湿热内滞，形成砂石。伤食者食与石俱阻，故气机不通，阻碍气血通畅，为痛为胀，日久兼伤及于肾，而致筋骨失养。

六腑以通为用，姚乃礼教授针对该患者的基本病机，治以健脾疏肝、利胆和胃、清化湿热、壮腰益肾，方以大柴胡汤合金铃子散加减。大柴胡汤疏泄和降；金铃子散行气止痛；金钱草清利湿热；丹参、桃仁、当归活血化瘀，润肠通便；杜仲、牛膝壮腰益肾。临床用药需注意疏清要适度，避免戕贼脾胃元气。

二诊胁痛已止，大便畅行，故继用上方去金铃子散、大黄。患者腰椎间盘突出症日久，故加生地黄、桑寄生壮腰益肾，姜黄活血化瘀。三诊诸症平稳，然春节以来因饮食不节病情有所反复，胁痛复作，大便时干时稀，当地医院复查B超示胆囊泥沙样结石范围较前缩小，故去枳实、桃仁、桑寄生，加莪术以增强活血化瘀之力，党参健脾益气以顾护正气，鸡内金、焦山楂助运化谷。四诊胁痛好转，原方去延胡索，加威灵仙。威灵仙辛散，走而不守，宣通十二经络，"积湿停痰，血凝气滞，诸实宜之"（《药品化义》），可通经络，瘀者能开，郁者能疏，壅者能通。五诊复查B超未见胆囊结石，诸症平。病情缓解后需加健脾益气之品以顾护正气，以滋巩固。

【姚乃礼点评】本案为胆石症合并胆囊炎引起的胁痛，体现少阳阳明合病应用大柴胡汤的辨证思维，理法方药环环相扣，对胆囊结石合并胆囊炎的诊治有一定的参考价值。

❀ **病案2** 王某，男，41岁。2023年8月31日初诊。

【主诉】反复右胁胀痛半年。

【现病史】半年前因进食油腻出现右胁胀痛，后反复发作，进食油腻后或凌晨3点出现右胁胀痛，腹部硬满，伴呃逆嗳气，口苦，恶心，偶有呕吐，或痛引右侧肩背。自服消炎利胆片、鸡骨草胶囊等，症状有所缓解。平素大便不成形，黏滞，晨间排便3~4次，偶有急迫感，腹部下坠感，睡眠尚可，小便调。平素嗜酒。

【舌脉】舌暗，苔白腻微黄，脉右弦滑，左弦细滑，双尺弱。

【既往史】脂肪肝，高脂血症。

【辅助检查】（2023年2月）腹部超声：多发胆囊结石，大者0.8cm×0.5cm；中度脂肪肝。

【中医诊断】胁痛。肝胆湿热，气滞血瘀。

【西医诊断】胆囊结石，脂肪肝。

【治法】疏肝健脾，清化湿热，化瘀通络。

【方药】北柴胡15g，黄芩15g，法半夏12g，金钱草30g，丹参15g，醋延胡索20g，茵陈20g，赤芍30g，旋覆花12g（包煎），姜厚朴20g，竹茹12g，姜黄12g，黄连12g，木香12g，橘络12g，炙甘草10g。21剂，日1剂，水煎服。

二诊（2023年9月21日）　右胁疼痛不适明显缓解，腹部硬满减轻，呃逆缓解，无恶心呕吐，纳可，大便较前成形，日3~4次，小便调，眠可。近期控制饮食及戒酒。生化：ALP 84U/L，GGT 72U/L，CHO 4.65mmol/L，TG 4.38mmol/L，LDL 2.79mmol/L，舌暗红，苔黄褐腻，脉弦细滑尺弱。

【方药】北柴胡12g，黄芩15g，法半夏12g，金钱草30g，丹参15g，醋延胡索20g，茵陈20g，赤芍30g，旋覆花12g（包煎），姜厚朴20g，竹茹12g，黄连片12g，木香12g，炙甘草10g，太子参20g，醋莪术10g，荷叶60g（单包，煎汤代水）。21剂。

三诊（2023年11月2日）　偶右胁不适，餐后腹部硬满，大便稍溏，日2～3次。舌暗红苔黄腻，脉弦细滑尺偏弱。

【方药】北柴胡12g，黄芩15g，法半夏12g，金钱草30g，丹参15g，茵陈20g，赤芍30g，旋覆花12g（包煎），姜厚朴15g，黄连片9g，醋莪术10g，木香12g，炙甘草10g，太子参20g，鸡内金15g，荷叶60g（单包，煎汤代水）。28剂

四诊（2023年12月21日）　无右胁不适，腹部硬满缓解，大便稍溏，日2～3次。小便调，眠可。近期控制饮食及戒酒。（2023年12月20日）腹部超声：胆囊结石多发，大者0.3cm×0.2cm；轻度脂肪肝。舌暗红，苔薄黄微腻，脉弦细滑。

【方药】北柴胡12g，黄芩15g，法半夏12g，金钱草30g，丹参15g，茵陈20g，旋覆花12g（包煎），黄连片12g，木香12g，鸡内金15g，太子参20g，醋莪术10g，炒神曲15g，炙甘草10g，荷叶60g（单包，煎水代汤）。21剂。

【按语】患者平素嗜酒，半年来反复右胁胀痛，痛引右侧肩背，属湿热久羁，肝阴暗耗。肝体阴而用阳，肝阴不足，疏泄失常，气机郁滞，不通则痛，发为胁痛。肝病及脾，脾失运化，则见大便黏滞。证属肝胆失于疏利，脾失运化，胆胃不和，湿热内滞，日久形成结石，进而气机不通，阻碍气血通畅，致气滞血瘀。

治疗不仅要疏肝清热，且不可忘实脾。拟降逆和胃，清化湿热，理气通络祛瘀。方以柴胡剂加减。柴胡、黄芩、半夏疏泄和降；黄连、竹茹清热降逆和胃；旋覆花、厚朴、木香调畅气机；金钱草、茵陈清利肝胆湿热；丹参、延胡索、赤芍、姜黄通络活血，行气化瘀止痛；祛邪兼以扶正，以太子参、甘草健脾益气和中；橘络理气通络。诸药合用，使肝脾升降如常，湿热去，经络通，胁痛得止。

二诊胁痛已止，呕逆已缓，故继用上方，改姜黄为莪术，以增强活血化瘀之力。患者素有脂肪肝、高脂血症，故以荷叶煎水代汤，煎煮诸药。荷叶味苦、涩，性平，功可清暑利湿、升发清阳、清热健脾、凉血止血，具有减肥、降脂、降糖、抗氧化的作用，临床上姚乃礼教授喜用大剂量荷叶（60～100g）煎水代汤以增强功效，升清泄浊，调和阴阳二气。三诊诸症渐平，去延胡索、

竹茹，加鸡内金以增强消积之力。四诊胆囊结石较初诊时明显减小，宗原意加减巩固治疗。

❀ **病案3** 严某，男，35岁。2022年2月17日初诊。

【主诉】间断右胁隐痛不适伴大便不成形10余年。

【现病史】10年来间断右胁隐痛不适，稍有饮食不慎则大便不成形，多次检查B超示胆囊结石，胆囊息肉。刻下症：右胁隐痛不适，大便日1行，偏稀，嗳气频，无胃胀痛，无反酸烧心，纳眠可，小便调。

【舌脉】舌胖稍暗红，苔腻微黄，脉左弦细，右弦滑。

【辅助检查】（2022年1月27日）腹部B超：胆囊泥沙样结石（范围1.8cm×0.5cm）；磁共振：慢性胆囊炎，胆囊息肉，泥沙样结石，肝内胆管分支变异。

【中医诊断】胁痛。肝郁脾虚，湿热内蕴。

【西医诊断】胆囊结石，胆囊息肉，胆囊炎。

【治法】疏肝健脾，清化湿热。

【方药】党参15g，茯苓15g，炒白术20g，木香10g，黄连10g，金钱草30g，赤芍12g，白芍12g，旋覆花12g（包煎），郁金12g，浙贝母20g，炒鸡内金15g，法半夏12g，煅牡蛎30g，炙甘草6g。14剂，日1剂，水煎服。

二诊（2022年3月10日）　胁痛好转，大便基本成形，前部分质干，呈球状，日1行，排便不尽感，纳眠可，诉平素脱发明显，疲劳。舌淡暗，体胖齿痕，苔薄白根腻。脉左弦细，右弦滑。

【方药】党参20g，茯苓15g，炒白术20g，木香10g，黄连10g，金钱草30g，白芍15g，旋覆花12g（包煎），郁金15g，炒鸡内金15g，法半夏9g，煅牡蛎30g（先煎），炙草6g，当归15g，侧柏叶30g，黄芪15g。14剂。

三诊（2022年5月19日）　左胁疼痛，右侧腹痛，纳眠可，二便调，脱发较前好转，舌淡胖暗，苔白腻，脉左弦细滑，右弦滑。

【方药】旋覆花12g（包煎），红花10g，茜草12g，赤芍12g，白芍12g，醋延胡索15g，炒川楝子12g，当归12g，木香10g，黄连片6g，党参片15g，橘络12g，炙甘草6g，丹参15g，檀香10g，砂仁6g（后下）。14剂。

服中药2周后，改予加味逍遥丸，另以金钱草10g煮水代茶饮。

四诊（2022年8月11日）　胁痛腹痛均减轻，颈肩部僵硬疼痛，稍头晕，偶有手麻，纳可，眠少，便调，排便后肛门疼痛，既往有痔疮史，舌暗，苔白腻，脉右弦细，左关沉细不足。2022年8月外院颈椎X线检查提示颈椎退行性改变，3～5颈椎间盘膨出，颈椎5～7突出。

【方药】当归20g，川芎12g，赤芍15g，葛根15g，太子参20g，黄芪30g，桂枝10g，丹参15g，黄连10g，木香12g，鹿角霜30g，姜黄12g，炙甘草10g。14剂。

服中药2周后，改予加味逍遥丸，另以金钱草20g煮水代茶饮。

五诊（2022年9月8日） 胁痛腹痛减轻，颈肩部僵硬疼痛缓解，无头晕，偶有手麻，排便后肛门疼痛，舌暗，苔白微腻，脉右弦细，左关沉细。

【方药】党参20g，茯苓15g，炒白术20g，木香10g，黄连10g，金钱草30g，赤芍15g，丹参15g，郁金15g，炒鸡内金15g，炙甘草6g，当归15g，川芎12g，黄芪20g，姜黄12g。21剂。

六诊（2022年9月29日） 无胁痛腹痛，无颈肩部僵硬疼痛，无头晕，偶有手麻，大便尚调，舌暗，苔白微腻，脉左弦细，右弦滑。B超未见胆囊结石。

【方药】党参20g，茯苓15g，炒白术15g，木香10g，黄连6g，金钱草30g，赤芍15g，丹参15g，郁金15g，炒鸡内金15g，炙甘草6g，当归15g，川芎12g，黄芪20g，法半夏9g，煅牡蛎30g（先煎）。21剂。

【按语】本案患者辨证属脾虚运化不利，肝气乘之，木郁克土，化生湿热，形成结石。从健脾调肝化浊、清热散结消石论治。方以党参、茯苓、白术、甘草健脾利湿；赤芍、白芍养血活血；金钱草、黄连清热利湿；郁金、木香、旋覆花疏肝解郁，调畅气机；浙贝母、半夏、牡蛎清热散结；鸡内金消石化石。

二诊胁痛好转，大便前部分偏干并有不尽感，脱发明显，疲劳。故加侧柏叶生发乌发，治发堕落；加黄芪健脾益气。三诊患者左胁疼痛，右侧腹痛，大便调。此证当属肝气郁滞，脉络受阻，治从调肝和络论治。改以旋覆花、茜草、红花、芍药通肝络；延胡索、川楝子、丹参、当归祛瘀通络止痛；木香、黄连清热利湿，疏肝行气；橘络理气通络；砂仁化浊醒脾；檀香行气止痛，散寒调中；党参、甘草健脾益气。嘱患者服汤药2周后改予加味逍遥丸，另以金钱草煮水代茶饮，以疏肝健脾，清热利湿。四诊胁痛腹痛均改善，颈肩部僵硬疼痛，脉右弦细，左关沉细不足。证属肝脾不和，筋骨失养，治宜健脾助运、活血通络为主。以当归、川芎、葛根、丹参合黄芪桂枝五物汤益气温经，活血通络；太子参、甘草健脾益气；木香、黄连清热利湿，疏肝行气；姜黄通肝络；鹿角霜温肾助阳。服药后仍需服加味逍遥丸，另以金钱草疏肝健脾，清热利湿。五诊诸症均有缓解，故仍以治胆囊结石为要，以四君子健脾利湿；当归、川芎、丹参、黄芪、赤芍活血通络；金钱草、黄连清热利湿；郁金、木香疏肝解郁，调畅气机；鸡内金消石化石；姜黄通络。六诊复查B超未见胆囊结石，结石已消，脾胃尚虚，治宜扶脾和胃，以巩固疗效。

❀ **病案4** 刘某，女，54岁。2023年4月13日初诊。

【主诉】右胁胀满疼痛2周余。

【现病史】右胁胀满疼痛，连及后背，嗳气，偶有反酸烧心，纳差，时有恶心，无呕吐，心烦易怒，胸闷，善太息，心烦易怒，入睡难，大便偏干，小便调。

【舌脉】舌红苔黄腻，脉弦。

【既往史】高脂血症。

【辅助检查】近期查腹部超声：胆囊结石，0.6cm×0.4cm；生化：胆固醇7.23mmol/L，甘油三酯3.21mmol/L，ALT 49U/L，GGT 160U/L。

【中医诊断】胁痛。肝郁脾虚，肝胆湿热。

【西医诊断】胆囊结石。

【治法】疏肝健脾，清热利湿。

【方药】柴胡10g，黄芩15g，法半夏12g，木香12g，金钱草30g，海金沙15g（包煎），浙贝母20g，旋覆花12g（包煎），代赭石15g（先煎），川楝子9g，醋延胡索15g，生蒲黄12g，姜黄12g，黄连9g，白芍30g，炙甘草10g。14剂，日1剂，水煎服。

二诊（2023年5月11日） 右胁疼痛明显缓解，无后背痛，餐后稍胀满，嗳气偶作，偶有反酸烧心，无恶心呕吐，纳可，胸闷、善太息、心烦易怒均有所减轻，大便偏干。舌红苔黄腻，脉弦。

【方药】柴胡10g，黄芩15g，法半夏12g，木香12g，金钱草30g，海金沙15g（包煎），煅瓦楞子20g，浙贝母20g，旋覆花12g（包煎），代赭石12g（先煎），醋延胡索15g，生蒲黄10g，姜黄12g，焦山楂15g，虎杖15g，白芍30g，炙甘草10g，鸡内金15g。14剂。

【按语】本案患者情志不畅，肝气郁结，胆气不舒，津液代谢失常，湿邪内生，蕴久化热，湿热熏蒸肝胆，故发胆囊结石；肝胆气机不畅，故见右胁胀满疼痛；中焦气机不畅，胃气不降，故见嗳气、恶心；热挟酸上逆，故见反酸烧心。结合舌脉，辨证属肝郁脾虚，肝胆湿热。胆为六腑之一，以通为用，"胆无出路，借小肠以为出路"，腑气不通，则胆汁不能正常排泄而发为胆结石，故治疗当以疏肝理气健脾为主，兼以清热利湿、通腑。方以柴胡、黄芩、半夏，取小柴胡之意以疏肝理气，降逆和胃；木香行气止痛；金钱草、海金沙、黄连以清利肝胆湿热；浙贝母清热制酸；旋覆花、代赭石和胃降逆；川楝子、延胡索、蒲黄活血止痛；姜黄通肝络；白芍、甘草缓急止痛。二诊患者右胁疼痛已解，仍有反酸烧心，去川楝子，加煅瓦楞子以加强制酸、化痰散结之效，加鸡内金以化结石。

病案5 付某，女，46岁。2022年3月31日初诊。

【主诉】右胁隐痛1月余。

【现病史】1月余前无明显诱因出现右胁隐痛，2022年3月17日就诊于北京某医院，查腹部超声示胆囊壁毛糙增厚，胆囊结石（泥沙样，范围3.1cm×1.6cm），口服优思弗1周无明显缓解。刻下症：右胁隐痛，攻撑作痛，食后加重，胃脘痞满堵塞，嗳气，眠浅，早醒，情绪焦虑，易怒，烦热，无汗出，小便调，纳可。大便日2～3次，不成形，完谷不化。

【既往史】胆囊结石4年，甲状腺癌切除术后7年，子宫肌瘤史，子宫及附件切除术后2年，病理为低级别子宫内膜间质肉瘤，肝转移2年，肺转移待确定，乳腺结节，2021年10月肠梗阻。

【辅助检查】（2021年11月）胸部CT：双肺大小不等结节，大者位于左肺叶，较前增大，直径约1cm，考虑转移，余大致同前。（2022年3月17日）外院腹部超声：胆囊壁毛糙增厚，胆囊结石（泥沙样，范围3.1cm×1.6cm）。

【舌脉】舌淡暗，苔薄白，脉左弦滑，右弦细略硬。

【中医诊断】胁痛。肝胆湿热，肝肾不足。

【西医诊断】胆囊结石，慢性胆囊炎。

【治法】健脾调肝益肾，清化湿热。

【方药】太子参20g，茯苓20g，白术15g，当归15g，生地黄30g，金钱草30g，木香10g，黄连10g，丹参15g，莪术12g，柴胡12g，黄芩12g，黄芪

20g，白花蛇舌草15g，浙贝母20g，赤芍15g，白芍15g，延胡索15g，炙甘草10g。14剂，日1剂，水煎服，分两次服。

二诊（2022年4月14日） 右胁痛感消失，仍有餐后胀满感，伴口苦，晨起偶有呃逆，纳可，进食后胃脘痞满，眠可，大便日1~2次，不成形，小便调，焦虑减轻，偶有烘热，舌淡暗苔白腻，脉左弦细右弦。

【方药】 太子参30g，茯苓20g，白术15g，当归15g，地黄30g，金钱草30g，木香10g，黄连片10g，丹参15g，莪术10g，柴胡12g，黄芩12g，黄芪30g，白花蛇舌草15g，浙贝母30g，赤芍15g，白芍15g，炙甘草10g，旋覆花12g（包煎），土贝母15g。28剂。

三诊（2022年5月12日） 1周前外出聚餐后出现右胁胀痛，口干口苦，胃胀呃逆，纳差，眠一般，大便日2~3次，不成形，小便调，偶有烘热，烦躁，舌淡暗，苔白腻，脉左弦细滑，右弦细。

【方药】 太子参20g，茯苓20g，白术15g，当归15g，生地黄30g，金钱草30g，木香10g，黄连10g，丹参15g，莪术12g，柴胡12g，黄芩15g，黄芪15g，白花蛇舌草15g，浙贝母20g，赤芍15g，白芍15g，延胡索15g，旋覆花12g（包煎），炙甘草10g。14剂。

四诊（2022年5月26日） 无右胁隐痛胀满，口干口苦减，晨起偶有呃逆，纳可眠浅，大便日1~2次，稍溏，小便调，舌淡暗，苔白微腻，脉左弦细右弦。

【方药】 太子参30g，茯苓20g，白术15g，当归15g，地黄30g，金钱草30g，木香10g，黄连片10g，丹参15g，醋莪术10g，北柴胡12g，黄芩片12g，黄芪30g，白花蛇舌草15g，浙贝母30g，赤芍15g，白芍15g，炙甘草10g，珍珠母30g（先煎）。14剂。

五诊（2022年6月9日） 无右胁隐痛胀满，无口苦，晨起偶有呃逆，纳眠可，大便日1~2次，基本成形，小便调，焦虑减轻，偶有烘热，舌淡暗，苔白微腻，脉左弦细右弦。（2022年3月17日）外院复查腹部超声：胆囊壁稍毛糙，胆囊结石（泥沙样，范围1.1cm×0.5cm）

【方药】 太子参20g，茯苓20g，白术15g，当归15g，地黄30g，金钱草30g，木香10g，黄连片6g，丹参15g，醋莪术10g，北柴胡12g，黄芩片12g，黄芪30g，白花蛇舌草15g，浙贝母20g，赤芍15g，炙甘草10g，醋鸡内金

15g。14剂。

【按语】本案患者除胆囊结石外，尚罹患恶性肿瘤并有转移，病情较为复杂，治疗时应综合全面考虑，辨证论治。四诊合参，证属肝肾不足，脾运不利，湿热内滞，毒郁波及络脉，形成癥瘤，治以健脾调肝益肾，清化湿热。方以太子参、茯苓、白术、甘草健脾利湿；生地黄滋阴补肾，养血补血；柴胡、黄芩疏泄和降；金钱草、黄连清热利湿；当归、白芍养肝血，助肝用；木香调畅气机；丹参、莪术、赤芍、延胡索通络活血，行气化瘀止痛；白花蛇舌草、浙贝母解毒散结。

二诊胁痛止，食后胃脘痞满，故去延胡索，加大黄芪用量以扶正，加旋覆花降逆化痰，土贝母加强解毒散结之效。三诊患者因饮食不慎致病情反复，治宜加强健脾益气，行气活血止痛之效。四诊患者病情稳定，症状得到较好控制，继续巩固治疗，根据病情随症加减。五诊时B超结果显示结石范围变小。本案患者病情较为复杂，3个月取得佳效，此非秘诀，观其脉证，详察兼夹，随证化裁而已。

第十七章
胆管癌

一、概述

胆管癌是一种起源于胆管上皮细胞的恶性肿瘤，根据发病部位不同分为肝内胆管癌（ICC）和肝外胆管癌（ECC）。ICC和ECC在生物学特性上存在差异，应作为独立癌种进行治疗。本节主要讨论的是ECC。ECC占胆管癌的80%～90%，按解剖位置分为肝门部胆管癌和远端胆管癌。ECC预后极差，手术切除是主要治疗方式，可显著提高5年总生存率。然而只有有限数量的患者可进行手术切除，大多数患者为局部晚期肿瘤或转移性肿瘤，确诊时已失去手术切除机会，导致预后较差。

（一）西医病因病理

胆管癌的病因尚不明确，公认的危险因素包括：原发性硬化性胆管炎、慢性肝胆管结石、胆总管囊肿和肝吸虫感染。另外，有研究表明炎症性肠病可能是胆管癌的危险因素，非酒精性脂肪肝与肝内外胆管癌发病率增加有关。

根据肿瘤的大体观，肝内胆管癌分为肿块型、管周侵润型和管内生长型，而肝外胆管癌分为息肉型、结节型、硬化缩窄型和弥漫浸润型。根据肿瘤的组织学特点，肝内胆管癌可为腺癌、腺鳞癌、鳞癌或黏液表皮样癌等，肝外胆管癌可为腺癌、黏液腺癌或透明细胞腺癌等。肝内胆管癌和肝外胆管癌均以腺癌最为常见。

（二）临床表现

胆管癌的临床症状不典型，出现症状时常已经是晚期。早期胆管癌可能仅表现为血清肝功能的轻度变化。肝外胆管癌患者可能出现黄疸，并在影像学上出现胆道梗阻的证据。肝门部胆管癌通常表现为肝门周围胆管狭窄，管壁增厚不规则。

（三）西医诊断

ECC患者通常因胆道梗阻而表现出腹痛和黄疸。远端胆管癌可通过胰十二指肠切除术治疗，而肝门部胆管癌则通常需要更大范围的肝切除和肝外胆管切除。对肝门部胆管癌患者而言，术前胆道引流有助于恢复肝功能并降低术后并发症的发生率。如果在大范围肝切除术前未进行胆道引流的相关治疗，其术前胆红素水平的升高可能会增加术后并发症的发生率和死亡率。

辅助检查包括肝功能、凝血功能和血常规检查，可评估潜在的肝功能损害情况。肿瘤标志物检测应包括CEA和CA19-9。若怀疑存在自身免疫性胆管炎或胆管疾病，则应检测血清IgG4的水平。腹部/盆腔增强CT或MRI及胸部CT可用于评估疾病的程度和远处转移情况。MRI结合磁共振胰胆管造影也可作为首选的诊断工具。超声内镜有助于确定远端胆管癌的肿块或异常增厚，并进一步获得标本进行活检。

（四）西医治疗

尽管大多数胆管癌患者诊断时已处于晚期而不适合手术，但是对于可行手术治疗的胆管癌患者，建议实施根治性切除术。对于可切除的ECC患者，如果没有远处转移则建议行手术切除。ECC通常不需要腹腔镜检查；但在高度怀疑疾病播散的情况下，应在切除手术前考虑行腹腔镜探查。对于非转移性肝门部胆管癌患者，如出现双侧节段性胆管病变、单侧肝萎缩伴对侧节段性胆管或血管受累，或单侧节段胆管扩张伴对侧血管受累的情况，则不适宜手术。

（五）中医辨证论治

1.肝郁脾虚证

【临床表现】情志抑郁，胁肋胀痛，腹胀纳呆为主，兼有皮肤瘙痒，纳差，倦怠乏力，大便溏泄。舌淡红，苔白，脉弦或缓弱。

【治法】疏肝理气，健脾化湿。

【方药】四逆散加减。

【加减化裁】脾虚明显者，加四君子汤或六君子汤；腹痛欲泻，泻后痛减者，加痛泻要方。

2.肝胆湿热证

【临床表现】右上腹持续性胀痛或胁下有痞块为主，兼有身目发黄，皮肤瘙痒，口苦，口干渴，纳呆，呕恶，小便短黄，大便秘结。舌质红，舌苔黄腻，脉弦滑。

【治法】疏肝利胆，清热利湿，软坚散结。

【方药】大柴胡汤加减。

【加减化裁】肝胆实火明显者，加龙胆、黄芩、栀子、连翘、败酱草；胁下痞块者，加鳖甲、牡蛎、土鳖虫、浙贝母；肝经湿热下注者，加栀子、车前草、通草。

3.热毒炽盛证

【临床表现】黄疸加深，身黄如金，右胁肋部胀满疼痛、痛引肩背，发热烦渴为主，兼有神昏谵语，口干，纳差，小便短赤，大便脓血、呕血、衄血，舌质红绛，苔黄燥，脉弦数或滑。

【治法】清热解毒，凉血通腑。

【方药】茵陈蒿汤合犀角散加减。

【加减化裁】吐血、衄血者，加白茅根、藕节、墨旱莲、丹皮；烦渴明显者，加知母、天花粉、石斛；湿热明显者，加虎杖、金钱草、垂盆草。

4.脾阳虚衰证

【临床表现】形体消瘦，脘腹胀满，右胁肋部隐痛为主，兼有身目黄染、黄色晦暗，倦怠乏力，纳呆，畏寒肢冷，下肢水肿，大便溏泄。舌质淡胖，舌苔白，脉沉缓无力。

【治法】温中健脾，益气养血。

【方药】小建中汤加减。

【加减化裁】阳虚明显者，加黄芪、人参、炙附子、肉桂等；脾虚明显者，加茯苓、白术、薏苡仁、山药等；纳差明显者，加木香、砂仁、焦三仙等开胃消食导滞。

二、姚乃礼辨治经验

（一）对疾病的认识

姚乃礼教授认为，胆管癌的病因病机可以从正邪两方面考虑。正气之虚当从脾、肝（胆）两方面辨证，脾虚不运是贯穿于胆管癌发生发展的根本原因，可因疾病阶段、体质、基础疾病等不同伴见痰、毒、湿、瘀表现，而肝胆失于疏利是重要因素。主要证候特点为脾虚。脾虚是发病基础，痰毒湿瘀是致病核心要素。疾病早期，患者或因素体脾虚，痰湿内生，形成脾虚痰湿证；进展期，脾虚、肝（胆）郁、痰湿胶着结聚，痰毒内生，郁积于肝脏形成痰毒瘀结证；晚期，痰毒持续损伤脾阳形成脾阳虚衰证。

（二）辨治思路

1.脾虚痰湿证

【临床表现】易倦怠乏力，周身困重，脘腹胀满，大便稀溏或泄泻。舌质淡胖，苔白腻，脉濡缓。

【治法】益气健脾、祛湿化痰。

【方药】在治疗时，姚乃礼教授选用黄芪、党参、太子参、人参、茯苓、白术、炙甘草健脾益气；薏苡仁、山药、白扁豆甘淡渗湿；陈皮、枳壳理气行滞。

【加减化裁】脾胃气滞者，加厚朴花、木香理气行滞；脾虚甚者，重用黄芪，可用30～100g。

2.痰毒瘀结证

【临床表现】形体消瘦，倦怠乏力，右胁肋部刺痛，右胁肋下有痞块。舌质暗红，苔白或白腻，脉沉细或弦滑。

【治法】化瘀解毒，祛痰散结。

【方药】在治疗时，姚乃礼教授选用茵陈、金钱草、垂盆草、虎杖、败酱草清热利湿；白花蛇舌草、蒲公英、半枝莲、半边莲、重楼清热解毒；丹参、莪术、红花、桃仁、郁金、赤芍、丹皮化瘀通络；法半夏、陈皮、浙贝母、化橘红祛痰散结。

【临床应用】肝气郁滞者，加柴胡、枳壳、当归、厚朴花、八月札；血虚者，加当归、白芍。

3.脾阳虚衰证

【临床表现】脘腹胀满，神疲气短，畏寒肢冷，大便溏薄。舌质淡，舌苔白，脉沉无力。

【治法】温阳健脾，补气扶正。

【治法】在治疗时，姚乃礼教授选用黄芪、人参、党参、干姜温中散寒，补气健脾；枳壳、陈皮、厚朴花理气行滞；炙附子、肉桂增强助阳祛寒之力。

【加减化裁】肾阳虚衰者，加盐杜仲、巴戟天；泄泻者，加肉豆蔻、补骨脂温肾暖脾，涩肠止泻；纳差者，加生谷麦芽、建神曲健脾开胃，消食导滞；兼外感者，加桂枝。

三、病案实录

❀ **病案1** 柳某，女，63岁。2020年10月14日初诊。

【主诉】间断性发热3月余。

【现病史】3个月前无明显诱因出现发热症状，体温最高41℃，曾于上海某医院就诊，疑诊为胆道感染，住院进行2周抗感染治疗，体温逐渐恢复正常。出院后体温再次升高，需口服抗生素才可恢复正常，近3个月体重下降约3kg。2020年9月30日外院行腹部核磁提示肝门区胆管癌。现为寻求中医治疗前往本院就诊。刻下症：间断性发热，上腹胀痛，后背疼痛，嗳气，乏力，纳眠可，大便干，一日一行，小便可，色稍黄。

【舌脉】舌暗红，苔黄腻，脉弦滑。

【既往史】体健。

【辅助检查】（2020年9月30日）腹部核磁：肝门区占位，考虑为肝门区胆管癌；肝脏活检：管周腺体增生活跃，未见异型细胞；腹部超声：肝尾状叶旁占位，局灶性腹水，肝内胆管局限性扩张；鳞状细胞癌抗原23.7ng/ml。

【中医诊断】积聚。湿热内蕴，瘀毒互结。

【西医诊断】胆管癌。

【治法】清热利湿，化瘀解毒。

【方药】生黄芪120g，鸡内金45g，龙胆20g，姜厚朴15g，炒杏仁9g，焦麦芽15g，焦山楂15g，焦神曲15g，通草15g，白芍30g，芒硝9g，体外培育牛黄0.15g（冲服），白花蛇舌草30g，牡丹皮9g，醋延胡索20g，郁金15g，半边莲15g，蜜甘草20g，制大黄6g，生石膏30g（先煎），炙麻黄6g。14剂，每日1剂，水煎服，日二服。

二诊（2020年10月30日）　发热、乏力均明显缓解，但仍有嗳气、大便干。舌暗红，苔黄腻，脉弦滑。

　　【方药】生黄芪90g，鸡内金45g，龙胆20g，姜厚朴15g，炒杏仁9g，焦麦芽15g，焦山楂15g，焦神曲15g，通草15g，白芍30g，芒硝9g，体外培育牛黄0.15g（冲服），白花蛇舌草30g，牡丹皮9g，醋延胡索20g，郁金15g，半边莲15g，蜜甘草20g，制大黄9g，败酱草9g。28剂，每日1剂，水煎服，日二服。

　　随后以清热利湿、化瘀解毒为主要治则，每月调方1次，随症加减。随访病情稳定，无不适症状。

　　【按语】患者以"间断性发热3月余"为主诉就诊。结合辅助检查结果，可明确诊断为"胆管癌"。中医学诊断为积聚，结合舌脉辨为湿热内蕴，瘀毒互结证，故以清热利湿、化瘀解毒为基本治疗原则。患者间断性发热乃湿热交阻所致，故以大黄、龙胆清热利湿，麻黄、杏仁、石膏、甘草取麻杏石甘汤之意，解肌透热。其中石膏辛、甘、大寒，寒能清热泻火，辛能解肌透热；大黄泻下攻积，清热泻火，通过泻下作用导热外出。两药药性峻猛，结合攻敌，效果猛烈，急战速决，能够减少消耗，保护正气，使患者转危为安。现代药理学研究发现，大黄具有解热作用，而降温过程比较稳定，不会引起虚脱或大汗淋漓，其解热机制可能和阻断体温中枢前列腺素的产生密切相关。上腹胀痛、后背疼痛乃气滞血瘀所致，故配延胡索、牡丹皮、郁金、白芍理气活血止痛；小便黄，可知热邪内盛，故配以通草清热利尿；湿热蕴结，大肠气机阻滞，传导失司，大便秘结，故大黄配芒硝、厚朴泻下通便；患者乏力，可知正气亏虚甚，故重用黄芪扶助人体正气；嗳气乃脾胃虚弱，胃气上逆所致，故配焦三仙、鸡内金健脾和胃消食。舌暗红，苔黄腻，四诊合参可知体内毒热之邪亢盛，故配体外培育牛黄、白花蛇舌草、半边莲清热解毒散结。二诊时，患者发热、乏力均明显缓解，故上方去麻黄、石膏，改黄芪为90g；然嗳气、大便干、舌暗红苔黄腻、脉弦滑等湿热血瘀之象仍然存在，故制大黄改为9g，加败酱草9g，以增强泻下通便、清热解毒燥湿之效。后患者每月复诊1次，适时调整攻补法度，病灶稳定，一般情况良好。

　　❁**病案2**　徐某，女，73岁。2022年8月17日初诊。

　　【主诉】胆管癌术后8月余。

【现病史】2021年11月体检发现胆管恶性肿瘤，于12月行手术治疗，2022年1月底开始化疗6次，后因反应太大，停止化疗。2022年5月复查发现肝功能异常，以转肽酶升高为主。（2022年5月30日）生化：GGT 243U/L，ALP 197U/L，开始服用熊去氧胆酸胶囊。（2022年6月27日）复查：GGT 235U/L。现为求中医药治疗至我院。目前服用熊去氧胆酸胶囊、九味肝泰胶囊。刻下症：乏力，纳差，大便颜色浅，无灰白色，小便可，寐欠安。

【舌脉】舌红，苔中间剥脱，边薄腻，脉小滑。

【既往史】体健。

【辅助检查】（2022年6月27日）生化：GGT 235U/L，ALT 41U/L，ALP 192U/L，TBIL 26.9umol/L；免疫性肝病自身抗体谱：ANA 1：3200，ACA 阳性，余阴性；肿瘤标志物正常。（2022年8月）腹部CT：肝肠吻合术胆囊切除术后；与之前的CT比较，肝门区胆管壁增厚伴强化，较前较著，建议复查；肝门区多发淋巴结，较前变小，肝内胆管轻度扩张伴积气；左肺上叶实性微结节，大致同前。

【中医诊断】聚病。气阴亏虚，湿热瘀毒。

【西医诊断】胆管癌。

【治法】清利湿热，养阴解毒。

【方药】茵陈60g，垂盆草30g，白芍30g，甘草10g，金钱草30g，鸡内金20g，麦冬10g，败酱草15g，化橘红10g，鳖甲20g（先煎），牡蛎30g（先煎），龟甲9g（先煎），白花蛇舌草20g，石斛15g，牡丹皮9g，半枝莲10g，红景天10g，麦芽30g，焦山楂15g，麸炒神曲15g。14剂，每日1剂，水煎服，日二服。

二诊（2022年8月31日）纳差改善，轻微恶心，乏力，皮肤痒，大便颜色浅，无灰白色，小便可，口干，寐欠安。舌红，苔中间剥脱，边薄腻，脉小滑。

【方药】茵陈60g，垂盆草30g，白芍30g，甘草10g，金钱草30g，鸡内金20g，麦冬10g，败酱草15g，鳖甲20g（先煎），龟甲15g（先煎），白花蛇舌草15g，石斛10g，牡丹皮9g，半枝莲15g，红景天10g，麦芽30g。28剂，每日1剂，水煎服，日二服。

三诊（2022年10月8日）纳食增加，乏力，无恶心，皮肤痒减轻，大便颜色正常，小便可，口干，寐时欠安。舌红，苔中间剥脱边薄腻，脉小滑。（2022年10月5日）生化：ALP 58.3U/L，GGT 124.3U/L，TBIL 28.4 umol/L，DBIL 6.9 μmol/L，IDBIL 21.5 μmol/L。

【方药】茵陈60g，垂盆草30g，白芍30g，甘草10g，金钱草30g，鸡内金20g，麦冬10g，败酱草15g，鳖甲20g（先煎），龟甲15g（先煎），白花蛇舌草15g，牡丹皮9g，半枝莲15g，红景天10g，麦芽30g，知母10g，连翘10g，地黄15g，柏子仁20g，牡蛎30g（先煎），龙骨30g（先煎）。28剂，每日1剂，水煎服，日二服。

四诊（2022年11月9日） 纳食可，乏力改善，无恶心，皮肤痒减轻，大便颜色正常，小便可，口干，睡眠改善。舌淡红，苔中间剥脱边薄腻，脉小滑。（2022年11月7日）生化：GGT 105U/L，TBIL 28.5umol/L；腹部CT：肝门区胆管壁增厚伴强化，较前稍减轻，肝门区多发淋巴结，大致同前，肝内胆管轻度扩张伴积气，较前稍减少，原盆腔少量积液，左肺上叶实性微结节，大致同前，甲状腺峡部钙化灶，肝多发囊肿，双肾囊肿。

【方药】茵陈60g，垂盆草30g，白芍30g，甘草12g，金钱草30g，鸡内金20g，麦冬10g，败酱草10g，鳖甲10g（先煎），龟甲15g（先煎），白花蛇舌草15g，牡丹皮9g，半枝莲15g，红景天10g，麦芽30g，地黄20g，柏子仁20g，牡蛎30g（先煎），石斛15g，龙骨30g（先煎），龙葵10g。28剂，每日1剂，水煎服，日二服。

后患者每月复诊1次，在清利湿热、养阴解毒治则基础上随症加减。2024年2月5日复查示：GGT 68U/L，ALP 115U/L，TBIL 21.8 umol/L。腹部CT：肝肠吻合术加胆囊切除术后；对比本院之前腹盆腔多期增强CT，肝门区胆管壁增厚伴强化，大致同前，肝内胆管轻度扩张伴积气，较前稍减少，肝门区多发淋巴结，未见明显变化；肝多发囊肿，双肾囊肿。患者病情稳定，门诊继续调方复诊。

【按语】此案患者为老年女性，胆管癌术后，复经化疗，阴液耗损，气阴亏虚，故疲乏无力。湿热蕴结脾胃，运化升降失常，加之胃阴不足，可见纳差。舌红，苔中间剥脱，边薄腻，亦为气阴亏虚、湿热瘀毒表现。治以清利湿热、养阴解毒。方中茵陈、垂盆草、金钱草、败酱草清热利湿，解毒利胆；白芍养血柔肝；鳖甲、牡蛎滋阴潜阳，软坚散结；龟甲咸寒，补肝肾之阴；麦冬、石斛养阴益胃生津；麦芽、焦山楂、炒神曲、鸡内金消食化积，健运脾胃；红景天抗疲劳，抗氧化，增强免疫力；牡丹皮清热凉血；半枝莲、白花蛇舌草抗癌解毒。二诊患者纳食渐强，减弱方中消食化积之力。三诊继续加强养阴清热之功，用连翘清热解毒；生地黄养阴清热；知母滋阴清热，并加入柏子仁养心安神；龙骨、牡蛎镇静安神以助眠。四诊患者诸症平，在白花蛇舌草、半枝莲基础上加龙葵以增强抗癌解毒之力。

胆管癌是发生于胆管上皮细胞的恶性肿瘤，预后差，5年生存率低于5%，近年来发病率逐年递增。当前西医手术、化疗、靶向免疫治疗等治疗方式多有局限性和毒副作用，患者预后未得到实质改善。本案患者于2022年8月初诊，至2024年6月仍规律复诊，共治疗22个月，其间未进行任何西医治疗，仅服用中药。患者最初就诊时谷氨酰转肽酶明显升高，并伴乏力、纳差、寐欠安等症状，治疗后谷氨酰转肽酶明显下降，影像学表现较前改善，且乏力减、纳眠可，精神状态明显好转，生活质量良好。体现出中医中药防治胆管癌具有一定优势，可降低术后复发，增强疗效，减少毒副反应，改善患者生活质量，值得进一步加强研究和探讨。

参考文献

［1］陈灏珠，林果为，王吉耀，实用内科学（下册）［M］.14版.北京：人民卫生出版社，2013.

［2］吴晓明，何强，尤圣杰，等.中药复方抗肝纤维化作用机制研究概述［J］.北京中医药，2021，40（6）：675-680.

［3］刘震.慢性乙型肝炎、早期肝硬化毒损肝络病机及其证候特点的研究［D］.北京：中国中医科学院，2003.

［4］刘震，陶夏平，姚乃礼.慢性乙型肝炎、早期肝硬化"毒损肝络"病机证候特点的研究［J］.中国中医基础医学杂志，2011，17（2）：201-203.

［5］孙婷婷，陈兰羽，朱丹，等.姚乃礼以"四法一则"论治肝硬化经验［J］.北京中医药，2024，43（6）：671-674.

［6］马继征，王少丽，白宇宁，等.肝络与肝窦的关系探讨［J］.中西医结合肝病杂志，2015，25（1）：5-7，15.

［7］朱丹，姚乃礼.姚乃礼应用"络病"理论治消化系统疾病［J］.中华中医药杂志，2018，33（2）：577-579.

［8］吕文良，刘明坤.姚乃礼肝病临证精要［M］.北京：人民卫生出版社，2023.

［9］王喜军，李廷利，孙晖.茵陈蒿汤及其血中移行成分6,7二甲氧基香豆素的肝保护作用［J］.中国药理学通报，2004，20（2）：239-240.

［10］陈延平.金苓汤治疗病毒性乙型肝炎144例［J］.现代中医药，2011，31（5）：57-58.

［11］万满华，张书林，黎昌茂.重用茵陈、虎杖、金钱草在肝炎退黄治疗中的疗效观察［J］.中国医学创新，2012，9（6）：28-29.

［12］陈绍红，柳海艳，陈丰，等.葛花与枳术子在解酒毒时的配伍应用［C］//中国药学会药学史专业委员会.第十九届全国药学史本草学术研讨会暨2017年江苏省药学会药学史专业委员会年会论文集.北京中医药大学中医

学院，2017：3.

［13］李怡文，刘阳，柳海艳，等.葛花枳椇子配伍使用对醉酒小鼠体内酒精代谢过程的影响［J］.世界中医药，2017，12（8）：1885–1889.

［14］王翊豪，许晓义，杨斯琪，等.半枝莲药理作用及化学成分提取的研究进展［J］.牡丹江医学院学报，2017，38（6）：116–118.

［15］车景超，辛宁，丰杰.白花蛇舌草药理研究进展［J］.安徽农业科学，2007，35（20）：6162.

［16］柳芳，刘建勋，李军梅，等.石见穿对肝癌H22荷瘤小鼠肿瘤生长的影响［J］.中国实验方剂学杂志，2012，18（12）：249–251.

［17］刘莉，王凤云，韩亮.中药猫爪草的研究进展［J］.广东药科大学学报，2020，36（1）：140–144.

［18］游秋云，王平，张舜波，等.酸枣仁汤对GABAB1R介导快动眼睡眠剥夺老年大鼠下丘脑室旁核cAMP–PKA–CREB信号通路的影响［J］.世界睡眠医学杂志，2014，1（3）：129–134.

［19］高学敏.中药学［M］.北京：中国中医药出版社，2007.

［20］邹玺，刘宝瑞，钱晓萍，等.土鳖虫脂肪酸乳剂的制备及体内抗肿瘤作用［J］.肿瘤，2007，27（4）：333–334.

［21］张微，邹玺，钱晓萍，等.土鳖虫含药血清对肝癌HepG–2细胞增殖的抑制作用［J］.中药新药与临床药理，2007，18（4）：257–259.

［22］汪晨冉，王乐，杨影，等.荷叶生物碱类有效成分抗非酒精性脂肪肝性肝病的研究进展［J］.上海中医药杂志，2023，57（10）：76–82.

［23］程志红，萧伟，王振中，等.泽泻调血脂活性成分及其药理和临床应用研究进展［J］.中草药，2015，46（22）：3420–3426.

［24］中华医学会肝病学分会，中华医学会感染病学分会.慢性乙型肝炎防治指南（2022年版）［J］.实用肝脏病杂志，2023，26（3）：18–32.

［25］中国医师协会中西医结合医师分会肝病学专家委员会.慢性乙型肝炎中西医结合诊疗专家共识［J］.临床肝胆病杂志，2024，40（5）：886–888.

［26］中国中西医结合学会肝病专业委员会.肝纤维化中西医结合诊疗指南（2019年版）［J］.中国中西医结合杂志，2019，39（11）：1292.

［27］刘震，刘绍能.姚乃礼从"毒损肝络"论治慢性乙型肝炎、肝硬化

经验［J］.中国中医基础医学杂志，2011，17（7）：762-763.

［28］张伯礼，王志勇.中国中医科学院名医名家学术传薪集：验方集粹［M］.北京：人民卫生出版社，2015.

［29］张若宣，吕文良，曹正民，等.姚乃礼以"肝络"理论辨治慢性乙型病毒性肝炎肝纤维化［J］.中医学报，2020，35（2）：304-307.

［30］中华医学会肝病学分会.肝硬化诊治指南［J］.现代医药卫生，2020，36（2）：320.

［31］王宪波，高方媛，刘尧，等.肝硬化中医诊疗指南［J］.临床肝胆病杂志，2024，40（3）：461-472.

［32］胡建华，贾建伟，吕文良，等.肝硬化中西医结合诊疗指南［J］.临床肝胆病杂志，2023，39（11）：2543-2549.

［33］中华医学会肝病学分会.肝硬化腹水及相关并发症的诊疗指南［J］.现代医药卫生，2018，34（1）：156-166.

［34］刘玉凤，熊号峰.2021年美国肝病学会腹水和肝肾综合征诊断评估和管理指南介绍［J］.肝脏，2021，26（6）：579-596.

［35］王晓静，冯颖，刘尧，等.肝硬化腹水中医诊疗专家共识（2023）［J］.中国中西医结合消化杂志，2023，31（11）：821-827.

［36］范建高，徐小元，南月敏，等.代谢相关（非酒精性）脂肪性肝病防治指南（2024年版）［J］.实用肝脏病杂志，2024，27（4）：494-510.

［37］张莉，季光.非酒精性脂肪性肝病中医诊疗专家共识（2023）［J］.中国中西医结合消化杂志，2024，32（1）：1-7.

［38］中华医学会肝病学分会脂肪肝和酒精性肝病学组，中国医师协会脂肪性肝病专家委员会.酒精性肝病防治指南（2018更新版）［J］.现代医药卫生，2018，34（6）：959-962

［39］梁卫，吴承玉.酒精性肝病辨治心得［J］.中医杂志，2013，54（5）：433-434.

［40］庞树朝，郭卉.中医药治疗酒精性肝病研究述评［J］.世界中西医结合杂志，2016，11（1）：140-142，145.

［41］中国医药生物技术协会药物性肝损伤防治技术专业委员会，中华医学会肝病学分会药物性肝病学组.中国药物性肝损伤诊治指南（2023年版）［J］.

胃肠病学，2023，28（7）：397-418.

［42］袁琳娜，那恒彬，李武.《2021年亚太肝病学会共识指南：药物性肝损伤》摘译［J］.临床肝胆病杂志，2021，37（6）：1291-1294.

［43］肖小河，李秀惠，朱云，等.中草药相关肝损伤临床诊疗指南［J］.临床肝胆病杂志，2016，32（5）：835-843.

［44］中华医学会肝病学分会.自身免疫性肝炎诊断和治疗指南（2021）［J］.临床肝胆病杂志，2022，38（1）：42-49.

［45］Terziroli Beretta-piccoli B，Mieli-vergani G，Vergani D.Autoimmune Hepatitis［J］.Cellular & Molecular Immunology.2022，19（2）：158-176.

［46］王伯祥.中医肝胆病学［M］.北京：中国医药科技出版社，1997.

［47］中华医学会肝病学分会.原发性胆汁性胆管炎的诊断和治疗指南（2021）［J］.临床肝胆病杂志，2022，38（1）：35-41.

［48］《原发性肝癌诊疗指南（2024年版）》编写专家委员会.原发性肝癌诊疗指南（2024年版）［J］.中国临床医学，2024，31（1）：1-34.

［49］中华中药药学会肝病分会.原发性肝癌中医诊疗指南（2024年版）［J］.临床肝胆病杂志，2024，40（5）：63-70.

［50］Dan L.Longo Anthony S.Fauci.哈里森胃肠及肝病学（第2版）［M］.北京：科学出版社，2018.

［51］中华医学会感染病学分会肝衰竭与人工肝学组，中华医学会肝病学分会重型肝病与人工肝学组.肝衰竭诊治指南（2024年版）［J］.中华临床感染病杂志，2024，17（100）.

［52］王宪波，王晓静，刘慧敏，等.慢加急性肝衰竭中西医结合诊疗指南［J］.临床肝胆病杂志，2023，39（7）：1547-1552.

［53］鹿宁宁.全面了解肝囊肿，无需谈"肿"色变［J］.肝博士，2024（1）：41-42.

［54］中华消化杂志编辑委员会，中华医学会消化病学分会肝胆疾病协作.中国慢性胆囊炎、胆囊结石内科诊疗共识意见（2018年）［J］.临床肝胆病杂志，2019，35（6）：1231-1234.

［55］时昭红，任顺平，唐旭东，等.消化系统常见病急慢性胆囊炎、胆石症中医诊疗指南（基层医生版）［J］.中华中医药杂志（原中国医药学报），

2020，35（2）：793-800.

［56］湖南省医学会肝胆外科专业委员会，湖南省健康管理学会加速康复外科专业委员会，湖南省国际医学交流促进会肝胆外科专业委员会，等.肝胆管结石病综合诊疗湖南专家共识（2024版）［J］.中国普通外科杂志，2024，33（2）：154-163.

［57］时昭红，任顺平，唐旭东，等.消化系统常见病急慢性胆囊炎、胆石症中医诊疗指南（基层医生版）［J］.中华中医药杂志（原中国医药学报），2020，35（2）：793-800.

［58］袁洁，韩国宏.《2022年欧洲肝病学会临床实践指南：囊性肝病的管理》摘译［J］.胃肠病学，2023，28（1）：31-35.

［59］康宇航，周永杰，严律南.多囊性肝病的诊断治疗进展［J］.中国普外基础与临床杂志，2022，29（10）：1368-1374.

［60］郭伟，李鑫，王明达.《肿瘤外科学年鉴：肝外胆管癌和胆囊癌临床诊疗指南》推荐意见［J］.临床肝胆病杂志，2024，40（4）：682-686.

［61］余宋，郭玉玉，洪靖，等.胆管癌中医证候与方药分布规律文献研究［J］.中国中医基础医学杂志，2022，28（3）：398-401.